獨協医科大学埼玉医療センター子どものこころ診療センター 編

 小児科外来で診る

子どものこころ
プライマリ診療
ガイドブック

監修▶作田 亮一
編集▶大谷 良子／井上 建

診断と治療社

序文
小児科医が「子どものこころの診療」を担うこと

　子どものこころ診療のニーズは高まるばかりである．なぜ，これほどストレスを子どもたちが抱え，不安に満ちた生活を余儀なくされているのだろうか．様々な要因が報告されているが，原因探しではなく医療者にとって大切なのは，今，苦しんでいる子どもと家族とともに，子どもたちの心身の状態を理解し共有し支援することであろう．しかしながら，学校や家庭で楽しく子どもらしい生活ができない子どもたちが，いわゆる専門病院や専門クリニックを受診するまでに時間がかかるため，小児科かかりつけ医に相談するケースが増えている．小児科医は，日常診療のなかで，このような子どもと家族の存在を常に念頭において，こころの問題に気づき見立てることが必要とされている．プライマリ診療を担う小児科医は，こころの問題を抱える子どもたちと家族にとって，最初に訪れる子どもの心身を守る砦なのだ．

　獨協医科大学埼玉医療センター子どものこころ診療センターは，2009 年 12 月に開設され，すでに約 15 年の月日が経過した．それ以前は，小児科のなかで神経外来として「こころの診療」も行ってきたが，社会的なニーズの高まりもあって，より専門性を高める目的でセンター化し運営を始めた．発足当初は，センターといっても名ばかりで，専任は私ひとりだった．外来は，今なら許されないことであるが，9 時から 20 時まで昼休みも取らず，ぶっ続けで行っていた．最後のほうの患者さんには，「先生，身体に気をつけてね」と逆に労りのことばをもらうことがたびたびあった．甘えてはいけないが心優しい子どもたちばかりだ．その後，小児科から当センターへ移動してくれた同志ともいえる大谷良子先生はじめ，井上　建先生なども加わり，他大学からも北島翼先生，松島奈穂先生，椎橋文子先生など入局希望者が集まり，現在のような「医局」といえる所帯ができあがった．

　当センターの特徴の 1 つは，勤務している医師はすべて小児科医ということがあげられる．「子どものこころの診療」というと，一般的には児童精神科を想像させるかもしれない．私も小児科医であるが，子どものこころ診療を専門的に行うようになった流れは極めて自然で，違和感を覚えたことはなかった．小児科医として新生児医療，アレルギー疾患，悪性疾患，循環器疾患，遺伝性疾患，筋疾患，代謝疾患などを一般診療のなかで学び経験を重ねてきたことが，自分の「こころの診療」の基礎を作ってくれたと思っている．たとえば，ことばが遅い，という主訴で初診した 2 歳半の子どもの診察時，周産期の成長の記録，神経学的な発達，身体診察などを行う過程で，神経発達症のみならず身長・体重の増加不良から養育環境の問題に気づき，家庭支援を検討することもある．小児科の強みは，新生児（胎児期も含め）から乳幼児期，学童期，思春期に至るライフステージにおいて，人の生物学的な発達・成長過程をしっかり理解できていることであろう．身体的な診察ができることは，心身症においても，腹痛や頭痛など不定愁訴に対し，身体面の治療を優先することによって，ストレスの解決の糸口を見出すことができるかもしれない．このように，小児科医は，「子どものこころの診療」におい

て，大きな強みをもっており，これを診療に生かさない手はないのである．

　当センターでは，主に神経発達症の診療と，小児心身医学の立場から小児心療内科としての診療を行っている．勤務する医師は，小児科専門医を取得後，小児神経専門医，小児心身医学会認定医，子どものこころ専門医等を取得している．年間に初診する患者数は約800名，年間の外来受診患者数は約9,200名である．初診患者の約70％以上は神経発達症であり，乳幼児期，学童期，思春期でそれぞれのニーズに従った診療を行っている．心身症では，児童・思春期の摂食症診療に特に力を入れ，可能なかぎり多くの患者を受け入れている．摂食症入院治療では，当センター独自のプログラムを作成し効果を検証しつつ実践している．また，不登校，起立性調節障害，概日リズム睡眠・覚醒障害群，ゲーム行動症の患者を対象とした短期入院治療プログラムも行っている．チック症児への認知行動療法を行い，神経発達症児対象の音楽療法も長年実施し成果をあげている．公認心理師，小児リハビリテーション部門（言語療法，作業療法，理学療法），病棟看護師，栄養士，医療ケースワーカー等と週1回定期的なカンファレンスを開催し，多職種協働診療体制を構築しているのも当センターの特徴といえよう．

　本書は，構成を4部に分けた．1部は，"症例から学ぶ"として，当センターや他院の先生方からプライマリ診療の際の質問を受け，それに私たちが回答する形式をとった．2部は，"プライマリ医であっても診療できる代表的な症例"を提示した．3部は「解説編」とし，主な疾患をわかりやすく解説し，4部は当センターで開発した治療プログラムの実践を解説した．コラムには，当センター医局員が，日常診療で患者から学び考えた思いを紹介している．

　読み方は自由であるが，もし，読者が，初診から再診に向けて実際の診療をイメージしたいのであれば1部から読むとよい．診断などは3部の解説を参考にしてほしい．臨床経験のある方は，2部を，主訴から診断をイメージして，外来の手順を学んでいただきたい．

　3部の解説だけ参考書として読むこともできる．4部の治療プログラムを参考に自分の施設で新たに治療プログラムを実践するのもよいであろう．

　本書が，少子化の時代にあって，小児科医のアイデンティティを高める1つの拠り所として「子どものこころ診療の基本的な診療知識と技術をもって，プライマリ診療医として活躍すること」に少しでも貢献できたらと思う．また，小児科医のみならず，小児に関連する精神科医，心療内科医，看護師，公認心理師，リハビリテーション，福祉，教育等幅広い職種の方々に活用していただければ幸いである．

2024年8月

獨協医科大学特任教授
獨協医科大学埼玉医療センター子どものこころ診療センター長

作田　亮一

子どものこころ診療のフローチャート

受診動機

身体症状
腹痛　嘔吐　頭痛　めまい
睡眠リズムの乱れ
食欲がない（体重減少）
朝の不調

発達的な困難さ
多動・衝動性　不注意
学習の困難さ
微細な運動　粗大運動の困難さ
チック症状

行動の問題
不登校
家庭内暴力
ゲーム依存

精神症状
イライラ感
気分の落ち込み
不安感

→ 問診と身体診察

プライマリ診療可能な範囲

- 心理社会的要因
- 環境（家庭・学校）
- **器質的疾患**　評価　治療

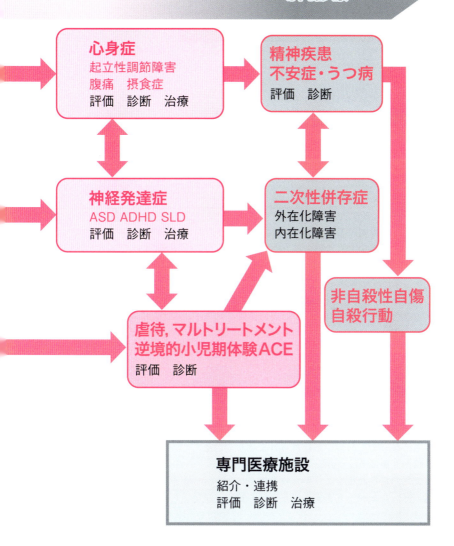

目次

序文 小児科医が「子どものこころの診療」を担うこと ……… 作田亮一 ……………… ii
子どものこころ診療のフローチャート ………………………………………………… iv
執筆者一覧 ……………………………………………………………………………… x

1部 症例から学ぶ プライマリ医が初診から再診につなげるコツ …………… 1

Introduction 再診につなげるために ……………………… 作田亮一 ………… 3
1 一般外来で神経発達症の子を診療するにはどうしたらよいですか？
　………………………………………………………………… 作田亮一 ………… 4
2 一般外来でも不登校の診療はできるでしょうか？ ……… 作田亮一，北島 翼 …… 10
3 摂食症診療の経験が浅い自分が担当してよいのか不安です
　………………………………………………………………… 作田亮一 ………… 14

2部 症例から学ぶ ライフステージに沿った診療 ……………………………… 19

Introduction ライフステージに沿って診療する意義 ……… 作田亮一 ………… 20

Ⓐ 乳幼児期（就学前）
1 夜泣きについて相談です ［1歳］ …………………………… 森下菖子 ………… 22
2 ことばの遅れが気になります ［3歳］ ……………………… 荒川明里 ………… 24
3 何でも思い通りにできないと怒ります ［4歳］ …………… 荒川明里 ………… 26
4 緊張すると吃音が強くなります ［4歳］ …………………… 大森希望 ………… 28
5 朝起きておへその周りを痛がりますが午後には回復します ［4歳］
　………………………………………………………………… 森下菖子 ………… 30
6 ダンスが苦手で登園をしぶります ［5歳］ ………………… 大森希望 ………… 32
7 保育所の教室から勝手に出てしまいます ［5歳］ ………… 松島奈穂 ………… 34
8 好きなものしか食べません ［5歳］ ………………………… 嶋田怜士 ………… 36
9 電車の音をこわがって乗れません ［5歳］ ………………… 椎橋文子 ………… 38
10 寝ているときに急に走り出します ［5歳］ ………………… 松島奈穂 ………… 40
11 頻繁にトイレへおしっこをしに行きます ［5歳］ ………… 森下菖子 ………… 42
12 年長になりますが，おむつがまだ外れません ［6歳］ …… 嶋田怜士 ………… 44

Ⓑ 学童期（小学校低学年）
1 小学生になっても母親から離れられません ［7歳］ ……… 深谷悠太 ………… 46
2 小学校入学後にチックがひどくなりました ［7歳］ ……… 松島奈穂 ………… 48
3 学校で落ち着きがなくよく怒られます ［7歳］ …………… 深谷悠太 ………… 50
4 宿題に時間がかかってます．やる気の問題ですか？ ［7歳］
　………………………………………………………………… 松島奈穂 ………… 52
5 小さい頃から運動や細かい作業が苦手でした ［8歳］ …… 大森希望 ………… 54

6 大人に過度に近づく一方，友だちとのケンカが絶えません ［8歳］
　　　　　　　　　　　　　　　　　　　　　　椎橋文子 …… 56
7 家族以外の人がいるときに話すことができません ［8歳］
　　　　　　　　　　　　　　　　　　　　　　森下菖子 …… 58
8 嘔吐を契機に食べられなくなりました ［8歳］……林　佳奈子 …… 60
9 おなかが痛くて遅刻がちです．勉強も遅れてきました ［9歳］
　　　　　　　　　　　　　　　　　　　　　　松島奈穂 …… 62
10 爪噛みがやめられません ［9歳］……………林　佳奈子 …… 64
11 耐えられないほどの頭痛，何とかしてあげたいです ［9歳］
　　　　　　　　　　　　　　　　　　　　　　春日晃子 …… 66
12 おねしょを気にして宿泊学習に行きたがりません ［9歳］
　　　　　　　　　　　　　　　　　　　　　　深谷悠太 …… 68

Ⓒ 思春期（小学校高学年〜中学生）
1 ゲームばかりしていて，やめさせようとすると暴れます ［10歳］
　　　　　　　　　　　　　　　　　　　　　　椎橋文子 …… 70
2 髪の毛を抜くのが止められず，登校をしぶっています ［11歳］
　　　　　　　　　　　　　　　　　　　　　　作田亮一 …… 72
3 登校できず，ふさぎ込んでいます ［12歳］……春日晃子 …… 74
4 何をいっても食事を食べてくれません ［12歳］…松原直己 …… 76
5 すぐにおなかが痛くなって何もできないので心配です ［13歳］
　　　　　　　　　　　　　　　　　　　　　　北島　翼 …… 78
6 出かける前の確認がやめられず学校に行けません ［13歳］
　　　　　　　　　　　　　　　　　　　　　　深谷悠太 …… 80
7 トイレに頻繁に行くようになり最近はこもることが増えました ［13歳］
　　　　　　　　　　　　　　　　　　　　　　森下菖子 …… 82
8 友だちから孤立し辛くて風邪薬を大量に飲んでしまいました ［14歳］
　　　　　　　　　　　　　　　　　　　大森希望，作田亮一 …… 84
9 友人トラブルで不登校になったら生活リズムも崩れました ［14歳］
　　　　　　　　　　　　　　　　　　　　　　椎橋文子 …… 86
10 朝起きられず，不規則な生活が治りません ［14歳］……林　佳奈子 …… 88
11 ゲームばかりで昼夜逆転生活です ［14歳］……林　佳奈子 …… 90
12 落ち着いていたてんかん発作が最近増えています ［15歳］
　　　　　　　　　　　　　　　　　　　　　　松島奈穂 …… 92
13 たくさん食べては吐いています ［15歳］………林　佳奈子 …… 94

3部　解説編 …… 97
Introduction 疾患の理解のために………………作田亮一 …… 99

Ⓐ 神経発達症
1 神経発達症の基礎知識……………………………大谷良子 …… 100
2 神経発達症診断の"悩ましさ"……………………井上　建 …… 106
3 神経発達症の診断意義とは………………………作田亮一 …… 108
4 発達外来でよく使用する検査……………………小木曽　梓 …… 110

5　神経発達症の併存症の考え方……………………作田亮一………114
　　6　鑑別すべき重要な器質的な疾患…………………松原直己………118
　　7　神経発達症の主な薬物療法………………………大谷良子………122
　　8　療育の意義と療育にかかわる専門職……………尾上ふみ………126
　　9　ソーシャルスキルトレーニング…………………岩波純平，黒岩千枝…129
　　10　ペアレント・トレーニング………………………黒岩千枝………131

Ⓑ 心身症
　　1　子どもの心身症とは………………………………作田亮一………134
　　2　ストレスの生理的反応と対応……………………深谷悠太………138
　　3　心身症の心理療法…………………………………田副真美………140
　　4　外来でも使用できる心理検査……………………岩波純平………144
　　5　心身症の診断と治療の進め方・考え方…………北島　翼………148
　　6　心身症の問診のコツ………………………………北島　翼………152
　　7　子どもの摂食症とは………………………………大谷良子，北島　翼…154
　　8　神経性やせ症および神経性過食症………………大谷良子………157
　　9　回避・制限性食物摂取症…………………………井上　建………164
　　10　制限型摂食症のプライマリ診療での身体治療…北島　翼………168
　　11　神経性やせ症の心理療法…………………………黒岩千枝………174
　　12　起立性調節障害……………………………………井上　建………177
　　13　過敏性腸症候群……………………………………深谷悠太………181

Ⓒ 注意が必要な精神疾患と諸問題
　　1　一般診療で役立つ6つのポイントと思春期のメンタルヘルス
　　　　………………………………………………………作田亮一………186
　　2　うつ病………………………………………………大谷良子………191
　　3　不安症・強迫症……………………………………北島　翼………196
　　4　睡眠障害……………………………………………椎橋文子………201
　　5　ゲーム行動症………………………………………井上　建………206
　　6　不登校………………………………………………作田亮一………210
　　7　虐　待………………………………………………椎橋文子………214
　　8　マルトリートメント………………………………水島　栄………218
　　9　自　傷………………………………………………椎橋文子………222
　　10　機能性神経症状症／変換症………………………北島　翼………226

Ⓓ 連携・福祉
　　1　学校との連携………………………………………北島　翼………230
　　2　成人移行支援………………………………………大谷良子………232
　　3　支援のための制度や診断書………………………大谷良子………236

4部　子どものこころ診療センターで行っている治療プログラム………241
　Introduction　多職種協働で診療する意義………………作田亮一………242
　　1　摂食症の入院治療…………………………………大谷良子………244
　　2　神経性やせ症への家族をベースとする治療（FBT）………吉田有希………254
　　3　元気☆生活プログラム……………………………井上　建………256

4　ゲーム行動症に対する介入と治療プログラム……………井上　建………261
　5　チック症の心理療法－リモート＆グループCBIT－………井上　建………264
　6　院内学級－病院のなかのたまり場－……………………岩波純平，村山美優，
　　　　　　　　　　　　　　　　　　　　　　　　　　　渕上真裕美……269
　7　わかばプログラム－子どもと一緒にのびのびプログラム－
　　　………………………………………………………………尾上ふみ………273
　8　神経発達症の子どもへのグループ音楽療法………………鈴木涼子………276
　9　言語療法で行うメタ認知トレーニング………………………尾上ふみ………278
　10　トラウマへの心理治療……………………………………小木曽　梓，
　　　　　　　　　　　　　　　　　　　　　　　　　　　水島　栄………280
　11　子どもの認知行動療法……………………………………岩波純平，黒岩千枝……282
　12　グループによるペアレント・トレーニング………………黒岩千枝………284

付録……………………………………………………………………………………285
略語一覧………………………………………………………………………………286
参考図書………………………………………………………………………………291
索引……………………………………………………………………………………294

COLUMN
1　この子がいてよかった
　　……………作田亮一…105
2　桜の下で想う………大谷良子…125
3　気づいていますか？「きょうだい児」
　　……………………荒川明里…133
4　心理士の治療的自己
　　……………………田副真美…143
5　『子どものこころ診療と僕』
　　……………………北島　翼…200
6　不登校の診療で思うこと
　　……………………作田亮一…228
7　臨床研究を楽しもう
　　……………………井上　建…268

研修医ノート
1　暗中模索，五里霧中
　　……………………深谷悠太…163
2　これからも続く物語
　　……………………森下菖子…253
3　夢……………………大森希望…272

執筆者一覧

■監修
作田　亮一　　　獨協医科大学埼玉医療センター子どものこころ診療センター

■編集
大谷　良子　　　獨協医科大学埼玉医療センター子どものこころ診療センター
井上　　建　　　獨協医科大学埼玉医療センター子どものこころ診療センター

■執筆者（五十音順）
荒川　明里　　　中川の郷療育センター小児科
井上　　建　　　獨協医科大学埼玉医療センター子どものこころ診療センター
岩波　純平[*1]　獨協医科大学埼玉医療センター子どものこころ診療センター
大谷　良子　　　獨協医科大学埼玉医療センター子どものこころ診療センター
大森　希望　　　獨協医科大学埼玉医療センター子どものこころ診療センター
小木曽　梓[*1]　獨協医科大学埼玉医療センター子どものこころ診療センター
尾上　ふみ[*2]　獨協医科大学埼玉医療センターリハビリテーション科
春日　晃子　　　東京医科大学病院小児科・思春期科
北島　　翼　　　長崎県立こども医療福祉センター小児心療科
黒岩　千枝[*1]　獨協医科大学埼玉医療センター子どものこころ診療センター
作田　亮一　　　獨協医科大学埼玉医療センター子どものこころ診療センター
椎橋　文子　　　獨協医科大学埼玉医療センター子どものこころ診療センター
嶋田　怜士　　　帝京大学医学部附属病院小児科
鈴木　涼子[*3]　獨協医科大学埼玉医療センター子どものこころ診療センター
田副　真美[*1]　ルーテル学院大学総合人間学部
林　佳奈子　　　東京医科大学病院小児科・思春期科
深谷　悠太　　　獨協医科大学埼玉医療センター子どものこころ診療センター
渕上真裕美[*1]　獨協医科大学埼玉医療センター子どものこころ診療センター
松島　奈穂　　　獨協医科大学埼玉医療センター子どものこころ診療センター
松原　直己　　　東京北医療センター小児科
水島　　栄[*1]　北里大学大学院医療系研究科発達精神医学
村山　美優[*1]　獨協医科大学埼玉医療センター子どものこころ診療センター
森下　菖子　　　獨協医科大学埼玉医療センター子どものこころ診療センター
吉田　有希[*1]　獨協医科大学埼玉医療センター子どものこころ診療センター

[*1] 公認心理師・臨床心理士，[*2] 言語聴覚士，[*3] 音楽療法士

1部

症例から学ぶ
プライマリ医が初診から再診につなげるコツ

1部　症例から学ぶ　プライマリ医が初診から再診につなげるコツ

Introduction
再診につなげるために

　1部は，専門医ではないが，一般小児科外来で神経発達症（発達障害）や小児心身症の診療を試みようとしている医師に診療のイメージをもってもらうために，できるだけ具体的な臨床場面を想定した．経験のまだ浅い小児科医が相談者となり，子どものこころ専門医，小児神経専門医など有している指導医が回答者となって，症例を通して，子どもをどう理解すればよいのか，今何をすべきか，問答する．

　当センターでは，周辺医療機関の医師から診療に関する相談を受ける機会も多い．私は，毎週水曜日に行うランチカンファレンス（多職種による回診だが，教授からのトップダウン形式ではない）のなかでみられる若い医師の葛藤や臨床の喜びを思い浮かべながら，あらすじを組み立てた．回答のなかで説明しきれない部分は，**3部　解説編**のガイド（）を付したので参考にしてほしい．

　小児科医の多くは，診療のスーパーバイザーが不在であり，自己努力で診療に励んでおられるのではないだろうか．各症例のやり取りのなかで読み取ってほしいのは，子どもの心身の辛さに向き合おうとする医師の姿勢，的確な見立て，患者や家族を労うことができる医師の"こころ"である．焦らず再診につなげることができれば，初回診療は成功といえよう．

（作田亮一）

回答者（S先生）
小児科医になって40年．子どものこころ専門医，小児神経専門医として研修医等の指導や相談にのっている．

A先生：一般外来ですから，時間はかけられません．でも，20分くらい話をしたと思います．

S先生：その後，定期的に診察を始めたのでしょうか？

A先生：そうです．一応，子育て相談的に本人の発達も気になったので．その後の対応は，就学を控えていたので，就学相談を利用するように勧めました．教育センターで知能検査を受け，知的には正常の下限でした．園や家庭での癇癪だけではなく，先生にうまく言葉で伝えることも苦手でした．地域の発達支援センターにも数回通ってくれました．

S先生：就学前の対応がうまくできましたね．

A先生：幼稚園は休まず登園できていましたし，小学校は通常クラスとなりました．お母さんも，支援クラスに行かせる気持ちはなかったようでした．そこまでは，よかったのですが……．

S先生：就学後にトラブルがありましたか？

A先生：はい．1学期はまだ教室も賑やかでしょうし，多少友達とケンカするなどはあっても仕方ないね，とお母さんと話をしていました．しかし，2学期に入って間もなく，子どもが，「学校に行かない」といい始めたのです．教室から飛び出したり，隣の生徒を叩いたりなど，いろいろ問題が発生しました．家庭でも，機嫌が悪く，お母さんがゲームは宿題が終わってからね，といっただけで，ゲーム機を投げて壊すなど激しい行動が増えました．

S先生

それは，心配ですね．先生はどのように対応を考えましたか？

A先生

　ひょっとすると，通常クラスの環境があわないのかもしれない，と思いました．幼稚園では，そこそこうまくやっていて，どちらかというと人気がある可愛い子でしたから．そこで，お母さんには，担任とよく話し合うように勧めました．

　その結果，巡回指導の先生が教室でDさんの様子を観察してくれました．確かに落ち着きはないが，担任からの声かけがあれば行動できる，とのことでした．ただ，周囲の子がちょっかい出したり，悪ふざけする子がいて影響されるようでした．

S先生

なるほど，ということは，環境調整が必要ですね．

A先生

　そうです．学校では，通級指導教室の利用を開始することになりました．比較的早く開始でき，現在は毎週2時間個別で支援を受けています．Dさんもその場では楽しく学習できるといっています．ただ，問題は通常クラスでの過ごし方です．

S先生

先生はDさんをどのように見立てているのでしょうか？

7

A先生
　言い訳になってしまいますが，クリニックでは発達検査は何もできません．自閉スペクトラム症(ASD)や注意欠如多動症(ADHD)の質問紙すら使用していません．ですので，診察室での行動観察とお母さんからの問診だけが頼りです．診断も，ADHDだなと思いますが，自信をもってお母さんには伝えられず，ADHD傾向があるかも，と伝えて，お母さんもその説明に同意してくれています．でも，このまま，グレーな感じでフォローを続けて，Dさんとご家族のためになるのか，と最近不安になってきました．

　そこで，先生にうかがいたいのですが，率直にいいますが，このような患者さんの診察を，私のような小児科医が診療を続けてよいのでしょうか？

S先生
　率直にいってくれてありがとうございます．僕も率直にお答えしますね．A先生，先生だからこそできる診療をしているじゃないですか．Dさんの主治医は先生です．これからも，先生の外来をきっと楽しみにしているはずです．診療を続けてください．

A先生
　ありがとうございます．まだ，専門的な資格もないのによいのかな，と不安になってしまいました．ただ，この子の発達査定は必要ではないか，と思います．行動の問題も環境調整だけではうまくいかない感じがします．投薬も含めて，専門医の診察，指導を受けたほうがよいかと思いますが，いかがでしょうか？

S先生
　確かに，診断をすることによるメリットはありますね．当センターであれば協力しますから，情報提供書を作成して予約してください．もちろん，紹介後も先生の外来と並行して診療するようにしましょう．
　方針が定まれば，先生がまた1人で診療してください．

A先生
　一緒に診療できると，安心できます．なによりも，Dさん，ご家族が安心だと思います．では，予約します．初診はいつごろになるでしょうか？

S先生
　そうですね．1年後とはいいませんが，直ぐに初診できる状況ではないので，それまで，相談があれば連絡をください．一緒に考えましょう．

その後…

　Dさんは，A先生が診断書を作成し，受給者証を取得して，地域の放課後等デイサービスに通うことになった．A先生から処方された抑肝散（よくかんさん）の効果がみえて，1年生の3学期には学校での大きな癇癪は生じなくなった．しかし，2年生時，家庭で母と衝突が増えてしまった．その後当センターを初診，発達査定を実施．診断は，ADHD（混合状態），ASD（軽度の支援必要性）．ペアレント・トレーニング，漢方に加えメチルフェニデート徐放薬を開始したところ，次第に情緒面も改善した．A先生の診療へ次第にシフトし，2年後，当センター診療は終結とした．

ポイント
・A先生は自分の勤務環境のなかで現実的に子どものこころ診療の役割を果たそうとしている．
・発達査定できなくても，子どもの困り感にしっかり寄り添って診療していることは，とても大切である．

（作田亮一）

1部 症例から学ぶ　プライマリ医が初診から再診につなげるコツ

2 一般外来でも不登校の診療はできるでしょうか？

対象　不登校

解説　3部 B-6(152p)・B-12(177p)・C-6(210p)

相談者（B先生）
小児科専攻医を修了し小児科専門医を取得したばかり．地方都市の二次病院（市立病院相当）に勤務．小児一般外来を初めて担当し意欲に燃えている．

回答者（S先生）

B先生

先日来院した，予約外の新患の13歳（中学1年）の男子について相談があります．

お母さんが一緒に来院されました．診察室に入ってきて，お母さんが「この子，学校に行けてないんです．学校から病院で1回診てもらえっていわれたからきました」とお話になりました．この子自身は顔を伏せがちで話しかけても「まあ，そうっすね」くらいしか話しません．その日は感染症が流行っていて，紹介されてきた人を含めて10人くらいの患者さんがまだ待っているときでした．訴えが明確ではなかったんですが，朝から頭痛があるときがあるというので，とりあえず鎮痛薬を処方して，症状が続けばまた来院するように伝えてみました．正直なところ，一般の小児科外来で不登校の子に何ができるかな，と自問自答，自分でもあんまりわかっていないのもあって……．

その日の外来が終わってから，こんなときどういう対応したらよいのかな，と思っていました．アドバイスがありましたらよろしくお願いします．

B先生へ．

　コロナ禍が落ち着いてきたと思ったら，子どもの感染症が一気に増えて毎日外来はてんてこ舞いだと思います．そのなかで，「不登校」の初診患者さんを限られた時間のなかで診察するのは容易なことではないですね．先生が，本人の「朝から頭痛」という身体症状を問診で聞き出されたことはとても重要です．心に何らかのストレスを抱いている子どもの多くは，頭痛など「身体症状」を示すことが多いからです．一般外来でも予約が可能であれば，2回目は2週間から1か月後に再診予約をしてみてもよかったかもしれません．

　私は「うちの子の不登校を治してほしい」といって初診される子どもの保護者の方には，少々意地悪ですが「不登校は病気ではないので，それ自体を病院で治すものではないのですよ」とお伝えしています．保護者の方はそういわれてほとんどの方が驚き，なかには怒った表情を見せる方もいます．不登校は病気ではありませんが，本人自身が抱える心身の問題，本人を取り巻く環境との関係性が複雑に絡み合って，結果的に「学校に行きたいが行けない」あるいは「学校に行きたくない」という状況に陥っている可能性があります．そのような子どもへの対応は，学校だけでは解決できず，心身の問題が背景にあるのであれば，私たち医療者がかかわるポイントがいくつもあります．

　「不登校を治す」ことをゴールとせず，「今，本人が困っていること」，たとえば，「朝の頭痛など身体症状」にまず目を向けて，小児内科の専門性を生かしてしっかり身体診察を行い，鑑別診断を行いつつ，適切な問診で問題を整理するのが近道だと思います（3部B-5；148p）．

　初診時に「不登校の子」に何ができるのか？と思っていただけたことが，私はとても嬉しかったです．この患者さんと家族が先生にとって，子どものこころ診療，を考えるきっかけを与えることになるかもしれません．

　「こころの診療」は，再診からが本番です．次回，この患者さんが再診することがあったら，ぜひ「よくきてくれたね」と声をかけてあげてください．

相談2回目

B先生

　先日ご相談した男子ですが，その後，再診してくれたので，もう少し詳しく話をきくことができました．

　小学校の頃は，休み明けなどに登校を渋ることはあっても，長期に休むことはなく，中学校に入って順調に通っていたようです．
　ゴールデンウィーク最終日に急性胃腸炎に罹って数日寝込んでいたそうです．
　その後1週間は登校したものの，朝から頭痛や腹痛を訴えるようになり，先月から全く学校には行けていないとのことでした．
　頭痛は非拍動性の頭痛で，部位は「よくわからない」とのこと．朝起きてからが一番強く，昼過ぎには落ち着いていることが多いとお母さんがおっしゃっていました（本人は「そうだっけ？」といっていました）．腹痛は最近減っているとのことでしたので，今日は詳しくは聞いていません．お母さんは「休みの日だと割と早く起き上がってくるし，学校に行きたくないからなんだろうと思う．でも，別に学校で嫌なことがあるわけじゃないっていうんですよね．反抗期なんですかね？　朝から学校のこととか話すだけでカッとなったりするし」とのこと．
　ここまでお話を聞いたところで時間も経っていたので，とりあえず頭痛のことでしばらく通院してもらおうと思いました．

　「学校に行くためにどうするか，はひとまず置いて，困っているからだの症状への対応について一緒に考えてみたいと思います」と伝え，前回教えていただいた資料をもとに神経学的所見を含めた診察を行い，血液検査と頭部MRIの予定を入れて，結果説明のために次回来院していただくようにしました．そこで質問があります．

- 検査で特に所見がなければ起立性調節障害（OD）なども考えられるのかな，と思っていますが，次回以降やっておいたほうがよいことはありますか？
- お母さんがおっしゃるように，本人がいわないだけで学校では何かあったんじゃないかな，と思ってしまったんですが，どうにかして探ってみたほうがよいでしょうか？　学校のことが解決しないと症状はよくならないと以前先輩に聞いたこともあって．
- 本人はほとんど話さず，お母さんばかりと話す感じになってしまうのですが，こんなものなんでしょうか？　こころの診療をされている先生方なら，この子もすぐに気持ちを打ち明けられていいんじゃないかと思ってしまいます．

S先生

　B先生へ．患者さん親子は再診してくれたのですね．待合で待たされる子どもの気持ちに配慮した先生の診療(ひとまず登校できないことは問題とせず，身体症状に目を向けたこと)で，きっと患者さんの気持ちがほぐれたのではないでしょうか．短い外来診療時間のなかで，小学校時代から現在までの学校生活の経過や身体症状の特徴など問診できていて，よくまとまっていると思います．まずは，身体症状への対応をされたのですね．器質的な病変がなかったら，ODの検査(新起立試験)を行う方針はよいと思います(3部B-12；177p)．

　次回，再診時には，睡眠日誌(生活記録表；4部3；図1；258p，付録；285p)を渡して生活リズムについて記録してもらうと，子どもが自分の生活を振り返ることができ治療的な意味もあります．
　睡眠日誌は，本人の睡眠リズムの乱れを評価する(罰する)というよりも，学校を休んでいるが，何らかの行動(ゲーム，読書，食事，入浴，学習，外出等)ができていることを本人(家族も同時に)が自覚することで，休んでいる自分へのマイナス評価をポジティブに変える役目もあります．学校で何かあったのではないか？　本人が何もいわないので探るべきか？　という点ですが，確かに学校生活にストレス要因があるかもしれません．しかし，現時点では，ストレス要因を探ることよりも，学校に登校しづらい状況を作ってしまった現在の状況(維持要因)に目を向けてみましょう(3部B-1；134p)．

　どうしても，外来では親子同席が多いと思います．次回，できれば数分でよいので，親子別々に診察する時間を設けてみてはいかがでしょう．子どもだけだと少し話しやすいかもしれません．患者の本来の姿が見えてくると，医師－患者関係が作りやすいと思います．
　私たち，子どものこころ専門医であっても，患者さんが自分の思いを語ってくれるまでには相当な時間が必要です．焦らず，今できることを考えましょう．さて，その先はどうするか？ですね．

ポイント
- 不登校状態にある子どもにとって病院受診もストレスを感じている．B先生は，病院が子どもにとって安全な場所であることを，まず最初に伝えようとした．
- 生活リズムや身体症状の改善を目標にすると，このように再診につながりやすい．
- 親子別々の診察も状況によって検討するとよい．

(作田亮一，北島　翼)

1部　症例から学ぶ　プライマリ医が初診から再診につなげるコツ

3 摂食症診療の経験が浅い自分が担当してよいのか不安です

対象　摂食症

解説　3部 B-7(154p)・B-8(157p)・B-9(164p)・B-10(168p)

相談者（C先生）
小児科専門医として5年の経験がある．日本小児科医会「子どもの心」相談医の資格を取得．二次病院（市立総合病院相当）に勤務．小児一般外来に従事しながら，こころの相談にも乗っている．

回答者（S先生）

C先生

S先生，いつも相談に乗っていただきありがとうございます．今回は，摂食症を疑っている患者について相談があります．

S先生

では，簡単に患者さんの経過を説明してください．

C先生

患者さんは，中学2年の女子です．かかりつけということではなく，近所の小児科クリニックの先生から紹介いただいて初診しました．主訴は，食事量の減少と体重減少です．半年前と比べて体重が5kgも減少し摂食症の疑いがあるのでは？と学校から指摘を受けたとのことです．

S先生

学校がしっかり様子をみてくれていたのですね．先生の最初の見立てはいかがでしたか？

14

C先生: 　日本小児心身医学会の小児摂食障害診療ガイドライン(改訂第3版)を参考に診療しました. %標準体重75%, 身体的評価では軽度徐脈, 低体温, 皮膚の乾燥, 下腿に軽度浮腫がありました. 血液検査では, fT$_3$が低下, 低血糖はありません. 低栄養による変化であり, 成長曲線でも体重は-1.5 SD, 小学6年時から体重だけでなく身長の伸びも停滞しています. 明らかに食べなくなる以前から栄養摂取が足りていなかったのだと思います.

S先生: 　ガイドラインに沿って, 初診段階でそこまで診療されたのは大したものです. 患者さんの様子はいかがでしたか?

C先生: 　患者さんは, ずっと下を向いたままで, ほぼ会話はなかったです. 私の話は一応聞いてくれて検査もできました. 家庭は, 両親と姉(中学3年生)がいます. 父は外資系の会社員で, 東南アジアに単身赴任中です. そのような状況で, 母はかなり疲弊していました.
　身体的には軽症と判断しました. 栄養摂取に必要性を伝えてその後は週1回私の外来で身体診察をしながらフォローすることにしました. 幸い, 再診は予約制で診られるので.

S先生: 　それはよかったです. その後の状況はいかがだったでしょう.

C先生: 　先生に相談したいのは, その後のことです.
　患者は週1回の診療に当初はきてくれました. しかし, 次第に受診のモチベーションが低くなってしまったようで, 4週目に入って診療に拒否的な態度がみられ, 体重も70%まで減少してしまいました. 私のほうも, 色々疑問が増えました.

　まず, この子の診断です. 神経性やせ症摂食制限型(ANR)と考えたのですが, 問診ではダイエット願望が明らかではありません. 体型認知の歪みはなく自分はやせていると認めています. 食べ物が喉を通らない, 吐くかもしれないなど不安感が高く, 回避・制限性食物摂取症(ARFID)で説明できそうですが, ANのような体重増加に対する抵抗を示す様子や過活動, 姉や母へ食べさせ行為もあります.

C先生
　診断が決められない状態で，このまま診療を続けてよいのか不安になってきました．また，心理的なサポートも当科には心理士がいないのでできません．心理検査もできません．実は，1か月診療して回復の見込みがないので専門医療施設への紹介を考え転院先を探しました．しかし，児童思春期の患者で，入院治療を含めた治療を診てくれる精神科は少なく，しばらくは私が診療を継続する必要がありそうなのです．

S先生
　専門医療機関に紹介することを前提としても，体重が増えないと患者さんの生活にもいろいろ制限が出てしまいますね．先生は診断が明らかではないことに不安を感じていますね．実際，児童思春期の摂食症のプライマリ診療では診断を確定できないケースが比較的多いと思います．逆に，やせを主訴とする摂食症の初期治療は，その診断にかかわらず「体重を増やすこと」に重点を置くことが基本です（⏱3部 B-7 〜 B-10；154 〜 173p）．

　心理的サポートは重要ですが，先生が毎週のように患者や家族に寄り添って，問診や身体診察をすること自体，患者さんにとって安心感を得られますし，心理教育にもなっています（⏱3部 B-11；174p）．低体重の状況では，ある程度行動を制限することもあるでしょう．体重が増えたらできる行動も増えるという関係性を患者さんが理解できれば，認知行動療法として成立しています．

　ですので，まずは，身体管理，心理教育，患者と家族の間に入って橋渡し役になるような気持ちで外来診療を継続してみてはいかがでしょう．

C先生
　ありがとうございました．私自身，1人で摂食症外来診療をした経験がなかったので不安でしたが，やってみます．

·· **それから1か月後** ··

C先生　何とか外来で診療を継続しています．来月，専門医療機関に転院できることが決まりました．体重はやや増えて78％と初診時を少し超えました．食事摂取量は少ないですが，食べられる食事の種類が増えてきました．体重が増えて私も嬉しくなって診療中に喜んでしまいました．患者さんは，まだコミュニケーションが取りづらく下を向いていますが，そのときは笑顔が見えました．血液検査のデータも改善していましたので，行動の制限はほぼ解除し，フルに登校と体育は軽い準備運動などから参加を許可しました．今まで過活動状態で，かなり行動制限に抵抗していましたが，体重が増えてからよくなってきたと思います．やはり，体重を増やすことが大切なのだと実感しました．

S先生　よく外来診療で対応していただいたと思います．患者さんもきっと先生には安心感をもてたのでしょう．小児科では心理療法は難しいと考えられていますが，先生の今までの外来診療は，「こころの診療」だったと思います．この子が今後どのような経過で治癒していくのか？　転院した後も，ぜひ経過に関して問い合わせをしたほうが勉強になるでしょう．地域的に先生の外来が近いのであれば，並行して外来で身体診察のみでよいので診療を継続する方法もあります．

C先生　患者さんからも，身体診察で月1回程度受診したいと希望をいただいたので，並行して診療を継続しようと思います．また，新たな摂食症の子がきても初期対応できそうな気持になりました．逃げずに診てよかったです．ありがとうございました．

💡ポイント

- C先生は，プライマリ診療としてやせの評価を行い，子どもや家族に寄り添って診療を進めることができた．
- 摂食症の診療は小児科医にとってハードルが高いかもしれないが，身体リスク評価を的確に行い，専門医に紹介すべき状態も家族と共有しながら進めていく．

（作田亮一）

2部

症例から学ぶ
**ライフステージに沿った
診療**

Introduction
ライフステージに沿って診療する意義

　「子ども」とは，生物学的に最もダイナミックな成長を周囲の驚嘆と愛情を吸収しながら成し遂げる生命体だ．この得体のしれない魅力的で，しかも危うい子どもに接することができる小児科という仕事を選んだ医師は，不可思議な子どもの脳とからだとこころを理解するために，欲張りで幸せな命題をもち続けることができる唯一無二の職業を得たことになる．かくいう私はいまだに子どもを理解するに及んでいないので，小児科医になったとはいえない．とにかく小児科医は，胎児期から乳児期，学童期，思春期まで，なかには成人するまでのライフステージを伴走することができる特権ともいうべき特別なチケットをもっている．だからこそ，初心者マークを付けている小児科医には，せっかくのチケットを有効に使ってほしい，と切に願うのである．

　さて，私どもは，神経発達症と小児心身症の2つの専門領域を診療の二本柱としている．受診する子どもの年齢は様々であるが，子どもの成長を見守りながら診療を進める点は共通している．乳幼児期の子どもには「育てる」こと，学童期の子どもには「学ぶ」こと，思春期から成人の患者では社会で「生きる」こと，それぞれに必要な診療と支援を家族とともに知恵を絞る．よいアイデアが沸かなければともに落胆し，再起を図る．その子の成長過程で生じる自身の問題や生活環境との相互作用から生じる問題は複雑であり，公認心理師，小児リハビリテーション（ST，OT，PT），栄養士，看護師，音楽療法士，など当科で頼れるすべてを動員して解決を模索する．地域連携はメディカルソーシャルワーカーと協働する．私は初診時からすでに頭のなかで，その子の診療の卒業式を思い浮かべている．予想どおりにならないことも多々ある．それは，それで，よいことにする．なにしろ，「子ども」は得体のしれない生命体なのだから．

　一般外来で子どものこころに寄り添って診療している小児科医は，すべてのライフステージにかかわれないことを悔やむ必要はない．自分がおかれた診療環境のなかで，子どものライフステージを見極め，診療を進めればよいだけのことである．そのなかで小児科医としてきっと子どもの心の診療の意義を見出すこともできるだろう．

〈作田亮一〉

■ 2部の見方

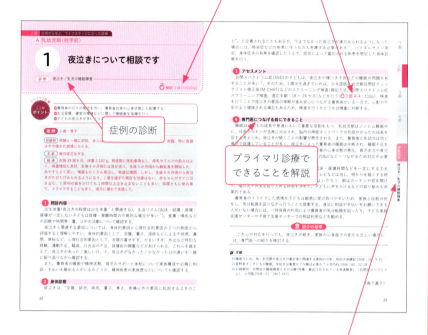

2部 症例から学ぶ ライフステージに沿った診療

A 乳幼児期（就学前）

1 夜泣きについて相談です

診断　夜泣き／乳児の睡眠障害

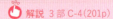
解説 3部 C-4（201p）

プライマリ診療
ここが
ポイント

→ 養育者の日々の育児を労い，養育者自身の心身状態にも配慮する．
→ 生活習慣，寝室の環境などに関して睡眠衛生指導を行う．
→ 子どもの夜泣きが多い / 少ないときの活動パターンを確認する．

症例　1歳・男子

初診時　両親と一緒に初診．本人は父の膝の上に座って医師をみている．両親，特に母親はやや疲れた表情にみえる．

主訴　毎日夜泣をする．

経過　在胎 38 週 6 日，体重 3,182 g，周産期に特記事項なし．母乳やミルクの飲みはよく，体重増加も良好．生後 4 か月頃には首が座り，生後 5 か月頃から離乳食を開始した．あやすとよく笑い，喃語もたくさん表出し，発達は順調．しかし，生後 6 か月頃から夜泣きがたびたびみられるようになり，1 歳を過ぎた現在も改善はない．赤ちゃんがすぐに泣き止む，と評判の曲をかけても 1 時間以上泣き止まないことも多い．両親ともに疲れ果て，イライラすることも多く，途方に暮れて来院した．

1 問診内容

出生体重（夜泣きの程度は出生体重[1]と関連する），生活リズム（起床・就寝・昼寝：昼寝が一定しない子どもは就寝・覚醒時間の不規則な場合が多い[2]），食事・哺乳などの回数や時間帯・量，日中の活動について確認する．

夜泣きと関連する要因については，身体的要因と心理社会的要因の2つの側面から評価すると理解しやすい．身体的要因として，空腹，暑さ，湿疹などによる不快感，鼻閉，便秘など，心理社会的要因として，衣類の着せすぎ，かまいすぎ，外出など特別な経験，運動不足，騒音，日光浴の不足，就寝前の興奮などがあげられる．これらを踏まえて，夜泣きがあった / 激しい日，と，夜泣きがなかった / 少なかった日の違いを一緒に振り返りながら確認する．

また，養育者の睡眠や精神状態，育児のサポート体制について家族構成や近隣に相談・手伝いを頼める人がいるかどうか，精神疾患の家族歴などについても確認する．

2 身体診察

夜泣きは，"空腹，排泄，病気，暑さ，寒さ，疼痛以外の要因に起因する泣きのこ

と",と定義されることもあるが,今までなかった夜泣きが連日みられるようになった場合には,感染症などの疾患に伴うものも考慮する必要がある[3].バイタルサイン測定,身体症状の有無を確認したうえで,症状によって鑑別される疾患を想定した身体診察を行う.

3 アセスメント

自閉スペクトラム症(ASD)の子どもは,夜泣きや寝つき不良などの睡眠の問題を有することが多い[3].そのため,1歳半を過ぎていれば,日本語版乳幼児期自閉症チェックリスト修正版(M-CHAT)などのスクリーニング検査(親記入式,自閉スペクトラム症スクリーニング検査,適応年齢:18〜24か月)などを行う(3部A-4;110p).検査を行うことで夜泣きの要因の理解が進み安心につながる養育者がいる一方で,心配や不安がより増強される場合もあるため,検査を行うかどうかは慎重に判断する.

4 専門医につなげる前にできること

睡眠は子どもの成長や発達において重要な役割をもつ.乳幼児期はノンレム睡眠中に,成長ホルモンが活発に分泌され,脳内の神経ネットワークの形成やからだの成長を促すと考えられ,夜泣きが続くことの影響が懸念される.また,養育者と乳幼児は同じ場所で就寝していることが多く,夜泣きによって養育者の睡眠は中断され,睡眠不足を引き起こし,ストレスを生じる.これらは,養育者の心身状態の悪化,育児余力や育児意欲の低下,マルトリートメント(3部C-8;218p)などへつながるため対応が必要である.

睡眠リズムが乱れていれば,毎日の就寝・起床・昼寝時間などを一定にする工夫を,養育者と具体的に話しながら考える.夜はテレビなどは消し,明かりを暗くする時間を決めて,眠りに誘う雰囲気作りを行うのもよいだろう.朝はカーテンや窓を開けて,陽の光や外気を取り入れる時間を決めて,子どもに声をかけるなどの取り組みも効果的である.

養育者のイライラした感情を子どもは敏感に受け取りやすいため,家族と役割分担をし,気分転換を図りながら行うことも提案する.身近に相談や手伝いをお願いできる人がいない場合には,一時保育の利用により養育者の気分転換を図ったり,子ども家庭支援センターや子育て支援センターでの相談利用などを勧める.

紹介の基準

これらの対応を行っても,夜泣きが続き,家族の心身面での変化も乏しい場合には,専門医への紹介を検討する.

文献

1) 篠原ひとみ,他:乳児期の夜泣きの重症度と関連する要因の分析.秋田大保健紀 2008;16:9-15
2) 星野恭子:子どもの睡眠,早起きは重要か?午睡は必要か?小児内科 2008;40:22-28
3) 石崎朝世:自閉症の睡眠障害とその治療(特集 最近注目されている発達障害)−(自閉症スペクトラム).小児臨 2008;61:2467-2471

(森下菖子)

2部 症例から学ぶ ライフステージに沿った診療

A 乳幼児期（就学前）

2 ことばの遅れが気になります

診断 言語症／自閉スペクトラム症（ASD）／知的発達症（IDD）

解説 3部 A-1(100p)・A-2(106p)・A-3(108p)・A-4(110p)・A-5(114p)・A-7(122p)・D-3(236p)

プライマリ診療 ここがポイント
- ことばの遅れはよくある発達相談の1つであり，発語以外も発達全般の評価を行う．
- ことばの遅れが明らかな場合は，家族の心配に寄り添いながらも，地域の相談窓口や福祉サービスにつなげるなど診断より早期支援を先行したほうがよい．

症例 3歳・男子

初診時 母親と受診．入室はスムーズだが椅子に座っていられない．診察室にあるおもちゃを自由に触る．車のおもちゃを裏返し，タイヤを回して横から眺めている．診察のために呼ぶが呼名への反応はなく，母が膝の上に抱っこをするとのけぞって嫌がる．

主訴 ことばの遅れ．

経過 自然妊娠，妊娠経過良好で在胎39週，3,060gで第1子として出生した．運動発達は正常で，1歳0か月で歩行を開始している．1歳6か月児健診時には有意語はなかったが，特に相談にはつながらなかった．2歳より保育所に入所し，指示が入らず集団行動が取れないことを指摘されていた．2歳後半より，「でんしゃ」と発語がみられ，「しんかんせん」「きゅうこう」など電車に関する語彙は増えてきたがママ，パパとはいわない．3歳になっても指示は入らず癇癪も多く，保育所の先生より受診を勧められた．

1 問診内容

本症例は運動発達には遅れはなく，知的発達症（IDD）を疑い，発語以外の言語発達，コミュニケーション発達について聴取する．確認をするべきこととして，①発達歴，②聴覚，③言語理解，④社会性，⑤発語，⑥模倣状況，などがある．

①発達歴：周産期歴，運動発達歴，言語発達歴を確認する．この際，言語の退行がないかもあわせて確認する．

②聴力：母子手帳に記録されている新生児聴覚スクリーニング検査および3歳児健診が終わっていればその結果を確認する．いずれも未検，または中耳炎を繰り返す既往があれば耳鼻科受診を勧め聴力検査を行う．

③言語理解：3歳までに通過している言語理解項目を確認する．DENVER-Ⅱ-デンバー発達判定法-では90パーセンタイルが通過している発達項目として，2.5年：6つの身体部位を指さす，3.0年：動作が理解できる（2つ），などがある．

④社会性：合視，呼名反応，3項関係の成立（これをパパに渡してね，と渡したらもっていくか？），共同注視（あ，犬がいるね，と犬を指さしたらそちらをみるか？）など

を確認する．
⑤発語：有意語はなくてもことばを模倣するような発声があるか，自閉スペクトラム症（ASD）による反響言語(オウム返しや不明瞭な独語が多いか)なども確認する．
⑥模倣状況：手遊び歌を真似るか，ままごと用の玩具で皿に食べ物を乗せるか(見立て遊びをするか)などを確認する．

2 身体診察

椅子に座らせたうえで姿勢維持と指示行動の可否を確認する．子どもが腕を上下前横に動かし真似ができるか，両手を回内・回外させ協調運動ができるかどうかなどに注目する．上肢の指示がスムーズに入るようであれば，次に立位を取らせ維持できるか，片足立ちができるかなども追加してもよい．じっとしていない場合でも運動異常，麻痺，失調がないかどうかの確認は必要である．ASDではつま先立ち歩きがみられる場合もある．いずれの場合も本人に指示が入らない場合は目視確認までにとどめる．

3 アセスメント

DENVER-II－デンバー発達判定法－や遠城寺式乳幼児分析的発達検査法で発達の評価を行う．国内では3歳時のASD特性評価は親面接式自閉スペクトラム症評定尺度テキスト改訂版(PARS-TR；3部A-4；110p)が用いられることが多い．正常の差異以外では，聴覚障害，IDD，ASD，言語の退行がある場合はLandau-Kleffner症候群などのてんかんを含む神経疾患も鑑別となる．

4 専門医につなげる前にできること

ことばの遅れはよくある相談の1つだが，3歳を過ぎて単語のみの場合はIDD，ASDなど神経発達症群特性をもつ可能性も高く，専門機関への紹介を検討する．プライマリ診療で大切なのは診断よりも早期支援への促しである．家族の心配に寄り添いながらも発達の見立てを平易なことばで説明し，市町村の相談窓口や福祉サービスにつなげていく．福祉サービス受給は自治体によって診断書が必要となることもあるが，専門医受診までには時間がかかることが多い．この症例のようにことばの遅れが明らかであれば，プライマリ医は「言語症」で診断書を作成し，福祉サービス受給者証発行や児童発達支援サービスの利用につなげることが可能である(3部D-3；236p)．

🏛 紹介の基準

ことばの遅れでは，医療よりも福祉による支援の必要性が高いことがほとんどである．専門医への紹介は，家族が専門医による診断を希望している，睡眠障害や情緒的混乱が強い，虐待を含む養育環境の問題があり医療－行政－福祉など多職種連携の必要がある，などの場合に考慮する．専門医初診までは3か月を目処に定期的なフォローを行う．

(荒川明里)

A 乳幼児期（就学前）

3 何でも思い通りにできないと怒ります

診断 自閉スペクトラム症（ASD）

解説 3部 A-1（100p）・A-2（106p）・A-8（126p）・A-9（129p）

プライマリ診療 ここがポイント

→ 癇癪や他害は目立つ問題行動のため相談理由になりやすい．背景に，見通しが立たないことへの不安，衝動性，感情コントロール困難，など確認する．
→ 本人の特性にあわせた支援には環境調整が重要であり，地域の相談窓口や福祉サービスにつなげるなど診断より早期支援を先行する．

症例 4歳・男子

初診時 診察のために呼び入れ，母がドアを閉めると「僕が閉めたかった！」と怒り，再度ドアを開けて閉める．母と医師が話している間，診察室のおもちゃで大人しく遊んでいるが，診察室のプリンターの稼働音に反応し，出てきた用紙に手を伸ばす．医師が先に取ると「僕が取りたかった！」と怒り積み木を投げる．

主訴 怒りっぽい，わがまま．

経過 自然妊娠，在胎40週，2,980 g，第1子．運動発達は正常，始歩0歳11か月，始語1歳過ぎ，1歳6か月児健診は指摘なし．3歳半で幼稚園に入園後，こだわりが強く，集団での指示が入らず，癇癪も多かった．他児を叩いてしまうこともあり，幼稚園の先生より受診を勧められた．

---

1 問診内容

母子手帳や問診にて生育歴や運動発達歴，言語発達歴に遅れや退行がないことを確認する．他害が起こる場面は家庭（養育者，きょうだい）か，集団生活の場面（友だち，先生）か，また両方か，その内容は状況の理解の困難さ，こだわり，感情コントロールの困難さ，衝動性によるものなのか，丁寧に問診をとる．そのなかで発達の特性がありそうか，家庭状況に特徴はないかなどを判断する．睡眠の問題があり易刺激性が増強することもあり，睡眠状況の確認も行う．

2 身体診察

椅子に座らせたうえで姿勢維持と指示行動の可否を確認する．模倣運動（上肢，立位，片足立ち，けんけんなど）や言語でのやりとり（名前，年齢，クラス，先生などの確認），簡単な指示行動をみて明らかな知的な遅れはないか，指示理解が良好かをみる．

❸ アセスメント

　他害が認められる場合，単純に攻撃性が高いというだけではない．特定の場所や物やことばなどへのこだわり，音や気温など特定の感覚刺激，見通しが立たない不安，コミュニケーション障害などから感情調整が困難になり癇癪を起こし他害につながることもある．背景に自閉スペクトラム症（ASD）や注意欠如多動症（ADHD）がある場合，知的発達症（IDD）があり精神年齢が生活年齢に到達していない場合などが考えられるが，プライマリ診療の場面では診断をつけることよりもどれだけ困難さがあるかを把握する．子どもの強さと困難さアンケート（SDQ；⏱3部B-4；147p）を用いると，問題行動に対する支援の必要度を把握しやすい．

　鑑別診断として，アタッチメント障害や被虐待児など，不安定型アタッチメントをもつ子どもが過覚醒状態を伴うことで衝動性が高まっている場合もあり，家庭状況の把握および養育者との関係の評価が必要である．急な性格変化に伴う攻撃性の増強がみられる場合，脳腫瘍，てんかん，辺縁系脳炎などの神経疾患，貧血，年長児は甲状腺疾患などの内科的疾患の鑑別を要する．

　本例は，発達歴，行動観察，評価からASDと診断した．

❹ 専門医につなげる前にできること

　他者とのかかわりのなかで手が出てしまうことは，行動を抑えられた反動であることが多い．衝動的な行動は突然起こるようにみえるが，大人はその行動をある程度予想をすることは可能である．行動を予想したうえで，次の行動の見通しを立てる．ゲームなどでは「負けることもあるよ」，バスに乗るときに「1番前の席が空いてなくても乗ろうね」，診察室に入る前に「おもちゃは使ってもいいですかってきいて，先生がいいよ，といったら遊べるよ」など見通しを立てることで，がまんしたり気持ちの切り替えができることもある．もし，切り替えができたら，言語化してその場でほめることが一番大切である．それを含め社会技能訓練（SST）は神経発達症群の子どもへの対応として有用である．家庭での対応がうまくいかない場合，養育者へペアレント・トレーニングを行うことも有効である．SSTもペアレント・トレーニングも児童発達支援サービスなどで積極的に行っている施設もあるため利用を促し，福祉サービス受給者証発行の診断書を記載する．本人の行動を修正することを目的にするのではなく，本人の特性を周囲が共通認識し適切な支援を行うことが重要である．

　プライマリ診療の場面では，抑肝散，抑肝散加陳皮半夏，甘麦大棗湯など興奮抑制に効果がある漢方を使用してみるのもよい．就学まで1〜2年を切っているようであれば，各自治体で行っている就学相談を紹介し，就学後を見越した支援につなげていく．

🏥 紹介の基準

　環境調整や行動面などの指導を行っても状況が変わらない，衝動性に加え多動もあり安全性の確保が難しい場合などは，心理療法や漢方薬以外の薬物療法の併用を考慮し専門医への紹介を検討する．

（荒川明里）

2部 症例から学ぶ ライフステージに沿った診療

A 乳幼児期（就学前）

4 緊張すると吃音が強くなります

診断 児童期発症流暢症（吃音）

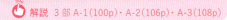
解説 3部 A-1(100p)・A-2(106p)・A-3(108p)

プライマリ診療 ここがポイント

- 吃音は半年から1年以内に自然治癒する．一方で学童期には自然治癒率が低下するため，適切な時期に介入ができるよう評価を行う．
- 最も重要な対応は，吃音について本人と養育者が恥ずかしいことやいけないこととして捉え，本人の自己評価の低下や不安へつながることを防ぐことである．

症例 4歳・男子

初診時 診察室に入室時は緊張しているのかあまり話さないがおもちゃをみせると楽しそうに遊び始める．

主訴 しゃべり方が気になる．

経過 3歳頃から「ぼ，ぼ，ぼ，ぼくね」「ぼーーーくね」などということがあった．流暢にしゃべる時期もあれば症状が目立つ時期もあった．しばらくすれば収まると母は考えあまり気にしないようにして様子をみていたが，1年を過ぎても同様の症状が続いた．最近しゃべり始めにからだに力を入れる様子がみられ緊張する場面や興奮する場面では症状が顕著になるため，心配になり受診した．

1 問診内容

　まず，受診のきっかけを問診する．他者からの指摘あるいは養育者が気になるのか，後者の場合，養育者はどう思っているかをきけるとよい．幼児では，「あのね，あのね，えーとね」といった語や句の2回程度の繰り返しは正常範囲の非流暢性であり，児童期発症流暢症（吃音）のない幼児にも認める．吃音の中核症状は音あるいは語の一部の繰り返し（連発：例「ぼ，ぼ，ぼ，ぼくね」），語頭の音の引き伸ばし（伸発：例「ぼーーーくね」），ことばを出そうとしてもなかなか出ないブロック（阻止，難発ともいう：例「‥‥‥‥‥ぼくね」）である．

　吃音の発症時期（2〜3歳が多い），継続期間（1日の中，または数か月単位での変動），具体的な話し方，話すときにからだを動かしたり，緊張してからだに力が入ったりするか，本人が気にしていそうかを確認する．また，基礎疾患や神経発達症の併存を念頭に周産期歴，発達歴を確認する．家族の吃音歴も聴取する．抗ADHD薬のドパミン作動薬や抗うつ薬による薬剤性吃音もあるため薬剤使用歴を確認する．

28

2 身体診察

呼吸器や発声・発語器官に器質的・機能的異常がないことを確認する．幼児ではまれではあるが，脳血管障害，脳腫瘍，頭部外傷など後天的な脳損傷に関連する吃音（神経原性吃音）もあるため基本的な神経診察は必ず行う．脳性麻痺では一部ではなく全体のことばが遅くなる．また，養育者が吃音の話をしているときの本人の反応や診察室での本人の様子（視線が合うか，年齢相当の落ち着きはあるかなど）を観察する．

3 アセスメント

主訴となる話し方がまず吃音に相当しそうか，前述した中核症状の有無および頻度で判断する．評価法として吃音検査法（第2版）が推奨されている．プライマリ診療では吃音の可能性の判断を行う．可能性が高い場合，すぐに介入が必要な状態か評価する．現在の年齢（4歳以上），発症してから持続期間が1年以上，症状の悪化，しゃべり始めの力みや苦悶など緊張症状，症状を避けるため話さない回避，などの場合は治療介入が推奨される．また吃音症状により不安など心理的な問題，その他神経発達症との併存症を評価する．

4 専門医につなげる前にできること

吃音の可能性が高いと告げ，吃音の基礎知識と一般的な対応を養育者に伝える．原因は，養育者のかかわり方や育て方で発症するものではないこと，半年から1年以内で軽快することが多く，7～8割が発症後2，3年以内に症状が消失するため，定期的な観察を継続する．

基本的な対応としては，焦ったり緊張したりする場面では症状が出やすいため，本人がゆっくりと会話できる状況を作ること（環境調整）・話の途中で吃音症状が出てもそこでことばを先取りしないで最後まで話をきくこと・「ゆっくり」や「もう一度」など話し方のアドバイスはしないことなどを伝える．吃音は「内的タイミング障害」があるとされ，始めの一言が出づらいが，聴覚タイミング（メトロノーム）で外的タイミングを加えると改善することがある．また2人読みでも流暢に話せる[1]．重要なことは，吃音の症状を悪いことや恥ずかしいこととして本人と周囲が捉えないことである．吃音が出ても話せたこと自体を評価する．4歳を過ぎる頃になると本人も周囲も話し方が他と比べて違うと感じるようになる．他児から「なぜ？」ときかれた際は周りの大人が「わざとではないこと」を伝え，からかいの対象とならないよう配慮する．

🏛 紹介の基準

聴覚や発声そのものの異常や年齢に不相応な構音障害などを疑う場合，耳鼻咽喉科へ紹介する．吃音に関して治療介入が推奨される場合，不安など情緒の問題も併存している場合はリハビリテーション可能な専門医に紹介する．

📚 文献

1) 菊池良和：エビデンスに基づいた吃音支援入門．学苑社，2012

（大森希望）

2部 症例から学ぶ ライフステージに沿った診療

A 乳幼児期（就学前）

5 朝起きておへその周りを痛がりますが午後には回復します

診断 反復性腹痛／機能性腹痛疾患

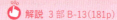解説 3部 B-13(181p)

プライマリ診療 ここがポイント
- 器質的疾患や早期に対応可能な機能性疾患を念頭に診療を進める．
- 症状に伴う成長障害の有無を確認する．
- 家族が効力感をもってかかわれるように，家族が症状に対してできることを提案していくことも大切である．

症例 4歳・女子

初診時 両親と一緒に来院．本人はやや緊張した面持ち，両親は心配そうな様子である．

主訴 朝，登園前におなかが痛くなり，園をお休みすることが多い．

経過 4か月ほど前に幼稚園へ入園した．入園から1か月ほど経過した頃，登園前にへそ周りのおなかの痛みを訴え，お休みする日があった．当日午後に近くのクリニックを受診しようとしたが，その頃には痛みが消失していたため，結局受診はしなかった．その後もときどき，同様の出来事が続くため，両親が心配して受診した．

1 問診内容

　反復する腹痛に対して，器質的疾患や，早期に対応可能な機能性疾患について検索する．鑑別のため，痛みの性状，食事（食欲）や排便との関連，などを聴取する．しかし，幼児ではこのような項目が不明瞭な場合も多いため，養育者に対して，痛みを訴えたときに観察する項目を伝えておく．たとえば，「（排泄が自立した後の子であっても）うんちが出たら流す前に教えてね」と子どもに伝えたり，特定のものを飲食したときに痛みや便性の変化が生じやすいか，腕・足・背中に痛みはないか，寝ているときに痛みで起きることはあるか，などを観察するように親に伝える．

　器質的疾患が特に疑われず，一般的な腹痛への対応を行っても効果が出ない場合には，「園に行こうとするとおなかが痛くなったり，うんちをしたくなるか」「園がお休みの日には症状が軽減するか」といった項目をきいてみて，心理社会的な要因を検討する．この際，症状が続いていることでストレスや家族の関係性に変化が生じていることもあるため，背景因子（もしくは持続因子）として念頭におく．

2 身体診察

　腹痛を認める場合には，器質的疾患の有無にかかわらず，体重減少，それに伴う成長障害を生じることがあるため，必ず身体計測を行う．体重・身長の推移を知るため

に，母子手帳の記録を確認する．健診や予防接種を必要十分に受けているかどうかの確認も同時に行う．腹痛は主観的な身体症状であるため，明確に訴えを表現できない幼児では，正確な情報を得ることが難しい．問診のなかで緊張を和らげつつ，器質的疾患の検索に必要な診察をスムーズに過不足なく行う．

3 アセスメント

本例は，反復性腹痛（機能性腹痛疾患）と診断した．

腹痛などの腹部症状に対する診断は🕒**3部 B-13**；181pを参照する．特に幼児の持続する腹痛では，好酸球性消化管疾患のように侵襲的な検査を行わないと診断につながりづらい疾患も念頭におきつつ，小児消化器の専門医に内視鏡などの侵襲性の高い検査を行うべきか相談することが望ましい．痛みに苦しむ子どもが言語で痛みの程度・場所・性質などについて正確に訴えることは難しい．痛みの評価スケールとして，幼児においては，フェイススケールなどを用いるのがよい．国際疼痛学会で推奨されているスケールの使用可能年齢は4歳以上とされている[1]が，個々の反応をみて使用の可否を判断する．

4 専門医につなげる前にできること

環境を調整できることに関しては調整を行う．登園への不安やストレスが強い場合には，腸脳相関により腹痛が出現しやすい．

この症例では，入園直後から毎日登園をしぶっていた．園に慣れてきたのか，当初よりしぶりの頻度などが減ってきたと親が安心した矢先，腹痛を訴えるにようになったかもしれない．しぶっている時間が長いと，登園前に余裕をもって排便する時間がない可能性もある．排便習慣や，腹痛を訴えた際に温罨法や腹部マッサージを行うなど，家族が取り組めそうなことについて伝える．

幼児では分離不安の頻度が高く，腹痛に影響していることもある．家族の不安が強いと子どもと共振し合い，さらに腹痛を強める/持続させることにもつながりやすい．家族が不安に感じるのは当然のことであるが，家族がドンと構えることも大事である．とはいえ，どうしても不安が先行してしまうのも親心であり，家族ができることを具体的に提案し，効力感をもってもらえるように工夫する．丁寧な診察や非侵襲的な検査を行い，親に丁寧に結果を伝えることを常に意識しておきたい．

🏥 紹介の基準

これらの介入を行ったうえで，前述の症状が持続し，日常生活に支障をきたすことが続いている場合には，専門医へ紹介することが望ましい．

📖 文献

1) Hicks CL, et al.: The Faces Pain Scale-Revised: toward a common metric in pediatric pain measurement. Pain 2001; 93: 173-183

（森下菖子）

2部 症例から学ぶ ライフステージに沿った診療

A 乳幼児期（就学前）

6 ダンスが苦手で登園をしぶります

診断　発達性協調運動症（DCD）

 解説 3部 A-1(100p)・A-2(106p)・A-3(108p)

プライマリ診療
ここがポイント

- 初診では，その他疾患の鑑別を必ず行う．
- 運動や日常動作など具体的にどのような動きに困難さを抱えているのか，またそれが生活に支障をどの程度及ぼしているのかという視点で，具体的に問診を行う．
- 幼児期は運動機能の獲得に個人差が大きく，5歳より前の診断は容易ではなく診断も推奨されていない．二次障害を避けるため，早期発見につなげるスクリーニングに意義がある．

症例　5歳・男子

初診時　母と一緒に初診．本人はニコニコ元気いっぱいで，椅子に座りくるくる回っている．

主訴　手先が不器用．ダンスが苦手．

経過　椅子での姿勢が安定しないことや，着替えにかなり時間がかかること，食事の際に箸やスプーンがうまく使えずよく食べ物をこぼしていることなどが，母は以前から気になっていた．年少時に，幼稚園の先生に相談したが，そこまで問題はないのではないかといわれ様子をみていた．年中になって，発表会でダンスをすることになったが，途中から練習に参加したくないというようになり，登園もしぶるようになったため受診した．

1 問診内容

発達性協調運動症（DCD）の症状は発達段階早期から始まるため，乳児期の様子を必ず確認する．発達歴として，周産期歴（早産・低出生体重児にDCDは多い），哺乳や離乳食など食事の様子（飲みが悪い，むせる，こぼすなどの有無），運動発達歴（ハイハイや始歩の遅れの有無），言語発達歴（発語の遅れ，構語障害の有無），1歳6か月児健診，3歳児健診での指摘の有無などを問診する．DCDはその他神経発達症との併存も多く，家族歴，既往歴も含めた基本的な問診が必要である．

またDCDに直接関連することとして，①実年齢の運動のマイルストーンに到達の遅れがあるかどうか，②その不器用さにより日常生活での困難さがあるかどうかを確認する．本例では，5歳で片足飛びができず祖大な運動の遅れがあった．②に関しては，DSM-5-TRの診断基準にもあるとおり，その不器用さ，運動への苦手さが日常生活にも影響を及ぼすということがDCDの中核症状であり，本例でも，身支度など身辺自立の遅れや，運動を避け長時間のデジタルデバイス使用もみられ，自尊心の傷つきから登園・登校しぶりがないかなどの確認は必須である．

❷ 身体診察

知的な遅れや視力障害なども含めた，協調運動に異常をきたす脳性麻痺や筋ジストロフィー，変性疾患などの基礎疾患がないか必ず評価する．特異的顔貌・先天性外表異常の有無や，視力，筋緊張・反射の異常の有無などの基本的な神経診察は必ず行う．知的発達症(IDD)が疑われる場合は知能検査，低出生体重児などで脳性麻痺とDCDの鑑別が困難な場合は，頭部MRI検査が必要となる．

❸ アセスメント

幼児期は運動機能の獲得に個人差が大きく，DCDの診断はあくまで可能性にとどめる．日本版ミラー幼児発達スクリーニング検査(JMAP)は2歳9か月～6歳2か月を対象とした運動発達を評価できるアセスメントツールであるが，検査に数十分必要で，プライマリ診療の場では行いづらい．幼児期のDCDのスクリーニングには，吃音症，チック症，限局性学習症(SLD)と並んでDCDについて簡易的にチェックできるCLASPが有用である[1]．対象は3歳6か月～6歳であり，厚生労働省のホームページから無料でダウンロードし使用可能で，DCDの評価において必要な，①粗大運動(走る，飛ぶなどからだを大きく動かす動き)，②微細運動(鉛筆やハサミ，カトラリーの使用)，③協応運動(眼や手など2つの器官や機能が連動する動き)に関し，簡便にスクリーニングできる．

❹ 専門医につなげる前にできること

5歳以前の幼児でDCDが疑われる場合には，運動機能の発達を促し，合理的配慮を提案して二次障害を防ぐことが必要である．運動能力は小学校入学前の時期に大きく成長するため，この時期に運動を嫌いにならないように対応を行う．園や家庭で可能な対応として，この症例ではダンスの動作を絵や写真などでどのような動きなのか示して視覚的にわかるように教えることや，動きを言語化して伝える(右手をあげて，など)こと，また苦手な動作が必要な場面が予想される場合，動作を事前に教える配慮などがあげられる．箸の使い方など具体的な動きの獲得については，DCD支援マニュアル[2]に詳細に記載がある．その他，感覚統合療法もDCDの子どもに有効である可能性が示されている．

🏛 紹介の基準

DCD以外の，脳性麻痺や視覚障害，神経疾患などが疑われる場合は小児神経科へ紹介する．感覚過敏，不安が高い，多動衝動性が高いなどDCD以外の問題があり，総合的な支援が必要な場合は，専門医療機関へ紹介する．

📄 文献

1) 厚生労働省平成30年度障害者総合福祉推進事業：吃音，チック症，読み書き障害，不器用の特性に気づく「チェックリスト」活用マニュアル(事業とりまとめ者　稲垣真澄)．平成31年3月　https://www.mhlw.go.jp/content/12200000/000521776.pdf [2024年7月31日閲覧]
2) 令和4年度障害者総合福祉推進事業「協調運動の障害の早期の発見と適切な支援の普及のための調査」：DCD支援マニュアル(研究責任者　岩永竜一郎)　https://www.mhlw.go.jp/content/12200000/001122260.pdf [2024年7月31日閲覧]

(大森希望)

2部 症例から学ぶ ライフステージに沿った診療

A 乳幼児期（就学前）

7 保育所の教室から勝手に出てしまいます

診断 注意欠如多動症（ADHD）

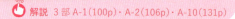

解説 3部 A-1(100p)・A-2(106p)・A-10(131p)

プライマリ診療 ここがポイント

- ➡ 幼児は，興味のあることに目が向き活発に動き回る．子どもの健全な成長過程を常に意識する．
- ➡ てんかんなど神経疾患との鑑別診断を念頭におく．
- ➡ "年齢に不釣り合いな落ち着きのなさ" を本人の特性として扱うべきか判断する．
- ➡ 子どもの発達上必要な行動の問題と養育者が抱いている養育上の困難さを区別し支援を考える．

症例 5歳・男子

初診時 子どもは素直に母と入室．笑顔で挨拶できた．しばらくは座っているが，時間が長くなると丸椅子をぐるぐる回したり診察室のパソコンのマウスをいじろうとする．母は，その都度注意する．

主訴 集団のなかで落ち着きがない．

経過 2歳半まで言語の発達にやや遅れがあり，思いどおりにならないと癇癪が多かったが，3歳以降に癇癪は減った．年中ごろから給食時間や興味のないイベントの最中に教室から出てしまう．家庭では，買い物途中に急に車道へ飛び出すなど危険なエピソードがある．母は，いつも子どもから目を離せず，叱ることも多いので疲れている．

1 問診内容

具体的な問診内容は，子どもの ADHD 臨床面接フォーム[1]を参考にする．養育者に受診理由，受診動機となった主訴だけではなく，生活上の一般的な問題点を，①本人の問題，②養育者からみた問題，③保育士からみた問題，に分けて整理する．幼児は困り感を表出することが難しいので，本人と周囲の相互関係のなかで生じている問題を総合的に判断し，本人の困り感を捉えるように心がける．困り感だけではなく，本人の強み（よいところ，できるところ）も同時に問診し，養育者が本人をどのように受け止めているか把握する．

2 身体診察（行動観察）

a. 身体診察

基本的な胸腹部身体所見，貧血所見，筋力・筋緊張，特異な顔貌，皮膚所見，外傷の有無を確認する．身長・体重，体格の評価を行う．

b. 行動観察

診察室内で自由に行動させ遊具など与えて遊ぶ様子を観察する．同時に，子どもに簡単な問いかけ（名前や年齢，好きな玩具など）を行い，ことばの理解やコミュニケーション態度，親子の情緒的な安定感，親の声かけの態度なども観察する．

③ アセスメント

5～6歳は行動制御能力がより発達する時期であり，周囲の環境や指示の出し方によって「落ち着き」や「注意の持続」は大きく変化する．注意欠如多動症（ADHD）が疑われても性急な診断は控える．診断は DSM-5-TR の診断基準に基づいて行う．幼児用の ADHD 診断ツールはなく，年長児では ADHD 評価スケール（ADHD-RS；3部 A-4；112p）は参考とする[1]．プライマリ診療では，必ずしも神経発達症の病型診断に至る必要はない（3部 A-1；100p）．

鑑別診断としては神経疾患〔てんかん，神経変性疾患，脳腫瘍，溶連菌感染に伴う小児自己免疫性神経精神疾患（PANDAS）など〕が重要である．甲状腺機能亢進症などの内分泌疾患，アトピー性皮膚炎などのアレルギー疾患により注意力の低下や落ち着きのなさが出現する場合もある．マルトリートメントの評価も反応性アタッチメント症との鑑別上重要である（3部 C-8；218p）．

④ 専門医につなげる前にできること

幼児期は診断を確定することが難しい．しかし未診断であっても，本人と周囲に困り感があれば対応を開始する．まず周囲の大人が対応を変え，子どもを取り巻く環境を変えていくことが主となる．家庭だけでなく園の状況確認も重要であり，ペアレント・トレーニングの考え方に沿った対応（3部 A-10；131p）を行う．

養育者は，周囲からの指摘や批判にさらされ，孤立無援感を抱きやすい．まずは養育者を労い，養育者を支える姿勢が重要である．より生活に密着した相談の場として，地域の児童発達支援センターなどへの紹介（受給者証用診断書の作成）も検討する．就学前は，就学相談の活用を勧める．

マルトリートメントが疑われるときは園や地域資源（児童相談所，児童家庭支援センター，育児支援サービス，警察など）との連携が重要になる．

6歳未満では抗ADHD薬の使用は適応外であるが，多動・衝動性，癇癪を呈する幼児には抑肝散の処方が有効な事例もある．

紹介の基準

環境調整がうまくいかない場合，専門的な診断が必要なとき，マルトリートメントが疑われ，地域支援を早期に開始すべきと判断したときは，専門医へ紹介する．

文献

1) 齊藤万比古，他（編）：注意欠如・多動症－ADHD－の診断・治療ガイドライン．第5版，じほう，2022

（松島奈穂）

2部 症例から学ぶ ライフステージに沿った診療

A 乳幼児期（就学前）

8 好きなものしか食べません

診断 自閉スペクトラム症（ASD）／偏食／回避・制限性食物摂取症（ARFID）

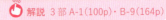
解説 3部 A-1(100p)・B-9(164p)

ここがポイント
- 自閉スペクトラム症（ASD）の子どもは偏食をきたすことが多い．
- 成長障害をきたさない偏食では食物繊維不足による便秘や鉄，亜鉛欠乏に留意する．
- 対応の基本は，楽しい雰囲気の食事環境，子どものペースで段階的に新しい食品を試す．

症例 5歳・男子，身長112 cm（＋0.8SD），体重16 kg（標準体重比83％）

初診時 両親と一緒に初診，母は非常に心配している．本人はやや，やせ型の体型だが，活気は良好である．診察室のおもちゃで遊んでおり，周囲への関心は薄い．興味のあることに関しては一方的に話すが会話は成立しにくい．

主訴 食べものの好き嫌いが激しい．

経過 もともと好き嫌いがあると母は思っていたが，2歳を過ぎてから毎日決まったものを食べ続ける，好きなものしか手をつけない，白いご飯でないと食べない，焼いたパンしか食べない，嫌いな野菜をすべて取り除いてから食べるなど，食事に対してのこだわりが目立ってきた．カレーライスは具材をすべて取り出し，ルーとは別に食べていた．食事時間も長く，偏食を少しでも治したいため受診した．乳幼児健診で成長障害の指摘はなかった．

1 問診内容

食事量，食事内容を確認する．食事量自体が少ない場合は，リスク因子となる発達特性や，慢性便秘，上気道閉塞（扁桃肥大や慢性鼻炎），食物アレルギーなどの身体疾患について聴取する．体重増加不良をきたしている場合は先天代謝異常症を必ず念頭におく．食事環境，家族の食事中の声かけや見守りはどうしているかも重要である．ASDが疑われる場合は偏食以外の感覚過敏もしくは鈍麻といった感覚処理，言語発達歴や集団における他児とのかかわりについて聴取する．

2 身体診察

身体診察では身体計測とバイタルサインの確認後，成長曲線を作成する．体重増加不良を認める場合は，表情，末梢冷感，眼瞼結膜や心雑音，皮膚の状態を注意する．

❸ アセスメント

偏食の背景に前述の身体疾患が考えられる場合は検索を行う．成長曲線上，成長障害をきたす，もしくは栄養剤依存の場合は回避・制限性食物摂取症（ARFID；⏱3部B-9；164p）の可能性がある．成長障害がなくとも偏食児では鉄や亜鉛欠乏をきたしやすく情緒（易刺激性）や行動面（多動）の課題につながることもあり，血液検査も必要である．

❹ 専門医につなげる前にできること

本症例は，背景にASD特性を有する偏食と考えられる．親はASD特性について覚知はないかもしれないので，偏食を軸に対応する．家族に成長曲線をみせて成長障害は認めないことを共有し，偏食は多くの子どもが経験し，一般的な発達段階であること，長期的な発達に対して悪影響を及ぼす可能性は低いことを伝える[1]．

成長障害をきたしていない偏食では親の対応として以下が勧められる．

💡 親の対応

① 子どもの食事量に対して非現実的な期待をもたない．
② 馴染みのない食品に段階的に繰り返し触れさせる（ポジティブな経験を増やす）．
③ 好きなキャラクターでデザインされた皿で提供するなど，食べ物以外でやる気を出させ，食事の時間を楽しくアレンジする．
④ 食事環境では，否定的な発言・プレッシャーをかけることを避け，できていることをポジティブに評価する．
⑤ 馴染みのない食品を試すときは，まず親がモデルになる．
⑥ 間食やエネルギー源となる飲み物（牛乳，ジュース，ソフトドリンクなど）を制限して食欲を増進させる．
⑦ 家族全員が楽しい雰囲気で同じものを食べるなど社会的な経験を促す．

成長障害をきたしている偏食はARFIDとなるため具体的な栄養方法などは⏱3部B-9；164pを参照されたい．

ASDの子どもの偏食は単なる好き嫌いによるものでなく，食べ物の感じ方が通常と異なっているために起きていることを説明する[2,3]．

🏛 紹介の基準

成長障害をきたしていない偏食は前述の対応を継続する．背景にASD特性が疑われ，専門医の評価を必要とする，あるいは著明な成長障害をきたし外来治療継続を行っても改善が得られない場合は専門医へ紹介する．

📝 文献

1) Taylor CM, et al.: Picky eating in children: causes and consequences. Proc Nutr Soc 2019; 78: 161-169
2) 大山牧子：子どもの偏食外来．いつもの小児科外来や健診で役立つヒント．診断と治療社，2023
3) 藤井葉子（編著），山根希代子（監）：発達障害児の偏食改善マニュアル．中央法規，2019

（嶋田怜士）

2部 症例から学ぶ ライフステージに沿った診療
A 乳幼児期（就学前）

9 電車の音をこわがって乗れません

診断　自閉スペクトラム症(ASD)

解説 3部 A-1(100p)・A-2(106p)・A-3(108p)

プライマリ診療
ここがポイント

➡ 感覚過敏以外の困り感があるのか問診する．
➡ 背景に神経発達症がないか発達全般の評価を行う．
➡ 養育者の育児困難感が強ければ，市町村の相談窓口に早期につなげていく．

症例　5歳・男子，身長 105 cm，体重 17 kg

初診時　視線はあわない．突然，時計をみて「10時15分」というが，こちらからの問いかけへの応答はない．

主訴　聴覚過敏．

経過　自然妊娠，妊娠経過良好で在胎40週，2,900 g で第1子として出生した．運動発達は正常で，1歳0か月で歩行を開始している．1歳6か月児健診時は特に指摘なかったが，3歳児健診のときにパニックになり健診が受けられなかったことがあった．電車に興味は示すが，幼少時より電車が駅のホームに入ってくる音をきくと手で耳を押さえてパニックになり大騒ぎになるので今でも電車に乗ることはできない．ショッピングモールに行っても泣き出してその場から動けなくなってしまうことがある．幼稚園へは通えているものの休日などに出かける手段や場所が限られてしまうため受診した．

1 問診内容

　受診のきっかけを知るのは重要である．他者から勧められたのか養育者自身が気になる点があって受診したのか，後者の場合，養育者はどう思っているかをきけるとよい．次に，過敏さが日常生活にどれだけ制限を与えているかを確認する．幼稚園での過ごし方，園の先生からの指摘はあるのかを含めて問診する．聴覚過敏以外にも過敏さを認めるか，臭い（嗅覚）や身につける物（触覚）への反応や，偏食の有無（味覚）も確認する．周産期歴，運動発達歴，言語発達歴，また，発達の退行がないかも確認する．生育歴として視線のあいづらさ，ひとり遊び，こだわり，痙攣の有無なども聴取する．家族構成，きょうだいがいる場合はきょうだいに同じような状況があるか，家族歴や家庭環境も確認する．

2 身体診察

　偏食を伴う場合，体重増加不良がみられる場合があるので診察時に身長・体重の確認を行う．音への反応，新規場面での様子，養育者からの指摘はなくてもコミュニケー

38

ションの困難さなどを念頭におきながら，話しかけたときの反応を含めて本人の様子を観察する．多動性，歩行・姿勢異常の有無も確認する．特異的顔貌の有無，被虐児を疑う外傷やあざなどの有無も身体診察で確認する．また，養育者の本人への接し方を観察することで養育者の疲労感の程度を観察する．

❸ アセスメント

聴覚過敏による影響を本人，家族，幼稚園に分けて評価する．聴覚過敏により制限される行動，パニックになる場合は行動内容，頻度，持続時間，現在行っている対処方法をきき，本人，家族の困難感の程度を評価する．また，園では聴覚過敏の存在により個別の配慮が必要かを養育者や園の先生の指摘から評価する．園と養育者との連携の状況も評価する．

次に DENVER-Ⅱ-デンバー発達判定法や遠城寺式乳幼児分析的発達検査法で発達の評価を行う(ただし，遠城寺式は4歳8か月までの評価のため，大きな遅れがないかどうかの判断になる)．ことばが遅れている，ひとり遊びが多い，コミュニケーションが難しい，こだわりが強いなど聴覚過敏以外にも気になる点がある場合は，親面接式自閉スペクトラム症評定尺度テキスト改訂版(PARS-TR；3部 A-4；112p)を行い自閉スペクトラム症(ASD)の特性評価を行う．退行や特異的顔貌を呈する場合には先天代謝異常症や染色体異常などの基礎疾患を念頭におく．

❹ 専門医につなげる前にできること

まずは養育者の訴えを傾聴し，養育者の困難感を労う．対応方法への助言を求めている場合，今までの対処法と反応を参考にイヤーマフや耳栓の使用，これらを使用しながらの短時間からの曝露法などを可能な範囲で具体的に伝える．養育者の対応がすでに十分できている場合には，そのかかわりでよいという安心感を養育者に与えつつ，今後も継続していくことの重要性を伝える．偏食がある場合の対応は 2部 A-8；36p を参照されたい．なお，助言を行う場合は，養育者の反応をみながら養育者の対応能力についても推し量る．幼稚園での様子が明らかでない場合は園との連携も行い環境調整していく必要がある．養育者の育児困難感が強い場合は地域支援を得られるよう地域の児童発達支援センター等につながることを勧める．

🏛 紹介の基準

先天代謝異常症や染色体異常などの基礎疾患が疑われる場合には遺伝科や小児神経科などへ紹介する．養育者が診断を求めている場合は，養育者の心配には寄り添いつつ，大事なのは診断自体ではなく本人，養育者の困難感を減らしていくにはどうしたらよいか考えていくことであることを伝えたうえで，専門医紹介を行う．また，過敏によるパニックの程度が強く環境調整だけでは対応が難しいなど養育者の育児困難感が強い場合も専門医に紹介する．

(椎橋文子)

2部 症例から学ぶ ライフステージに沿った診療

A 乳幼児期（就学前）

10 寝ているときに急に走り出します

診断 睡眠時随伴症（パラソムニア）／睡眠時遊行症型

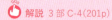 解説 3部 C-4(201p)

プライマリ診療
ここがポイント

→ 子どもでは睡眠中の異常行動や異常感覚を呈することが多い．
→ 通常2～3か月から1年程度で自然消退するため，過度に心配せず危険がないように見守れるよう家族を支援することが基本となる．
→ てんかんとの鑑別が困難である場合には専門医へ紹介する．

症例 5歳・男子

初診時 主訴に関して本人は「覚えてない」ときょとんとしている．母は「ケガでもしないか，家から出ていってしまったりしないか心配です」と不安そうにしている．

主訴 夜中に急に走り回る（養育者の主訴）．

経過 生来健康な男子．3歳から保育所に登所しており，特に問題なく登所を継続している．2か月ほど前から入眠後3時間程度経ったところで急に「いやー！！」と叫び，部屋をぐるぐる走り回るエピソードが出現した．10分ほどでまた寝入ってしまうが，おもちゃにつまずきそうになった子どもを母が制止したところ，母を叩くなど激しく抵抗がみられた．

1 問診内容

睡眠中の症状であるため，本人は覚えていないことも多い．本人へはエピソードを覚えているかどうか，"こわい夢"をよくみるかなどを問診する．覚えていなくても問題ないことを申し添えることで本人の負担感を軽減する．養育者へは入眠からどれくらいの時間で出現するか，持続時間，エピソード時の応答，行動を制止したときの反応を聴取する．また，普段の睡眠習慣や日中の眠気があるかも確認する．睡眠中の呼吸障害，特に閉塞性睡眠時無呼吸（OSA）が不完全な覚醒刺激となるので，いびきの有無を確認する．睡眠環境の評価としてカフェイン摂取，入眠直前までのスマートフォン・テレビ視聴，入眠前の排尿，環境音などの聴取を行う．

睡眠時随伴症の子どもでは，家族で同様の症状を認めるので，家族歴を聴取する．また，神経発達症に合併することもあるため，日中の活動内容，集団行動の様子，家庭での様子なども聴取する．不安が強い養育者では，養育者が眠れているかも確認する．

2 身体診察

身長・体重の計測を行い，体格を評価する．

鼻閉，扁桃肥大など上気道の開通性の評価を行う．

❸ アセスメント

　睡眠中の異常行動は睡眠時随伴症（パラソムニア）と総称され，ノンレム睡眠から，あるいはレム睡眠から起こるものとに大別される．子どもはほとんどがノンレム睡眠時関連睡眠時随伴症である．ノンレム関連睡眠時随伴症は覚醒障害であり，睡眠時驚愕症型（いわゆる夜驚症）・睡眠時遊行症型がある．いずれも数分～30分程度続き，寝言や大声を伴うことがある．開眼していることが多いが，焦点が定まらないこともある．睡眠時驚愕症型は夜間急激に始まり，頻脈・呼吸促迫・発汗など自律神経系の興奮とともに叫び声を上げる．睡眠時遊行症型は錯乱性覚醒として始まった後に，ベッドを出て歩行・行動が始まる．行動は単純なものが多いが，戸外へ出ようとすることもある．

　寝ぼけの症状が一晩に複数回起こる場合，症状が常同性で再現性が高い場合にはてんかん発作が疑われる．エピソード時の行動範囲，睡眠環境を確認することで転倒・転落などの危険性の評価を行う．

❹ 専門医につなげる前にできること

　ノンレム睡眠からの覚醒障害は児童期に多い．これは深睡眠量が増え，深い眠りから覚醒状態への移行が容易ではなく，意識が混濁した状態になりやすいためである．エピソードの際に無理やり起こすことは困難であり，その際に本人が暴れることがあるが，本人の意思によるものではない．対処としては転倒や転落などを防ぐ環境整備と見守りで十分である．

　一般的な経過は，2～3か月程度，長くても1年程度で特に専門的な治療の必要はなく自然消退する．誘因として，発熱・ストレス・不慣れな環境下での睡眠・薬剤などがあげられるが，最も大きな誘因は寝不足である．まず睡眠時間の十分な確保，規則正しい睡眠習慣が大切であることを説明する．覚醒刺激とならないように寝る前に排尿をすませ，騒音・光などを避ける睡眠環境とすることを勧める．抑肝散・甘麦大棗湯などの漢方薬を処方することも有効な例がある．厳しい叱責や登所などがストレスとなり発症の一翼を担っていることはあるが，ストレスのみで発症するわけではない．親が自責的になる必要はないが，かかわり方や生活状況を振り返るよい機会でもあるかもしれない．

🏛 紹介の基準

　てんかんとの鑑別が困難な場合には小児神経専門医へ紹介する．症状発現頻度が高い，非典型的な行動を頻繁に認める場合は児童精神分野の専門医へ紹介する．

（松島奈穂）

2部 症例から学ぶ ライフステージに沿った診療

A 乳幼児期（就学前）

11 頻繁にトイレへおしっこをしに行きます

診断　心因性頻尿

症例 2部 A-12（44p）・B-12（68p），解説 4部 11（282p）

プライマリ診療 ここがポイント

- 病歴聴取が大切である．
- 器質的疾患を見逃さない．
- からだがこころに及ぼす（症状が持続する）影響が大きいことを忘れない．

症例 5歳・男子

初診時 母と妹（生後4か月）と一緒に初診．本人は緊張した面持ち，母は心配そうな様子である．

主訴 1日に何度も何度もトイレでおしっこをする．

経過 乳児期から手がかからず，母としてはとても育てやすい子であった．3歳で入園した幼稚園では友だちと一緒に遊ぶのが大好きで，楽しく登園している．妹が生まれた頃から，1日中，頻繁にトイレでおしっこをするようになり，母が心配になり来院した．

---

1 問診内容

　子どもの排尿回数が症状が出る前と比べて多いか（頻尿）を確認し，さらに頻尿以外の症状がないかを聴取する．昼間尿失禁（昼間遺尿）・夜尿がある場合には，基礎疾患を認めることもある．また，1日の飲水量（病前から増えていないか）や家族歴（糖尿病），内服歴についても聴取する．頻尿に伴い，尿意に対する不安から，乗り物に乗れない，外出を嫌がるなど登園しぶりにつながることもあるため，園や日常生活の様子についても聴取する．頻尿について，本人や家族がどのような不安を抱いているか，どう捉えているかなども聴取する．

　本人は，妹が生まれてから寂しさを感じている，頻尿がいつまで続くのだろうと，おしっこについて考えるほどトイレに行きたくなるからどうしたらよいのか不安を感じているかもしれない．一方で，どんな不安かよくわからない，という場合もあるだろう．家族は，大きな病気が隠れているのではないか，子どもの性格が気になる，妹の世話を優先してしまっていることが原因なのか，など考えるかもしれない．本人・家族がお互いの今の気持ちを伝える・知ることで，安心につながることもある．

2 身体診察

　便秘や腹部・骨盤内腫瘤のために膀胱容量が減少し，頻尿をきたすことがあるた

め，腹部診察を十分に行う．

❸ アセスメント

頻尿の病態は，大きく分けて4つの病態がある[1]．

💡 頻尿の病態
①膀胱容量の低下：膀胱炎や膀胱腫瘍，膀胱結石，過活動膀胱，間質性膀胱炎などが原因となる．「膀胱容量低下」型の頻尿の場合，尿意切迫感や切迫性尿失禁を伴うことが多い．
②多尿：多飲，糖尿病，尿崩症，利尿薬使用などが原因となる．
③残尿量の増加：神経因性膀胱や前立腺肥大症など，排尿機能に異常がある場合に生じる．
④心因性：極度の緊張や不安による交感神経優位の状態では，膀胱三角部より末梢側に分布する交感神経α受容体が過度に刺激されるため，同部位の収縮・痙直が生じ，強い尿意を催すことが発症機序と考えられている．

まずは一般尿検査を行い，必要に応じて腹部超音波検査などを行う．

❹ 専門医につなげる前にできること

心因性が原因の頻尿の予後としては，数日〜数か月（平均6か月）で自然軽快する例が大多数である．そのため，まずは子どもと家族には，そのように説明，安心させる．

発症の契機となる心理社会的ストレスがある場合には，対応策を相談する．子どもは，こころがからだに及ぼす影響以上に，からだがこころに及ぼす影響が大きい．対処法を待っている間に母子ともに不安が高まり，症状の悪化や，長期化などの可能性がある．そのため，自然経過を待つだけではなく，ほかにできることを検討する．言語化が難しい場合には，子どもの感情を言語化することを診察場面で家族と一緒に支援する．気持ちの整理を一緒に行うことで子どもも家族も安心できる．寂しさの表れの場合には，子どもと親だけで過ごせる時間を作るとよい．家庭環境（サポートしてくれる親族などが近くに住んでいるかなど）については聴取しておく．

柴胡桂枝湯（排尿間隔が開く）や抑肝散，抑肝散加陳皮半夏などの漢方薬が奏効する場合もある．抗コリン薬，抗うつ薬，抗不安薬なども処方することもある．

🏛 紹介の基準

心因性頻尿の症状が6か月〜1年以上持続する，その他の身体症状が出現する，日常生活へ支障をきたしている場合には，専門医に紹介する．

📎 文献
1) 馬嶋 剛，他：内科医が知っておくべき泌尿器科疾患．日内会誌 2021；110：2553-2559

（森下莒子）

2部 症例から学ぶ ライフステージに沿った診療

A 乳幼児期（就学前）

12 年長になりますが，おむつがまだ外れません

診断 遺糞症／昼間尿失禁（昼間遺尿）

症例 2部 A-11(42p)・B-12(68p)，解説 4部 11(282p)

- 器質的な側面，心理的な側面の2つの視点で考える．
- 昼間尿失禁や夜尿，遺糞の背景となる慢性便秘のコントロールは重要である．
- 排便，排尿トレーニングの方法を共有する．

症例 6歳・男子

初診時 両親と一緒に受診．本人は子どもらしくにこやか．トイレの話になると本人はうつむく．

主訴 おむつが外れない．

経過 現在年長であるが，日中におもらしがあるためおむつが取れないまま，保育所生活を送っている．保育所の帰宅途中に便を漏らし，パンツを汚すこともしばしばあった．母はトイレで便をするように厳しく指導したが改善はなかった．小学校入学前であるが，排便・排尿習慣がついていないため受診した．

① 問診内容

一般的な問診（発達歴，既往歴，家庭環境，園・学校での状況等）と食事や排便・排尿に関する問診に分けて聴取する．

食事や排便・排尿に関する問診は，普段の食事内容，排尿の様子（尿意切迫，トイレの駆け込み等），排便習慣（排便の仕方，排便時の疼痛等），便性状・回数を聴取する．

② 身体診察

一般的な診察に加えて，腹部の圧痛・膨満の有無，便塊の触知，腰仙骨部の皮膚陥凹の有無・位置（臀裂に隠れるかどうか），瘻孔の有無を確認する．肛門周囲は，裂傷や痔核の有無を確認する．直腸指診は本人と養育者に説明をして，実施可能な範囲とする．その他，状況に応じて発達水準も評価する．

③ アセスメント

DSM-5-TRの診断基準である，A.意図的である・ないにかかわらず，不適切な場所（衣服，床など）に大便を出すことがあるか，B.そのようなことが少なくとも3か月間，毎月1回以上あるか，評価する．

慢性便秘を認める場合は，二分脊椎，肛門狭窄症，Hirschsprung 病などの器質的な疾患を除外する必要がある．便やガスの貯留を評価する目的で腹部単純 X 線検査を行う．X 線検査の結果によって注腸造影，直腸肛門内圧検査などの追加の検査も検討する．食物アレルギーや乳糖不耐症などの基礎疾患の評価も行う．

4 専門医につなげる前にできること

昼間尿失禁は，就学時年齢の 2〜3% に週 1 回以上認められ，7〜8 割に尿意切迫があると報告される[1,2]．そのため決まった時間にトイレに行き排尿する定時排尿の指導で改善することが多い．その際，家庭と教育機関でできる限り同様の対応(時刻や声かけ)をすることを心がける．

昼間尿失禁や遺糞では，本人には恥じらいが，養育者には人知れない苦労がある．まず受診してくれたことに感謝し労いながら，診療が継続されるように心がける．母子分離で話をする配慮も必要である．「トイレが不安」な子どもは，生来の性格や特性，トイレのストレス等のために情緒的に不安定になりやすい．おもらしをしてしまったときは，自尊心を傷つけないように丁寧に対応し，替えのパンツを準備するなどの事前対応の工夫も提案する．

昼間尿失禁や夜尿，遺糞の背景として慢性便秘を認めることは多い．便秘のコントロールの改善で昼間尿失禁や夜尿が改善することもよく経験される(bladder and bowel dysfunction)．食物繊維や乳製品を組み入れた腸内環境改善が期待される食習慣の指導，整腸薬や緩下薬，浣腸等による薬物療法，その他の対応として腹壁マッサージや排便トレーニングを行う[3]．

🏛 紹介の基準

慢性便秘の治療で改善がない場合や表1を認める場合は消化器・神経分野の専門医に紹介する．心理社会的ストレスや神経発達症の影響が大きい場合は，児童精神分野の専門医への紹介する．

表1 便秘症をきたす基礎疾患を示唆する，または専門医への紹介を考慮すべき徴候

① 胎便排泄遅延(生後 24 時間以降)の既往	⑤ トイレが詰まるくらいの太い便の既往
② 成長障害・体重減少	⑥ 病悩期間または経過が長い
③ 繰り返す嘔吐	⑦ 他院での通常の便秘治療で改善がない
④ 血便の既往	

〔日本小児栄養消化器肝臓学会，他(編)：小児慢性機能性便秘症診療ガイドライン．診断と治療社，2013／機能性便秘症診断基準(4 歳以上)「Rome IV 基準」をもとに作成〕

📖 文献

1) 日本小児泌尿器学会 幼小児排尿指導管理ワーキンググループ：幼小時の昼間尿失禁の診療とケアの手引き．2019；30
2) 日本夜尿症学会(編)：夜尿症診療ガイドライン 2021．診断と治療社，2021
3) 日本小児栄養消化器肝臓学会，他(編)：小児慢性機能性便秘症診療ガイドライン．診断と治療社，2013

(嶋田怜士)

2部 症例から学ぶ ライフステージに沿った診療

B 学童期（小学校低学年）

1 小学生になっても母親から離れられません

診断 分離不安症／反復性腹痛

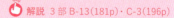
解説 3部 B-13(181p)・C-3(196p)

- ➡不安の高い子どもでは診察場面を本人の安心できる環境にするよう工夫する．
- ➡慢性的な身体症状は機能性疾患の可能性が高いが，重篤な器質的疾患の可能性もあるため鑑別診断を丁寧に検討する．
- ➡自発的な言語的コミュニケーションが難しい場合，発達特性や知的な問題を見逃がさず必要に応じて発達検査を考慮する．

症例 7歳・女子

初診時 母と来院．母の手を握り椅子に座っている．

主訴 母子分離不安，繰り返す腹痛．

経過 1歳6か月児健診でことばの表出の遅れが指摘されたが理解は良好であり介入なし．3歳から幼稚園に通い始めたところ母子分離不安が強く，1年半ほど登園しぶりがあった．就学後，再度母子分離不安とそれに伴い登校困難となった．同時期から時折腹痛を訴えることが増えた．学校と連携し，母が送迎することを許可してもらい，登校は次第に安定した．しかし，小学校2年生になって，登校前の腹痛が増え，遅刻や欠席が目立つようになったが，内科的加療にもかかわらず腹痛改善は認めなかった．

1 問診内容

　発達歴，生育歴，集団適応，睡眠リズムなどの生活歴，学習の問題，学校での行動を聴取する．分離不安に関し，いつ頃からあって改善や増悪があるのか，場所や時期，時間帯によって変動するのか，またはほかの不安や情緒的不安定がないかを確認する．
　前述の問診のほか，子どもが身につけている洋服やバッグのキャラクターやデザイン，好きなYoutuberやゲームなど本人が興味をもっていることを明るい雰囲気で質問し，本人，家族，医師の共通の話題作りをするとよい．

2 身体診察

　身体計測とバイタルサイン測定を行う．身体診察では頭頸部から一般的な診察を行う．
　腹部診察時には疼痛のある部位を最後にすることを告げ，安心して診察を受けられる部位から診察する．
　不安を感じやすい子どもの診察では，「胸の音をきくね」「脈をみるから右手を貸して

くれるかな」「口の中診ますよ，お，上手だね」など診察を予告して会話し，ゆったりと診察を進める．

❸ アセスメント

診察時の本人の様子，親子間のかかわりを観察する．発達特性の精査，本人の不安や抑うつの尺度，家族の心理的状態の評価，アタッチメントの評価も検討する．

分離不安の特徴は，アタッチメントをもっている人（親）がいなくなるのでは？死んでしまうのでは？など過剰な恐怖，不安をもつことである．不安が高まると身体症状（腹痛，頭痛，嘔吐，めまい，頻尿など）を呈することがある．分離不安が4週間以上続くと「分離不安症」と診断する．3歳までにみられる分離不安は発達上の通常の現象である．

具体的には，日常生活で親子が過ごす時間を増やす（親子で触れ合う遊び），家族で散歩，家事の手伝いをさせ親子共同作業をする（料理，片付け，できたらほめる）．本人が親から深い愛情を注がれていることが理解できれば，親から離れていても安心感をもてるようになる．

機能性消化管疾患における器質的疾患のred flagの有無は重要である（⏱3部B-13；181p）．

❹ 専門医につなげる前にできること

緊張や不安の高まる新規場面にきてくれたことを労う．侵襲的な検査がないこと，話をして帰宅となることを伝え安心感を与える．本人からの聴取が難しい場合には家族を通して対話を試みる．

分離不安は，わずかに成人移行する例もあるが，ほとんどは再燃と改善を繰り返しながら小児期で症状が消失することを説明する．本人にあった方法で，安心感を得ながら少しずつ段階的に社会参加ができるよう環境を調整する．

不安を感じやすい子どもには，話す速度，口調，語彙の選択に気を使い，診察室で安心して過ごせるように心がける．自分が信頼をおく家族とおだやかな雰囲気で会話をしている医師をみれば，子どもも少しずつ心を開いてくれるだろう．本人から言語的コミュニケーションが得られないと話す相手や目線が家族中心になってしまうが，しっかり本人のほうを向き，主人公はあなたですよ，と伝えられるよう意識する．

🏛 紹介の基準

本人の発達特性が強い，抑うつ気分や被害的幻聴など精神症状の合併が考えられる，家族機能や学校の環境に著しい課題があるなどの場合には専門施設への紹介や地域連携を検討する．

（深谷悠太）

2部 症例から学ぶ ライフステージに沿った診療
B 学童期（小学校低学年）

2 小学校入学後にチックがひどくなりました

診断 チック症／トゥレット症

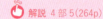解説 4部 5（264p）

プライマリ診療 ここがポイント
- チック症は生物学的要因が基礎にある疾患である．
- 症状の変動や悪化には心理社会的要因が関与する．
- チック症を正しく理解し，不必要な不安をもたずに生活できることを目指す．

症例 7歳・男子

初診時 疎通性は良好．問診中に好きなアニメの話の質問に答えるときには両目のまばたきが増えた．母は「私が厳しく注意しすぎたせいでしょうか？」と表情をくもらせている．

主訴 急に首を振る，変な声を出す．

経過 5歳頃から頻回にまばたきをしていることがあった．就学して2か月ほどして顔を歪めるようになった．2学期に入ってから首を振って急に「あっ，あっ」と声を出すことが出現した．学校では「落ち着きがない」と叱責されたり，友人から「急に変な声出すのやめて」といわれたりしている．

1 問診内容

養育者への問診
① 症状出現前の感染症歴，特に溶連菌感染症の有無と持続期間は？
② リラックスしているときや，集中しているとき，睡眠時に出現するのか？
③ 症状を指摘したときに，本人はどういった様子であるのか？

本人への問診
① 症状の自覚や困り感があるか？　解消したいと感じているか？
② 症状自体は困っていないが周囲から注意・叱責されることを辛いと感じているか？
③ 症状をがまんできるか，がまんしているときに「ソワソワしてしまう」「むずむずする」などの前駆衝動があるか？　前駆衝動を意識できているか？
④ 症状を抑えることで発生する困難や症状を本人がどう捉えているか？

　養育者への問診では，一時的でも症状の制御が可能か，緊張しているときとリラックスしているときで症状が出やすいのはどちらか，また指摘されたときの本人の反応から症状を介して周囲の大人とどのような関係性であるのかをみることができる．
　また本人への問診から，「勝手に出ているから気づいていない／気にしていない」「勝

手に動いて気になるからなくしたい」「真似されて辛いからなんとかしたい」「授業中は症状を出さないように必死で，授業内容が理解できない」など，本人の困りのポイント・症状に関した痛みや機能的な問題があるかどうかを整理していく．

2 身体診察

　一般的な身体診察に加え，運動，感覚，深部腱反射などの神経学的診察に異常がないことを確認する．診察室でチックが認められる場合には，両側性か片側性か，抑制が可能か，単純性か複雑性かなどを観察する．さらに，舞踏運動，ミオクローヌス，アテトーゼなどの不随意運動との鑑別を行う．診察室でチックが認められない場合は，症状出現時の動画撮影を依頼する．

3 アセスメント

　本症例は，幼児期に単純運動チック（まばたき）を認め，就学後に運動チックの増悪と新たに音声チックを認めた．経過も1年以上続いており，トゥレット症と診断した．
　前述に沿って問診すると，先生や友人からの指摘のために困り感は強いこと，がまんしようとするとチックを出したい感じ（前駆衝動）があることがわかった．二次的な影響については，家庭と学校に分けて評価するとよい．チックに対する叱責または過剰な気遣い，からかい，それによる本人の自尊感情の低下などを確認する．トゥレット症は，注意欠如多動症（ADHD）や強迫症（OCD）などの精神神経疾患が併存することも多い．併存症の有無や程度はQOLに影響するため，併存する場合はチック症と並行して評価する．本症例は多少の落ち着きのなさを認めるが不注意症状は認めず，OCDに関連した訴えもなく，ADHDやOCDの併存症を認めなかった．

4 専門医につなげる前にできること

　チック症は頻度や程度の増強と減衰とを繰り返しながら軽減する経過をとることが多いこと，トゥレット症（🔍4部5；264p）であっても7〜9割が成人期までに軽快・消失の方向に転じることなど，自然経過について説明し，家族と本人の過度な不安の軽減を図る．チックは心理社会的要因によって症状がしばしば変動する．緊張や不安だけでなく，楽しく気持ちがたかぶったときやリラックスしたときにもチックは増加することがあることを説明する．
　さらに環境調整も重要である．たとえば，チックによって授業やテストに支障がある場合に，席を後方にする，別室で対応するなどの措置は有用である．また学校や習い事など本人の所属する集団にチック症の説明を行い，周囲の理解が得られることも環境調整の1つである．一方で，"本人に不要なストレスをかけない"＝"本人の好きなようにさせておく"ということではなく，年齢相応の規則正しい生活や学校・家庭内でのルールなどは本人の理解度を考慮して適切に設定すべきである．

🏛 紹介の基準

　チック症状が強く介入が必要な場合，二次的な影響が大きい場合，治療を要するADHDやOCDの併存がある場合は，専門医への紹介を検討する．

（松島奈穂）

2部　症例から学ぶ　ライフステージに沿った診療

B 学童期（小学校低学年）

3 学校で落ち着きがなくよく怒られます

診断　注意欠如多動症（ADHD）

解説 3部 A-1（100p）・A-2（106p）・A-5（114p）

プライマリ診療 ここがポイント

→ 多動を主訴に受診する家族は多いがADHD以外にも，環境とのミスマッチ，睡眠障害，反応性アタッチメント症，器質的疾患含めた身体疾患に留意する．
→ 家族の特性理解が支援の第一歩である．
→ 対応では，困った行動をなくすよりもよい行動を引き出すかかわり，子どものよい部分を大人が認め続けるかかわりが重要である．

症例 7歳・男子

初診時 母と来院．医師とよく眼があい，挨拶や受け答え良好で，人懐っこい印象．診察室の椅子でくるくる回ったり，診察台に登ったり，とせわしない．

主訴 離席，友人トラブル．

経過 生来健康．幼稚園では数回友人を突き飛ばすなどのトラブルはあったが友だちは多く皆で遊ぶことが好きである．小学校に入学してから授業中の離席が目立つようになった．たびたび担任から注意を受け，母も担任から学校での状況について連絡を受けていた．夜は宿題に集中できず就寝時間が遅くなっていた．2年生で担任が変わり，離席についてクラスメイトの前に立たされ叱責されるようになった．さらに衝動的に友だちに手が出るようになった．学校から受診を勧められ，来院した．

1 問診内容

　まず，主訴として表出された困り感について具体的なエピソードを聴取する．主訴の出現時期は重要で，幼少期には問題がなく，急性発症のエピソードの場合には神経発達症以外の原因も考える．見逃してはいけない身体疾患や多動につながりやすい背景を考え問診する（ 3部 A-1；100p, A-2；106p, A-5；114p）．病歴は，家族歴，出生歴，生育歴（睡眠や食事の課題，家庭環境），言語発達，就学前・就学後の集団適応（学習，対人交流，生活習慣）など期間で区切って聴取すると情報にもれが生じにくい．環境とのミスマッチによる落ち着きのなさは臨床で多く経験することである．本症例では，小学校入学後の学習の遅れや，生活習慣についてさらなる聴取が必要かもしれない．症状について学校から手紙を通じて様子を聴取することは支援に有用なことが多い．

2 身体診察

　診察室に入ってくる様子，座位保持はできるか，視線はあうかどうか，受け答えは

スムーズか，年齢相応の指示が入るか，家族と医師が話しているときの様子はどうかなどの行動観察を行う．失調や運動異常は視診で確認する．心拍や血圧などのバイタルサインの測定，体重変化に留意し，眼瞼結膜所見や甲状腺を含む一般的身体診察を行う．

③ アセスメント

ADHD評価スケール(ADHD-RS)は質問紙式の検査であり，外来での実施が可能である．不注意，多動・衝動性の各領域の点数を年齢によるカットオフ値と比較する．自閉スペクトラム症(ASD)の併存は多いため，親面接式自閉スペクトラム症評定尺度テキスト改訂版(PARS-TR)はASDの評価に有用である（3部A-4；110p）．問診や診察で貧血，甲状腺疾患などの身体疾患の可能性があれば血液検査を行う．器質的疾患が疑われれば頭部MRIを検討する．

④ 専門医につなげる前にできること

a. 見立てと説明

プライマリ医と子ども・家族の関係性にもよるが，ADHDの可能性が高いと見立てた場合は子どもに当てはまる症状を説明し，診断を行う．これまでの困難さは特性の側面で本人の努力不足ではないこと，周囲の理解が最も重要であること，非薬物療法を含めた治療によって上手に対応していけることを伝える．「少し怒っちゃうこともあるけどたくさんのお友だちがいるからこそケンカになるんだね」など，ネガティブな面だけでなくポジティブな面を伝えることは重要である．

b. 家庭・学校でできる対応

宿題に集中できない本症例には，たとえばスケジュールを視覚化する，学習の場は玩具などの刺激を減らす，集中時間にあわせて休憩を設ける，課題達成による報酬を設定する(トークンエコノミー)，注意は短く称賛は多く，などが考えられる．学校では，困った行動をなくすのではなくよい行動につながる支援が望ましい．たとえば，前列の座席にする，授業内容にあった発言であれば反応して積極的参加を促す，イライラした際の避難場所を決めておく，などである．よい行動に対しては子どもと一緒に喜び称賛するように家庭・学校にお願いする．子どもは周囲から認められ，成功体験を積み上げることで成長する．

c. プライマリにおける薬物療法

本症例の易刺激性に伴う衝動性には抑肝散（よくかんさん）など漢方も有効である．睡眠不足は易刺激性や多動につながるため，睡眠衛生指導のうえでメラトニン製剤もよい．抗ADHD薬などの薬物療法は3部A-7；122pを参照されたい．

🏛 紹介の基準

「ADHDらしさ」を抱える子どもは多く，親の理解の促しやかかわり方のアドバイス，教育環境調整で子どもが過ごしやすくなることは多い．しかし，併存する神経発達症，気質，養育環境によってはより専門的な薬物療法や多職種の支援が必要となるため専門医への紹介を検討する．

（深谷悠太）

2部 症例から学ぶ ライフステージに沿った診療

B 学童期(小学校低学年)

4 宿題に時間がかかってます．やる気の問題ですか？

診断　限局性学習症(SLD；読字障害)

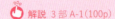
解説 3部 A-1(100p)

ここがポイント
- 学習困難感は学校適応や自尊感情に大きく影響を与える．
- 学習へ取り組むことが難しい子どものなかに，読字障害などの限局性学習症(SLD)をもっている子どもがいることを忘れないようにする．
- 学習への支援には学校との連携が重要である．

症例 7歳・女子

初診時 本人は自然な会話ができる．「黒板を写してると途中で消されちゃう」「教科書を皆の前で読むのは嫌だ」「タブレットの選ぶ宿題は好き．でもやってるのに怒られる」と不満そう．母は「書かないとお勉強じゃないでしょ」といっている．

主訴 書くことを嫌がり，学習や宿題に時間がかかる．

経過 就学前は友だちは多く特に問題なく過ごしていた．絵本は好きで，一度読み聞かせるとそらんじたりしていたが，初めて読む本は逐次読みである．就学後，授業中のノートや連絡帳を書かないことを担任より指摘された．最近では漢字の反復練習などを嫌がるため，宿題に要する時間が長くなり，就寝時間が遅くなりがちとなり来院した．

1 問診内容

"合理的配慮を受けるために診断が必要"，"学習の苦手さが努力不足なのかを確認したい"など受診の目的は様々なため，受診動機を確認する．本症例は，読み書きの苦手さが母子関係に影響することもあり，必要があれば支援を受けたいと考えていた．

「勉強ができない」「読むのが苦手」「漢字が書けない」といったおおまかな訴えをもとに，教科ごとの理解や，単純な計算問題と文章問題で違いがあるか，十分に時間をかければ解答できるかなど，具体的な内容を確認する．本人・親の同意を得て学校からの情報を提供してもらうことも有用である．また，これらの困難さがいつからあるのかといった経過や，本人の学習意欲や学習以外の行動の特徴も聴取する．ゲームや好きな小説はスラスラ読んでいる，などのエピソードがあれば読字障害よりも自閉スペクトラム症(ASD)に伴う興味関心の特性や注意欠如多動症(ADHD)に伴う意欲の特性の影響のほうが大きいかもしれない．

2 身体診察

発達性協調運動症(DCD)の有無を確認する．閉眼片足立ち，上肢の回内・回外など

の評価を行う．眼球運動は，左右上下だけでなく円状の追視の評価を行い，輻輳も確認する．

3 アセスメント

知的発達症(IDD)が存在する場合は，原則限局性学習症(SLD)と診断できないため，疑われる場合はウェクスラー児童用知能検査(WISC)-V(⏱3部A-4；110p)を実施する．SLDを鑑別するには「特異的発達障害診断・治療のための実践ガイドライン」(実践ガイドライン)[1]を用いる．本症例はWISC-Vは標準域であり，実践ガイドラインの音読検査で2SD以上の遅れを認め，SLD(読字障害)と診断された．

読字障害ではひらがな習得の当初は読めない文字が多く流暢性に欠けるが，小学校高学年になるとひらがなや頻出漢字の読みには困らない程度の軽症例も存在する．読字障害は書字の困難さを伴う場合も多い．書字障害には微細運動や眼と手の協調運動の苦手さ，図形構成の苦手さなど複数の機能が影響する．

4 専門医につなげる前にできること

原因は様々であれ同年齢集団と比較できないことを指摘され続けていることが多い．これまでに苦手さを抱えながら努力してきたことを評価して伝える．また，スモールステップで小さな成功体験を積み重ねていくことが大切であることを伝え，"本人にあったやり方で伸びていける"という希望をもってもらうことが重要である．読字障害が疑われる場合，脳の機能的な特性から読字が困難である可能性を本人・親に説明し，評価と並行して環境調整を提案する．SLDを専門的に訓練する施設は現状では限られているものの，家族の読み聞かせや読み上げアプリの使用などにより，ことばの豊かさに触れる機会を失わないようにできるとよい．

学習環境の整備に関しては学校との連携が欠かせない．学校ごとに提供できる支援は異なるため，連携を取りチームとして支援することが大切である．"学校でできない分を家庭で"とかえって宿題量が多くなり，家族や本人の負担が大きい場合もある．医療側からは，現在の困り感が読字障害等による可能性があり支援を要する状態であるという見立てを伝え，現実的な時間で終了できる宿題量に調整してもらう，音読に関して配慮してもらう，口頭での理解度の確認，板書に対する撮影を許可してもらう，分かち書きの教材やデイジー教科書*の使用などの具体的な支援策を検討する．学習支援をしつつ，学習以外の本人の生活にも目を向け続けることも忘れないようにする．

*タブレット等で利用できるデジタル教科書，読みの音声を再生するだけでなく，シンクロしてテキストをハイライトする等の機能もある．

🏛 紹介の基準

SLDが疑われる場合には学習環境の工夫を行い，効果を確認する．確定診断を必要とする場合，専門的な訓練を希望する場合には教育や医療の専門機関へ紹介する．

文献
1) 稲垣真澄(編)：特異的発達障害診断・治療のための実践ガイドライン－わかりやすい診断手順と支援の実際－．診断と治療社，2010

(松島奈穂)

2部 症例から学ぶ ライフステージに沿った診療

B 学童期（小学校低学年）

5 小さい頃から運動や細かい作業が苦手でした

診断　発達性協調運動症（DCD）

 解説 3部 A-1（100p）・A-2（106p）・A-3（108p）

プライマリ診療 ここがポイント

- 初診ではその他疾患の鑑別を必ず行う．
- 発達性協調運動症（DCD）の子どもでは運動以外にも道具の使用も含め様々な場面で苦手さを抱えるが，単なる不器用な子とみなされ困り感が理解されにくい．
- その他神経発達症との併存例が多く総合的な評価が重要となる．

症例 8歳・男子

初診時 静かに椅子に座っているが，表情は暗く姿勢が悪い．

主訴 不器用．

経過 幼児期から走るのが遅く，ボール投げや自転車に乗るなどなかなかできず，できるようになるまでにかなりの時間を要した．体育の授業では「動きが変だ」と同級生からからかわれることもあった．書字も苦手で，テストでは字が汚いからと減点されていた．母も周りも運動音痴，不器用な子と思っていた．小学3年生になりリコーダーの授業が始まったが，吹く，指で穴を正確にふさぐことが難しく音が出せず，周りに笑われたのを機に登校を嫌がるようになったため，母が心配し受診した．

1　問診内容

　幼児期（ 2部 A-6；32p）と同様である．DCD の症状は発達段階早期から始まるため，乳児期の様子を必ず確認する．発達歴として，周産期歴だけでなく，哺乳や離乳食など食事の様子，運動発達歴，言語発達歴，健診での指摘の有無などを問診する．DSM-5-TR 診断基準に従い，年齢相応の運動に苦手さがあるかどうかの確認，実際にどのような動きに困難さを抱えているか，また学習面の状況も確認する．

　また不器用さと運動への苦手さが日常生活にどの程度影響を及ぼしているのか，この症例のようにいじめやからかいの経験，その子自身の運動や学習への心理的問題，長時間のデジタルデバイスの使用，登校拒否がないかなどの確認を行う．また DCD はほかの神経発達症，特に注意欠如多動症（ADHD）との併存率は 50 ％といわれており，自閉スペクトラム症（ASD）や ADHD の併存の有無の視点でも問診を行う．

2　身体診察

　乳幼児期と同様，知的な遅れや視力障害なども含めた，協調運動に異常をきたす脳性麻痺や筋ジストロフィー，神経疾患などの基礎疾患がないか評価する．基本的な神経

診察は必ず行う．重度の DCD では眼科的な問題を抱えている可能性もあるため眼科的評価，知的発達症(IDD)が疑われる場合は知能検査，低出生体重児などで脳性麻痺と DCD の鑑別が困難な場合は，頭部 MRI 検査等が必要となる．

3 アセスメント

現時点では，わが国では DCD に特異的な標準化された検査は存在しない．一方で本症例のように，不器用さのために登校しぶりなどの社会的な問題を認め，DCD の診断が必要な子どもは一定数存在する．

古典的ではあるが，神経学的所見(立位姿勢，片足立ち，片足飛び，前腕の回内・回外，手指のタッピング，手の交互開閉，安静閉眼，側方視の維持)を丁寧に取ることは 5 歳児健診にも採用されており，参考となる[1]．また，DCD は ASD や ADHD など，そのほかの神経発達症を併存することが多く，これらの評価を行うことも有用である（3 部 A-4；110p）．

4 専門医につなげる前にできること

DCD の子どもは運動のみならず，書字や文具，道具の使用，また椅子での姿勢保持など様々な場面で困難さを抱えるため，自己効力感や自尊心が低下し，本症例のように不登校へつながりやすい．さらに半数以上が青年期にも症状が持続するといわれており，抑うつなどの二次障害，肥満などの健康問題や，職業選択などにも影響がでる可能性があるといわれている．よって可能性があると判断でき次第，早期の介入が必要である．対応としては，家と学校での環境調整と合理的配慮の提案を行う．この症例では，リコーダー用の補助グッズ(大手ショッピングサイトで入手可能)を使用する，鉛筆を握りやすくするために軸の太い鉛筆や三角形の鉛筆を使用するなど，その子それぞれの不器用さにあわせた道具を利用する．書字においては書字の丁寧さを求めないこと，書く量を減らす，書かずにタブレットでの入力にすることなども有用である．体育の場面における支援では，縄跳びや跳び箱などの運動についての具体例が，厚生労働省の HP からダウンロードできる DCD 支援マニュアル[2]に記載がある．教員の理解・協力を仰ぎ，協力して支援することが必要である．

紹介の基準

神経疾患など基礎疾患が疑われる場合，重症の DCD が疑われ，精査が必要と考えられる場合，またその他神経発達症との併存，不登校や抑うつなどの二次障害を起こし総合的な支援が必要な場合には専門医へ紹介する．

文献

1) 小枝達也(編)：5 歳児健診．診断と治療社，2008
2) 令和 4 年度障害者総合福祉推進事業「協調運動の障害の早期の発見と適切な支援の普及のための調査」：DCD 支援マニュアル(研究責任者　岩永竜一郎)　https://www.mhlw.go.jp/content/12200000/001122260.pdf［2024 年 7 月 31 日閲覧］

（大森希望）

2部 症例から学ぶ　ライフステージに沿った診療

B 学童期（小学校低学年）

6 大人に過度に近づく一方，友だちとのケンカが絶えません

診断　脱抑制型対人交流症の疑い／注意欠如多動症（ADHD）

解説　3部 C-7（214p）・C-8（218p），4部 10（280p）

プライマリ診療
ここがポイント

→ 問題行動がある場合，本人の発達特性評価以外にも家族背景などをみてなぜその行動に至っているか慎重に判断する必要性がある．
→ 本人や家族の様子から気になる点がある場合，継続的に診療を行う必要がある．
→ 虐待が疑われる場合，生命が危ぶまれるかどうか緊急度の判断を第一に行う．

症例　8歳・女子

初診時　両親と一緒に受診．診察室に入室はするが落ち着きなく動き回っている．人懐っこく唐突に話しかける．父親は，本人をたびたび叱りつける．母親は制止することなく疲れた表情で本人と父をみている．

主訴　些細なことで暴れる．

経過　幼稚園入園後から友だちとのケンカが絶えないということはあった．小学校入学後も学校で些細なことがあるとクラスメイトに手が出てしまうことがあり，小学校の先生からたびたび呼び出しを受けていた．学校から医療機関の受診を勧められ来院した．

1 問診内容

　本症例の受診の契機は，ケンカや他害などの衝動的な行動である．行動の具体的内容（どんな状況で暴れるのか，行動として自傷・他害や器物損壊の有無など），頻度や持続時間，現在行っている対応をきく．学校だけでなく，学童や自宅などほかの場所ではどうかも聴取する．そのほか，発達歴としてことばや運動の遅れや多動性，視線のあいづらさ，ひとり遊び，こだわりの有無なども聴取する．家族構成，親やきょうだいの既往歴などの家族歴も確認する．
　さらに本症例のように，診察室の厳しい叱責など，マルトリートメントが疑われる場合は，就寝時刻や朝食の有無など生活習慣や家庭環境も適宜確認する．

2 身体診察

　「こんにちは」「今日はいいお天気ですね」などの簡単な話しかけを行い，診察場面での本人の反応（視線があうか，こちらからの問いかけへの応答性など）や診察室での行動（椅子をくるくるしているか，気になったものに急に手を伸ばしたりしているか，親に対してどのような反応をしているかなど）を観察する．
　マルトリートメント（3部 C-8；218p）が疑われる場合は，身長体重を測定し成長

曲線を作成し，成長率の低下，やせがないかを確認することは重要である．さらに，身なりについても観察を行う．養育者の本人への態度も観察しつつ一般的な身体診察を行い，被虐待児を疑う外傷やあざの有無等を確認する．

❸ アセスメント

暴れるという行為が与えている影響を本人，家族，学校に分けて評価する．本人からの表出が難しい場合は，暴れる行為が起きた前後の状況から推量する．行動内容，頻度，持続時間，今行っている対処方法から家族，学校での困難感の程度を評価する．学校での様子をどの程度養育者が把握しているかにより養育者と学校との連携の状況も評価する．また発達歴，現病歴から神経発達症(⏱3部 A-1；100p，A-2；106p)が疑われる場合は，ADHD 評価スケール(ADHD RS)(養育者および教員向け)などの質問紙検査や親面接式自閉スペクトラム症評定尺度テキスト改訂版(PARS-TR)などの面接検査(養育者向け)を行う(⏱3部 A-4；110p)ことで，自閉スペクトラム症(ASD)や注意欠如多動症(ADHD)の発達特性を評価し，身なりや養育者の本人への態度，本人の養育者への反応(たとえば，おどおどした様子で養育者をみていないか，養育者に年齢不相応な甘え方をしていないかなど)から家庭環境および親子のアタッチメント関係についても評価を行う．本症例では，やせや身なり，診察室での様子，のちにきいた学校の先生の話から，ADHD および脱抑制型対人交流症が鑑別診断として考えられた．

❹ 専門医につなげる前にできること

本人に，受診してくれたことを労う．本人が話すことに拒否的であれば，まず養育者と話をする．養育者が本人の前で問題行動を話し続けることで本人の受診・治療への拒否がより強くなる場合があるので，可能であれば本人と分離で話をきけるとよい．発達歴や，現在行った質問紙検査や面接検査で発達特性が疑われたとしても，本人の様子や家庭背景で気になる点がみられる場合は慎重に診断をつけていく必要がある．養育者の苦労を労いつつ，より適した支援方法を考えるために本人の状況を詳細に知る必要性を伝え，学校など関連機関との連携許可をとる．学校からの情報が不十分なときは連携を積極的に行い，学校での本人・養育者の様子をききネグレクト，虐待の問題がないか確認する．

また，最初はわからなくても後日虐待の存在が明らかになることもあるので，家庭背景に気になる点がある症例では診療を継続していくことが大事である．診療を継続しているなかで本人が診察の場で話すようになることもあるため，毎回の診療のなかで可能な限り本人のみと話す時間を作れるとよい．虐待が疑われる場合は市町村の相談窓口など地域との連携が必要である．なお，重度の虐待が疑われる場合は直ちに入院施設への移送および児童相談所への通告を行う(⏱3部 C-7；214p)．

🏛 紹介の基準

虐待が疑われる場合，養育者自身にも何らかの背景があることも多く，養育者の精神科受診を促していくなど包括的なかかわりをしていく必要がある．連携先も多岐にわたるため疑われた段階で専門医紹介が望ましい．

(椎橋文子)

2部 症例から学ぶ ライフステージに沿った診療

B 学童期（小学校低学年）

7 家族以外の人がいるときに話すことができません

診 断　場面緘黙

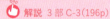 解説 3部 C-3(196p)

プライマリ診療
ここがポイント

- 家と家以外の発話の状況を確認する．
- どんなところに不安を感じやすいのかを問診や診察場面での様子から確認する．
- 家庭・学校・病院などの多方面で連携し，安心できる環境や取り組んでいる内容を共有することが大切である．

症 例　8歳・女子

初診時　母と一緒に来院．本人はとても緊張した表情で，からだはやや母のほうに向け，視線は下のほうに向けている．

主 訴　友だちや先生と話をしたいけれど，声が出ない．

経 過　乳幼児期から手がかからず，2歳前に2語文を話すようになり，妹のお世話をしたり，一緒に仲良く遊んだりする子であった．3歳で幼稚園へ入園し，友だちや先生と話すことが難しかったが，自宅ではその日に園であったことをたくさん家族に話していた．小学校へ入学後，友だちや先生とうなずきと首振りでの返答はあるが話をしない，と担任の先生から母へ連絡がきた．自宅では1日の学校での出来事などを楽しそうに母に話して教えてくれていたため，とても驚いた．学校に慣れれば話すだろうと思って待っていたが変わらず，このままずっと話せないのではないかと母が心配になり来院した．

1 問診内容

家と家以外の発話の状況を確認することで容易に診断が可能である．DMS-5-TRでは不安症群の1つに分類されており，遺伝的な不安気質を背景に，環境や体験の影響を受けて発症するものが多い．そのため，乳児の頃から見慣れない物には近づかなかったり，人見知りが激しかったりしたか，集団生活を開始してから行きしぶりがあったかなどを聴取する．半数以上に言語やコミュニケーションの問題があり，知的発達症（IDD）が約10％，自閉スペクトラム症（ASD；傾向を含む）が10～30％程度併存するため，生活能力全般の発達や特性などについての確認を行う．

診断に関係はしないが，場面緘黙の既往がある親は9～37％，きょうだい22％という報告[1]もあるため，家族の既往について聴取してもよいだろう．

2 身体診察

緘黙症状により不安でいっぱいの気持ちから何とか身を守っているが，子どもは不

安な気持ちを自分ではわからずに，頭痛や腹痛などの身体症状として感じ取っていることもある．随伴する身体症状があれば，丁寧にその症状について診察や鑑別を行い，本人が安心できるように丁寧に説明することは大切である．

3 アセスメント

a. コミュニケーション症群
児童期発症流暢症（吃音）や語音症（構音障害），社会的コミュニケーション症など，コミュニケーション症によってうまく説明される発話の障害とは区別する．場面緘黙とは異なり，これらの疾患における発話の障害は，特定の社会的状況に限定されない．

b. 神経発達症群および統合失調症やほかの精神症群
ASD，統合失調症およびほかの精神症，または重度のIDDのある人では，社会的コミュニケーション上の問題をもつことがあり，社会的状況に応じて適切に話すことができないこともある．場面緘黙の診断となるのは，その子どもがある社会的状況（例：典型的には家）では確立された話す能力を有する場合のみである．

c. 社交不安症（社交恐怖）
社交不安症における社交不安や社交回避に場面緘黙が併存することがある．その場合，両方の診断が下されることがある．

4 専門医につなげる前にできること

まず，場面緘黙かどうかの判断について本人・親への説明を行う．子育てが原因ではないかと不安に思う親も多いだろうから，そうではないことを伝える．

適切な環境調整は大事である．通級指導教室の利用，情緒障害学級や特別支援学校への転籍，転校が有効な場合も多い．また，場面緘黙のある子どもは新しい環境に慣れるのに時間がかかり負担になりやすいため，入園・入学や新学年になる前に，場所や人になるべく子どもが慣れるように園や学校の先生と事前に相談を行う．休み期間に，本人と親で誰もいない学校を訪問したり，慣れてきたら先生と一緒に過ごしてみたりするのもよいだろう．こういった段階的なステップを決める際，本人と相談しながら家族でステップ表（不安階層表）を作成してみることを提案してみるとよい．どういった場面のほうがより緊張するか，作っていくなかで発見もある．また，親子でできるリラクセーション法は，ステップを上げていくためのコツとして積極的に取り入れてみるよう促す．

心理教育資料として，「かんもくネット」(https://www.kanmoku.org/)は活用しやすい．

🏛 紹介の基準

会話以外でも多くの場面や対象に対して不安が強い，会話場面を回避してしまい学校などの社会参加に支障をきたしている，多方面の機関と協力しながら進めても1～2年以上状況があまり変わらない場合には専門医への受診を勧める．

📖 文献
1) 久田信行, 他：場面緘黙（選択性緘黙）の多様性－その臨床と教育－. 不安症研究 2016；8：32-45

（森下菖子）

2部 症例から学ぶ ライフステージに沿った診療
B 学童期(小学校低学年)

8 嘔吐を契機に食べられなくなりました

診断　回避・制限性食物摂取症(ARFID)

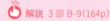 解説 3部 B-9(164p)

プライマリ診療 ここがポイント
- 全身状態，脱水，低血糖，体重減少速度を評価し，緊急性の有無を判断する．
- 患者・家族と信頼関係の構築に努める
- 疾病教育と並行して再栄養を進める．

症例　8歳・女子，身長125 cm，体重20 kg

初診時　両親は心配そうにしている．本人も不安な表情を浮かべている．

主訴　体重減少．

経過　幼少期より，胃腸炎にかかると「嘔吐するのがこわい」といって，1〜2週間程度摂食量が減少することが何度かあった．1か月前，給食で肉が喉につかえ嘔吐したことをきっかけに固形物を摂れなくなった．1か月以上経過した現在も経口摂取不良が続いており，特定のスープやジュースを少量しか摂取できない．体重はこの1か月で3 kg減少し，心配になった両親に連れられて来院した．

❶ 問診内容

　問診し，信頼関係を作り，診断し，疾病教育を行い，治療を軌道に乗せる．プライマリ診療の限られた時間のなかでこれらをうまく乗り切るためのポイントは，「優先順位」と「分割作業」である．問診に関しては，生育歴や生活環境など重要な項目はたくさんあるが，なにより優先されることは重症度と緊急性の評価に必要となる病前体重，体重の推移，現在の食事摂取量，飲水量等であろう．鑑別診断に大切なやせ願望や体重増加への恐怖，基本的な問診項目である既往歴や生育歴，家族関係などの聴取は，緊急性が高くないと判断したあとに行えばよい．一度にまとまった時間が取れない場合は，短い間隔でフォローし，2回目，3回目以降に分けて病歴を確認するのも1つの方法だろう．

❷ 身体診察

　前述と同様に大切なことは重症度と緊急性の評価である．身長・体重計測，バイタルサインの確認と，低血糖症状や脱水所見の観察も含めた身体診察を行う．低体温，低血圧，徐脈，末梢冷感，皮膚乾燥などを確認し，これらを認めた場合は，身体的に危機的なサインであり，早急に治療が必要であることを本人・親に伝える．

❸ アセスメント

問診で得られた情報をもとに，標準体重比（⏱3部 B-8；表1；159p）と体重減少速度を求める．血液検査（肝機能障害，低血糖，電解質，脱水所見など），心電図（QTc延長）などの検査所見とあわせて，重症度と緊急性を評価する．評価の詳細は神経性やせ症（AN）の項（⏱3部 B-8；157p）を参照されたい．また，成長曲線を作成することで，摂食症の潜性の経過や成長障害を評価することが可能となる．本症例のように幼少期から摂食不良のエピソードを繰り返している場合，本来の成長曲線からの長期的な乖離を認めることがある．

やせを認める摂食症である，回避・制限性食物摂取症（ARFID）と AN との鑑別のため，栄養摂取制限，体重増加の恐怖やボディイメージの歪みの有無を確認する．当初はARFIDと診断した場合も，のちにこれらの精神病理が出現し ARFID から AN に病型移行する可能性や，当初はこれらの精神病理を否認したがのちに明らかとなり，診断が変更となる可能性は念頭におく．器質的疾患の鑑別については，ARFIDの解説の項（⏱3部 B-9；164p）を参照されたい．

❹ 専門医につなげる前にできること

本人と養育者は受診までに紆余曲折を経ていることが多い．医療機関に継続してつながり，治療が継続されるためにも，初診までの苦労や苦痛に寄り添い受診してくれたことを労うことは大切である．初診時に可能な範囲で得られた病歴と各種所見から，暫定的な診断として ARFID が妥当であることを説明し，水分と栄養を上手に摂ることが何よりも必要であることを説明する．その際は，食事内容よりも栄養量が大切であることを説明し，脱水にならず体重を維持できるだけの水分と栄養を摂ることを当初の目標とし，その後漸増する．固形物が摂れない場合は，栄養剤の使用を検討する．

摂れる食物を広げていく過程では，段階的にチャレンジ（曝露）することを目的とし，その過程をみえる化・構造化した食事階層表を使用することも有用である．表は，現在も不安は少なく摂取可能なものから，もともとある偏食などのために食べていなかったものまでを5段階程度に記入した簡易なもので，養育者と本人と一緒に相談して作成する．ARFIDは背景に強い不安や恐怖があるため，本人が安心して生活できる方法を一緒に探していくことも有用であり，趣味の時間を増やしたり，学校や家庭の環境を見直すことも一助となる．

🏥 紹介の基準

標準体重比の著しい低下，急激な体重減少，症候性低血糖や高度脱水，電解質異常等を認める場合は，可及的速やかに二次医療機関へ紹介することが望ましい．治療が長期化する場合や，発達特性が強く複合的なアプローチが必要と考えられる場合，自傷・他害の増悪，強い抑うつなどの精神症状がある場合は，紹介先として精神科も考慮する．

（林　佳奈子）

2部 症例から学ぶ ライフステージに沿った診療

B 学童期（小学校低学年）

9 おなかが痛くて遅刻がちです．勉強も遅れてきました

診断　過敏性腸症候群（IBS）

解説　3部 A-1（100p）・B-1（134p）・B-13（181p）・D-1（230p）

プライマリ診療
ここがポイント

- 炎症性腸疾患（IBD），内分泌疾患など器質的疾患の鑑別診断が重要である．
- 身体症状の管理とともに，心理社会的要因の評価を行う．
- 症状がありながらでも安心して過ごせる環境調整を目指す．

症例　9歳・男子

初診時　本人は「学校行く前におなかが痛くなる．早く早くっていわれるともっと痛くなる」「お休みの日は平気．何でだろう？」といっている．母は「本当におなかは痛そうで悪い病気かも心配ですけど，休みの日はケロッとしているので，気のもちようなのかなとも思ってしまって」「ただでさえ勉強についていけていない感じなのに，遅刻するとますます遅れてしまわないかも心配です」と話す．

主訴　学校のある日はおなかが痛くなり，学習も遅れがち．

経過　3年生のときに胃腸炎で数日休んだあとから登校前に"おなかが痛い"と訴えトイレに20分程度時間がかかるようになり，遅刻することも多くなった．

1 問診内容

身体症状がどのような場面で出やすいか，または落ち着くかを聴取する．症状出現時にどのような対処行動を取っているかの確認も重要である．ひたすら耐える，というような対処行動をしている場合は，次第にその状況自体を回避するようになり，社会活動が阻害されていることが多い．本人・親がイベントと症状の結びつきをどのように理解しているかも確認する．本人が「学校に行くときにはおなかが痛くなる」と自覚していることで，ますますそのタイミングでストレスがかかり，症状が出やすくなるということもある．

心理社会的要因の評価としては，症状そのものに関連するエピソード（授業中にトイレにいくことを禁じられている，クラスメイトの前で排泄の失敗体験があるなど）と，症状の背景としての発達特性の有無について，2つの側面から問診が必要である．

2 身体診察

成長曲線を記入し成長率の低下がないか，体重減少がみられないかを確認する．診察では便塊貯留の有無，腸蠕動の状態，便秘があれば肛門に痔核・肛門裂があるかも確認する．

③ アセスメント

本症例は，過敏性腸症候群(IBS)の Rome Ⅳ基準および機能性消化管疾患診療ガイドライン2020－過敏性腸症候群(IBS)(改訂第2版)[1]に従い IBS と診断した(🔴 3部 B-13；181p)．

鑑別診断として IBD が重要である．甲状腺機能を含めた一般採血を行い，電解質異常や炎症反応の有無を確認する．炎症反応はごく軽度であっても，陰性化しない場合には炎症の主座を確認することが必要である．腹部 X 線で便貯留や腸管のガス分布を確認する．内視鏡検査は必須ではないが症状に応じて検討する．

また同時に心身相関について検討し，心身症としての側面の評価を行う．背景に発達特性がある場合にはその傾向がより強くなりやすく，学校などの集団生活・学習のなかでの困難感も生まれやすい．学習や集団内での困難感についても評価する．

④ 専門医につなげる前にできること

症状がストレスと関連が深く心身相関が認められるときは，腹痛や下痢など身体症状は気のせいや，やる気の問題ではないことを伝える．そのうえで，腹痛や排便コントロールがつかない状況への不安や困難感を肯定し，対処を一緒に考えていくことを説明する．本人の困り感を腹痛・便性状・排便のタイミングに分けて対処を考える．排泄に関する不安を抱え，それが理解されない・がまんするしかないとなると，そのこと自体がさらなるストレスとなり，心理社会的側面からの悪化をみることもある．

"学校で排便する""授業中にトイレに行くことの許可を取る"ことは大人の想像以上にハードルが高いことであり，先生を含めて病態についての理解を得ることが非常に重要になる．学習や集団行動が本人にとって負担になっている場合には，その要因についての環境調整も重要となるため，学校連携は欠かせない．

薬物療法としては，プロバイオティクスが最も安全で有効性のエビデンスが高い．腹痛の軽減に抗コリン薬を提案することもある．薬物療法による症状緩和も大切であるが，まず，病態の説明を家族と本人にわかりやすく行い，心身相関への理解を進めることが重要である．

🏛 紹介の基準

IBD や内分泌疾患に対する精査を要する場合には二次医療機関へ紹介し，内視鏡を含めた検査の適否について判断を仰ぐ．不安症，抑うつ状態，摂食症(神経性やせ症，回避制限性食物摂取症)などの併存が疑われるときは専門医へ紹介する．

文献

1) 日本消化器病学会(編)：機能性消化管疾患診療ガイドライン2020－過敏性腸症候群(IBS)(改訂第2版)．南江堂，2020

(松島奈穂)

2部 症例から学ぶ ライフステージに沿った診療

B 学童期（小学校低学年）

10 爪噛みがやめられません

診断 皮膚むしり症（爪噛み）／向身体性反復行動症*
* : DSM-5-TR・ICD-11 の邦訳

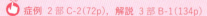

症例 2部 C-2(72p), 解説 3部 B-1(134p)

プライマリ診療 ここがポイント

- ➡爪噛みや皮膚むしり（唇など）などの習癖は日常診療でよく遭遇する訴えである．
- ➡これらの程度が著しく身体的・精神的苦痛を引き起こす場合は，向身体性反復行動症として治療の対象となる．
- ➡応用行動分析を利用した丁寧な問診は，病態を把握するうえで有用である．

症例 9歳・女子

初診時 医師が手指をみせるよう促すと，とまどいながらもみせてくれる．手指の爪の長さはそろわず，全体的に深爪で，一部発赤・腫脹や血痂を認める．

主訴 爪噛み，皮膚むしり．

経過 幼少期から手指の爪をよく噛んでいた．注意してもなかなかやめられず，常に深爪であった．最近，同級生に指摘されたことを契機に人目を気にするようになり，やめようと自分で意識するようにはなったが，イライラすると皮膚をむしったり，噛んでしまうことを繰り返している．治したいという強い意思をもって，母と一緒に来院した．

1 問診内容

爪噛みなどの治したい行動について考える場合，応用行動分析の手法を用いて，先行刺激，行動，結果に分けて整理するとよい．「いつ・どこで・どのような状況で爪噛みが起こりやすいのか（先行刺激）」「どの指の爪を・どのように噛むことが多いか（行動）」「それを行うとどのような気分になるのか・誰がどのようにかかわるのか（結果）」を確認する．これにより環境調整やかかわり方のポイントを整理することができる．さらに習癖は抑うつや不安などの精神症状と関連するため確認する．

生育歴，家族歴，家族関係，登校状況などの問診も重要である．限られた診察時間内で効率的に情報収集を行うために，発達やこころの問題に関する訴えがある場合に使用する初診時問診票（**付録**；285p）を使用することもよいだろう．

2 身体診察

本症例のように，からかいの対象となった手指を他人にみせることは勇気のいる行為であり，診察の際には「辛いと思うが，あなたを守るため，あなたの辛さを共有させてほしい」などと本人の心情に配慮した声かけを行う．手指の爪の状態，出血，感染徴候の有無はもちろんのこと，他項と同様一般的な全身の身体診察を行う．

3 アセスメント

　向身体性反復行動症は，身体的・精神的苦痛を引き起こすほどにまで繰り返される，自身のからだの一部を標的とした行動と定義される[1]．そのため爪噛みや皮膚むしりが，習癖か治療の対象となる疾患かを区別するポイントは，その行動の頻度，強度，身体的・精神的苦痛の程度である．本症例は，皮膚むしり症，向身体性反復行動症と診断した．なお，DSM-5では身体集中反復行動症という用語が用いられていたが，DSM-5-TRやICD-11では向身体性反復行動症と改められた．

　発達特性の評価や併存疾患の検索を目的とした質問紙検査や面接検査，ウェクスラー児童用知能検査(WISC)-Ⅴなどの知能検査も有用である（⏱3部A-4；110p）．

4 専門医につなげる前にできること

　問診で得られた情報をもとに，爪噛みが行われる病態を整理し，本人と養育者に説明する．たとえば，「漢字学習などでイライラすると爪を噛みたくなる．噛むとイライラは軽減されすっきりする．短く凸凹になった爪をみて，罪悪感と後悔の念で落ち込む．時には出血や化膿で痛みが続くこともある．もう噛まないと決意をしてもまた噛んでしまう」というサイクルであれば，それを図示して共有すると本人も理解しやすいだろう．

　爪を短く綺麗に切りそろえる，お気に入りのシールを貼るなど，爪噛みにアクセスしづらい状況を作ることは，一般外来でも導入がしやすい．爪噛みは小学校高学年でピークを迎え，その後徐々に減少することが知られている[2]が，それを知ることで本人や養育者の不安軽減につながり，爪噛みが減ることもある．

　より特異的な介入として，家族療法，セルフモニタリング，ハビットリバーサルトレーニング(HRT)，薬物療法などがある[3]．セルフモニタリングとは，いつ・どこで・何をしているときに爪噛みをしたか，爪噛みの直前の状況などを記録する方法で，これにより爪噛みが生じるパターンを把握し対応することができる．HRTは，爪噛みをしたくなる衝動をキャッチし，拮抗する動作を行うといった心理療法である（⏱4部5；264p）．これらは資料を準備しておけば一般診療でも実施することは可能だろう．ただし，いずれの方法をもってしても短期間で症状が軽快するとは限らず，症状と上手に付き合いながら精神面や身体面の課題と向き合っていく姿勢が大切である．そのことを本人や養育者とも治療開始前に共有しておく．

🏛 紹介の基準

　前述の対応で改善しない症例や，強い抑うつや不安などの精神症状を認める場合は，専門医に紹介を検討することが望ましい．

📎 文献

1) 米国精神医学会(原著), 髙橋三郎, 他(監訳)：強迫症及び関連症，他の特定される．DSM-5-TR™精神疾患の診断・統計マニュアル．医学書院；283-284
2) 宮脇　大, 他：習癖異常の予後．こころの科学 2003；130：29-33
3) 浦谷光裕, 他：習癖異常, 神経症性習癖．小児内科 2022；54：763-766

（林　佳奈子）

2部 症例から学ぶ ライフステージに沿った診療

B 学童期（小学校低学年）

11 耐えられないほどの頭痛，何とかしてあげたいです

診断　片頭痛

解説 3部 B-1(134p)

プライマリ診療 ここがポイント

→ 子どもは痛みの言語化が難しく，非典型的な症状も多いため診断に苦慮することが多い．質問紙や頭痛ダイアリーを補助的に使用し診断につなげていく．
→ 緊急性のある疾患を見逃さないように，画像検査を含め，二次性頭痛の除外を行う．
→ 頭痛をなくすことではなく，内服薬を上手に使いながら日常生活を送れることを目標とする．そのためには家族，学校，病院との連携や環境調整が必要である．

症例 9歳・女子

初診時 父母とともにうつむきながら入室．顔色が悪く，横になりたいと訴える．

主訴 頭痛，吐き気．

経過 生来健康．半年前から頭痛が出現し，市販の鎮痛薬を内服していた．最近は頭痛の頻度が増え，吐き気も伴ってきた．学校で頭痛が起きたときは周囲の声や教室の蛍光灯を嫌がり保健室を暗くして寝ていたが，耐えられず早退することも増えた．母は中学生のときに片頭痛と診断されており，本人も同じではないかと考えている．父は具合の悪そうな本人をみて不安が募ったため，家族で受診した．

1 問診内容

一般的な問診（出生歴，発達歴，家族歴，既往歴）に加え，片頭痛の家族歴，生活習慣（睡眠，食事，運動習慣，デジタルデバイスの使用など），登校状況をたずねる．頭痛の発症部位，痛みの性状，頻度，持続時間，前兆，悪化因子，随伴症状を問診する．女子は月経に関連があるかを確認する（月経時片頭痛）．内服を開始している場合は種類，効果，使用頻度を確認する．年少児は痛みの言語化が難しい場合も多く，わかりやすいことばでたずねることや，視覚的アナログスケール（VAS），フェイススケールを利用することも有用である．また，不安や抑うつの有無を「心配で眠れない日はあるか」「食事を美味しく食べられているか」「趣味を楽しめないときはあるか」など平易なことばでたずねる．

2 身体診察

二次性頭痛との鑑別を念頭において診察を進める．身長・体重を測定し，痛みや抑うつ，脳腫瘍などによる体重減少がないか確認する．バイタルサイン測定では高血圧の

有無を確認し，緊急性がある場合は専門医に紹介する．一般的な身体診察に加えて髄膜刺激症状の確認，神経診察，前額部や頬部に叩打痛，圧痛がないか触診する（副鼻腔炎）．

❸ アセスメント

頭痛は原因となる疾患が特定されている二次性頭痛とされていない一次性頭痛に分類され，二次性頭痛のなかには髄膜炎，腫瘍などの早急に診断，治療を行うべき疾患があるため，可能な範囲で血液検査，頭部 CT，MRI，MRA を施行しスクリーニングを行う．二次性頭痛が除外された場合，片頭痛，緊張型頭痛などの一次性頭痛として診察を進めていく．

小児の片頭痛は主にこめかみ付近が発作性，拍動性に激しく痛むことが特徴であり，光過敏や音過敏を伴う．成人に比べて持続時間が短く，消化器症状を伴いやすく，両側に起こることも多いといわれている．また，年少児では言語化が難しく，痛みを「変な感じ」「気持ち悪い」と表現したり，「拍動性」を表すことも「チクチク」「ズキズキ」など様々である．子どものことばに注意深く耳を傾けながら診断を進め，頭痛ダイアリー，pedMIDAS（質問紙）などを併用して頭痛が生活にどの程度影響を与えているかを判断していく．

❹ 専門医につなげる前にできること

本症例は，典型的な病歴，母の家族歴，頭部 MRI で異常を認めないことから片頭痛と診断した．片頭痛と診断した場合，薬剤調整と同時に生活習慣の是正，環境調整を行う．内服は症状出現時の鎮痛薬〔アセトアミノフェン，非ステロイド性抗炎症薬（NSAIDs），トリプタン，エルゴタミン，制吐薬など〕，と予防薬（β遮断薬，抗てんかん薬，抗うつ薬など）に分かれる．

鎮痛薬は症状出現早期に内服するが，片頭痛以外の頭痛に対しての効果は得られにくいため，自身で片頭痛とそれ以外の頭痛がわかるようになるとよい．慣れるまでは頭痛ダイアリーを用いたり，家族や医師とともに症状を確認するなどのサポートが必要である．また，寝不足，ストレス，空腹などの誘因をなるべく取り除くよう，睡眠表などを用いて生活習慣の是正を行う．頭痛が長期にわたると，痛みに対する恐怖や不安から睡眠障害，登校困難，抑うつなどを二次的に引き起こし，痛みがさらに増加する悪循環に陥る．そのため，年齢に応じたことばで疾病教育や内服薬の説明を行い，正しい知識を得られるように補助する．内服薬を上手に使いながら症状を早期に緩和させ，家族，学校と連携して意欲的に日常生活を送ることができるようにサポートしていくことを本人にも伝え，小さなことでもできたことを評価する．

養育者は本人の頭痛の訴えを受け止めつつ辛さを傾聴するが，過剰な心配は本人の不安を余計に強くするため，訴えに巻き込まれ過ぎないことも必要である．

🩸 紹介の基準

慢性連日性頭痛へ移行した場合や内服によるコントロールが困難な場合，二次的な抑うつなどの程度が強いときは専門医への紹介を検討すべきである．

（春日晃子）

2部 症例から学ぶ ライフステージに沿った診療

B 学童期（小学校低学年）

12 おねしょを気にして宿泊学習に行きたがりません

診断 夜尿症（一次性）

 症例 2部 A-11(42p)・A-12(44p), 解説 3部 B-1(134p)

ここがポイント
- 夜尿症の鑑別には病歴聴取が重要である．
- 家族の受け入れのサポート，疾患教育，生活指導から治療を進める．
- 夜尿症は心理社会的要因や発達特性の関与もあり，要因にあわせて介入を考える．

症例 9歳・男子

初診時 母と来院．コミュニケーションはよいが，椅子でくるくる回る，足はぶらぶらと絶えず動き，落ち着きはない．

主訴 幼少期から夜尿がなくならない．

経過 生来健康．幼少期から夜尿が続き，現在も週に3回程度の夜尿を認める．排便は週に1回で硬便であり，学校では排便したくないというこだわりがある．寝つきは悪いが，朝までぐっすり寝て多量の夜尿がある．来年度に学校行事で宿泊学習があるが，夜尿を理由に本人が参加を強く拒否している．両親が不安を感じて来院した．

---

1 問診内容

夜尿症では病歴聴取が重要である．夜尿回数，一次性か二次性か，単一症候性か，非単一症候性（下部尿路症状の併存）かの聴取は必須である．下部尿路症状は昼間尿失禁，尿意切迫感，排尿時痛が含まれ，質問紙ではDVSS日本語改訂版を用いるとよい[1]．一次性では家族歴があるものが多い．既往歴では鼻炎，扁桃肥大など睡眠障害と関連する疾患に注意する．便秘症の有無，生活リズム（睡眠，夕食の時間，その後の飲水状況），二次性の場合は心理的要因も念頭におく．神経発達症併存では夜尿が難治や非単一症候性であることも多く，集団での適応（多動，対人関係），こだわりや感覚過敏のエピソードを聴取できるとよい．トイレへの恐怖心が関連することもある．

2 身体診察

一次性かつ単一症候性では身体所見に異常はないが，器質的疾患を念頭におき，以下の診察を行う．腎疾患では成長障害や高血圧を認めるため，バイタルサインの測定と成長曲線の作成を行う．便秘症は腹部診察での便塊貯留，肛門裂傷の有無を確認する．非単一症候性が強く疑われる場合は，腰背部の毛巣洞の有無（神経管閉鎖不全），尿道開口部の異常（異所性尿管）を確認する．

③ アセスメント

簡易的な検査としては，尿の定性検査は全例で実施してもよい．

突然発症した二次性かつ非単一症候性は基礎疾患の鑑別も念頭におく．鑑別診断にはネフローゼ症候群や Gitelman 症候群，Bartter 症候群，先天性腎尿路異常(congenital anomalies of the kidney and urinary tract：CAKUT)などの腎疾患，中枢性尿崩症や下垂体腫瘍などの内分泌疾患，糖尿病，膀胱炎などの感染症を始めとして様々な疾患がある．基礎疾患が疑われる場合は血液検査や排尿機能検査，画像検査等が必要である．

④ 専門医につなげる前にできること

本症例は，便秘の合併がある一次性夜尿であり，こだわりや多動，入眠のしにくさは背景に神経発達症特性がうかがえる．また夜尿を理由に宿泊学習への拒否があることから，家族のみならず本人も現状に困っている可能性を考える．

対応は，初めに夜尿症の概要を説明し，安心感を提供する．具体的には，本人や家族のかかわりは夜尿症の原因ではないこと，治療によってよくなることが多いことを伝える．治療としては規則正しい生活が大切であり，非薬物療法，薬物療法があることを説明する．

次に睡眠と便秘について介入する．生活記録表(**4 部 3；図 1**；258p，**付録**；285p)，排泄日誌を用いると状況が把握しやすい．睡眠閾値を改善することで夜尿の改善が期待されるため睡眠衛生指導を行ったうえで，発達特性をもつ子どもにはメラトニン製剤も有効である．便秘に関しては食事指導(食物繊維，水分の摂取)を行うが，夜の水分摂取は夜尿の増悪につながるため時間帯には気をつける．適切な排便が得られるようになるまで適宜浣腸実施と緩下剤内服を行う．夕食後の口渇感ががまんできないときには一口大の氷を口に含んでもよい．その後の治療としてアラーム療法と薬物療法を考えていく．

親の対応では，日々の夜尿に一喜一憂せず，治療に必要な行動を行えたことに目を向けて子どもを鼓舞するかかわりをお願いする．発達特性を有する場合は治療抵抗性を認めることもまれではないため治療完了は少し長いスパンで考えると親も医師も焦らないかもしれない．治療完了という長期的な目標に向けて，達成可能な短期的目標を本人と親に考えてもらう．本人が自分で決めた目標を達成して親や医師に認められる経験は治療のモチベーションを保つことに有用だろう．

紹介の基準

二次性や非単一症候性で基礎疾患の可能性がある場合は精査可能な医療機関への紹介を検討する．病歴や行動観察から神経発達症併存が疑われ，家族もその評価や介入を希望する場合は専門医を紹介する．

文献

1) 日本夜尿症学会(編)：夜尿症診療ガイドライン 2021．診断と治療社，2021

(深谷悠太)

2部 症例から学ぶ ライフステージに沿った診療
C 思春期（小学校高学年～中学生）

1 ゲームばかりしていて，やめさせようとすると暴れます

診断 注意欠如多動症(ADHD)／ゲーム行動症(GD)

解説 3部 A-1(100p)・A-2(106p)・A-3(108p)・C-5(206p)，4部 4(261p)

プライマリ診療 ここがポイント

- ゲーム依存の状態になっているか，養育者や本人の主観的意見ではなく生活リズムなどを具体的に問診し客観的な判断を行う．
- 暴れてしまうことなどを糸口として本人の困り感を引き出し治療につなげる．
- 併存症として神経発達症や精神疾患がみられることがあるため，発達・生育歴やゲームに関連しない行動へも注意を払う．

症例 10歳・男子

初診時 母と一緒に受診．母とはほとんどことばをかわさず，仏頂面で下を向いている．

主訴 ゲームがやめられない．

経過 幼少時より落ち着きのなさは認めていた．幼稚園では外遊びの時間が終わっても1人だけ次の行動に移るのに時間がかかると指摘を受けていた．小学校入学後ゲームをする時間が長くなり親がやめるようにいうと最近は暴れるようになった．また親のお金も勝手に使うようになり来院した．

1 問診内容

　暴れるなど困った行動の具体的内容や前後の状況，頻度，持続時間，ゲームへの依存の程度を知るため，ゲーム使用による生活リズム，食事回数，学校生活の変化，ゲーム時間の推移，ゲーム以外への興味，現在のゲーム行動に対する本人の認識も聴取する．
　併存症としての発達特性を知るために発達歴，幼稚園や小学校の先生からの指摘や友人トラブルの有無など含めた生育歴も聴取できるとよい．家族構成，親やきょうだいの既往歴，きょうだいに本人と同じような状況があるかなども聴取し家族歴や家庭環境も確認する．

2 身体診察

　まずは身長・体重を測定し，やせや肥満傾向がないか確認する．一般的な身体診察に加えて，抑うつの程度やゲームの生活面への影響を確認するために身なりから整容面の状態を把握する．普段の生活に関する聞き取りなどを行い診察場面での本人の反応（視線があうのか，こちらからの問いかけへの応答性など）や診察室での行動（落ち着きは年齢相当にあるか，親に対してどのような反応をしているかなど）を観察する．また，養育者の本人への接し方を観察することで養育者の疲労感の程度を観察する．

❸ アセスメント

💡ゲームに関連して確認すべき内容
- ゲームのコントロールができているか．
- 他の何よりもゲームを優先してしまうか．
- ゲームに関連した問題が生じているのにゲームを続けてしまうか．
- ゲームの問題が家族関係や学校生活などの社会生活に重大な影響を与えているか．
- ゲームに関連した問題は1年以上続いているか．

　これらの項目に関しては，養育者と本人の意見のみだと正確な判断ができないため，生活リズムや登校状況，ゲームを始めたことでの生活の変化（たとえば，習い事をやめたか，外出の機会は減ったか）などの具体的事実を問診し客観的に評価していく．
　神経発達症（⏱3部 A-1；100p，A-2；106p）が疑われる場合は，ADHD評価スケール（ADHD-RS；養育者および教員）などの質問紙検査や親面接式自閉スペクトラム症評定尺度テキスト改訂版（PARS-TR）などの面接検査（養育者）を行うことで（⏱3部 A-4；112p），自閉スペクトラム症（ASD）や注意欠如多動症（ADHD）の発達特性を評価することも重要である．抑うつや不安の存在が考えられる場合，バールソン児童用抑うつ性尺度（DSRS-C）やスペンス児童用不安尺度（SCAS）などの質問紙（⏱3部 B-4；146p）を用いて評価を行うことも検討する．養育者の本人への態度，本人の養育者への反応もみることで家庭環境および親子のアタッチメント関係についても評価を行う．

❹ 専門医につなげる前にできること

　本人と家族に受診してくれたことを労い，良好な関係を築くことが診療の第一歩である．本人から困り感が表出されないようであれば，現在の状況（たとえば不登校や遅刻が多いなど）に関し主観を交えず具体的に伝えていき，その状況に対する本人の気持ちをきいて，困り感を共有する．現在の状況に困り感が表出されない場合であっても，家族との衝突が多いことや暴れてしまうことには困り感を表出することが多いため，本人の立場に寄り添いながら話がきけるとよい．
　本人の困り感を解消して行くためにもゲームとうまく付き合う必要があることを医療者，本人，養育者間で共有する．ADHD特性が背景に認められる場合には，切り替え困難な面や衝動性を抑えるのが苦手である面がゲームに関する問題行動に影響していることを伝え，可能な場合はゲーム以外での困り感も引き出しつつ，発達特性へのアプローチが治療上重要であることを伝える．養育者の苦労も労いつつ，子どもへの年齢に応じた接し方を促していく．本人を交えて，ゲームとうまく付き合うためにはどうしたらよいか対策を考える（⏱3部 C-5；206p）．

🏛 紹介の基準

　問題共有をしたうえで対策を考えても改善がみられない場合，暴れるなどの行動が激しく緊急性がある場合も専門医紹介を検討する．

（椎橋文子）

2部 症例から学ぶ ライフステージに沿った診療
C 思春期（小学校高学年〜中学生）

2 髪の毛を抜くのが止められず，登校をしぶっています

診断 抜毛症／向身体性反復行動症＊／注意欠如多動症／不安症
＊：DSM-5-TR・ICD-11の邦訳

症例 2部 B-10(64p)，解説 3部 C-3(196p)

プライマリ診療 ここがポイント
- 抜毛は幼児期，思春期の子どもに多くみられる．
- 抜毛行為は，強迫的に行われるものと，無自覚に行われるものがある．
- 抜毛行為を止めることができない子どもは，自責の念からこころを閉ざしやすい．
- 家族には病状の責任を本人の意思に任せず，病状の理解・支持的対応を促す．

症例 11歳・女子

初診時 帽子を被って入室し下をうつ向いている．母が付き添う．

主訴 頭髪を抜くのがやめられない，登校しぶりがある．

経過 幼稚園年長時に円形脱毛が疑われた．自然に治ったので特に相談はしなかった．小学4年生になって，今まで仲良かった友だちが別の仲間に加わり教室で孤立した．その頃から，食事量が減る，夜寝つきが悪い，笑顔が減る，などが認められた．小学5年生1学期，母は，枕元に多量の毛髪が毎日落ちていることに気づく．確かめると，頭頂部に直径3cmの毛髪のない部位があった．母は，抜毛と考え，子どもに抜かないように強く注意したが，さらに抜毛部位が広がり帽子で隠すことにした．本人は，抜毛をやめたい，との思いがあり受診した．

1 問診内容

診察時，本人への声かけは慎重に行う必要がある．本人が自覚しているかいないかにかかわらず，不安と緊張状態にあるからだ．最初は，母から，生育歴，家族歴，学校や家庭生活を淡々と問診する．本人が診察室にいることに慣れたら，家庭や学校で好きな遊び，好きな科目，習い事，など本人が答えやすい，できるだけポジティブな回答を得られる質問をするのがよい．いきなり，学校は辛い，友だちとうまく付き合えない，などいわせる必要はない．問診の最後に，抜毛部位にふれてよさそうであればきいてみる．抜毛は，意識して抜いているのか，無意識に行っているのか．抜毛行為のトリガーがあるのか．抜いた髪の毛を食べてしまうことはあるか．以上を確かめつつ，背景に不安や抑うつなどの精神症状，神経発達症などの関連を整理し次の評価につなげる．

2 身体診察

一般的な内科診察のほか，爪や指先の状態（皮膚むしりや爪噛みを併存していることがある）を診て，抜毛部位の診察では，毛根の有無（脱毛症との鑑別），皮膚炎，外傷な

どを確認する．

3 アセスメント

抜毛症は，DSM-5-TR，ICD-11 ともに強迫症（OCD）および関連症候群のなかに分類される．繰り返し体毛を抜く，抜毛行為による有意な体毛の喪失，抜毛をやめようと試みるが失敗する，体毛を抜くことで日常生活に機能的障害がある，など共通した基準がある．ICD-11 では，OCD＞向身体性反復行動症＞その下位診断に位置付けられている（2部 B-10；64p，3部 C-3；196p）．心理検査（不安，抑うつ），神経発達症〔自閉スペクトラム症（ASD），注意欠如多動症（ADHD）等〕に関する検査も必要に応じて行う．鑑別として，常同運動症（やめようとする様子がなく自我親和的），皮膚疾患，醜形恐怖症による外見改善のための抜毛がある．

本症例は，診察や心理検査・発達検査の結果，知的な遅れはないが対人コミュニケーションの苦手さ，軽度の多動性・衝動性，注意集中維持の苦手さ，不安感の高さ，を認めた．臨床診断は，抜毛症，ADHD，二次的な精神症状（不安症）とした．

4 専門医につなげる前にできること

本人は抜毛行為を繰り返しやめたくてもやめられない，辛いけれど誰にも相談できない，と話してくれた．気持ちを表現できたことに意味があると伝え，今後も話をきき続けることを約束した．家族に対しては，抜毛行為の責任を子どもの意思に任せず，家族も（学校でも）病状を理解し支持的対応ができるように努めてもらった．抜毛自体を減らそうとするよりも，まず，学校や家庭の環境調整を優先した．本人は家族に注意されても抜毛を止められない自分を責め（自己肯定感の低下），学校では周囲の目を気にして帽子で頭部を隠し友だちとの交流もできずにいた．本人の辛さを共有しつつ，抜毛症への理解を深めるために本人・家族へ説明することが重要である．抜毛行為は本人の意識下で強迫的に行う「focused」と自覚のない「automatic」がある．「focused」では，不安やネガティブな感情を調節する目的で行われ，行動直前の衝動の高まりと行動後の快感，開放感を味わいやすく「チック症」の前駆衝動に似ている．気持ちを表現することの苦手さ，身体感覚を感じ表現することの苦手さも関連する．抜毛行為は，幼児期と思春期に多く，抜毛部位は頭頂部が最も多い．眉毛，睫毛を抜くこともある．その他の向身体性反復行動症（皮膚むしり症など）の併存が 80％以上にある．抜いた毛髪を口内で噛みちぎる，食べるなどの口腔関連行動が約半数にある．長期間食毛すると毛髪胃石となり腸閉塞を発症し手術することもあり，本例の抜毛の経過は長かった．併存する不安症の治療を重視し心理療法と薬物療法〔選択的セロトニン再取り込み阻害薬（SSRI）等〕を行いネガティブな感情の悪循環を断ち切ることに焦点を当てた．心理療法としては，セルフモニタリング，ハビットリバーサルトレーニング（4部 5；266p），アクセプタンス＆コミットメントセラピーがある．

🏛 紹介の基準

抜毛以外に，不登校，抑うつや不安，激しい行動化など精神疾患の併存の長期化が予測される場合は専門医への紹介を検討する．

（作田亮一）

2部 症例から学ぶ　ライフステージに沿った診療

C 思春期（小学校高学年〜中学生）

3 登校できず，ふさぎ込んでいます

診断 うつ病／不登校／自傷

解説 3部 C-2(191p)・C-6(210p)・C-9(222p)

ここがポイント
- 不登校対応は家庭や学校と連携して環境調整をしながら段階的に行う．
- 家庭での生活が安定していない場合は安定することを最優先にする．
- 希死念慮や自傷がある場合，うつ病が疑われる場合は早期に専門医に紹介する．
- 不登校の背景となる発達特性の診断介入を本人，家族が希望する場合は専門医につなげることを検討する．

症例 12歳・女子

初診時 母とともに入室．表情がなく声が小さい．

主訴 登校困難，意欲の低下，自傷．

経過 幼少期からおとなしく，神経質なタイプだった．小学校入学後，低学年は問題なく登校していた．高学年になり数人のグループで行動することが増え，初めは楽しく過ごしていたが，SNSでのトラブルをきっかけに仲間外れにされ，徐々に登校困難となった．現在登校は全くせず，外出の頻度も減り，部屋から出ることも少なくなった．食欲もなく，問いかけへの反応もにぶくなった．夏頃から手の甲や腕を爪やペンで傷つける自傷も出現し，受診した．

1 問診内容

　本人から困り感の表出がなければ現在の身体症状（頭痛，腹痛，倦怠感など），生活状況（睡眠，食事，運動習慣など）を問診する．学校についてはクラス編成，教室の雰囲気，部活動，友だち関係，成績，いじめや困っていることはないかをきき，登校の頻度，形態を確認して不登校の状態を評価する．意欲の減退，不眠，食欲不振がないか平易なことばを用いて質問し抑うつの有無を確認する．希死念慮，自傷がある場合は期間，方法，頻度，自傷前後の気分などを確認する．養育者には発達歴，生育歴，幼少期からの友だちとのかかわり方，家族歴を中心に一般的な問診を行う．現在の本人の自宅での生活状況（食事は家族ととるか，誰と会話をするかなど）も聴取し家族関係を把握する．

2 身体診察

　身体測定を行って成長曲線を作成し，成長率の低下，体重の急な増減がないかを確認する．本人の抑うつの程度や家庭環境を確認するために身なりから整容面の状態を把

握する．一般的な診察を行い，身体症状があればその部位を詳細に診察する．被虐待児を疑う外傷の有無も確認する．自傷がある場合は本人の許可を得て自傷痕を診察する．養育者と本人の会話の様子などから親子の関係性や養育者の疲労感等も観察する．

３ アセスメント

問診内容から不登校により生活リズム，外出，対人交流などの社会生活がどの程度影響を受けているか確認し，家庭内の生活が安定しているか評価する．不登校の背景に神経発達症，精神疾患，身体疾患〔甲状腺疾患，貧血，過敏性腸症候群(IBS)，頭痛，起立性調節障害(OD)など〕がある可能性を念頭におき，症状に応じて採血，画像検査を行う．

神経発達症が考えられる場合やうつ状態の評価が必要な場合は，2部 C-1；70pと同様，それぞれに沿った質問紙検査や面接検査を行う（3部 A-4；110p, B-4；144p）．

４ 専門医につなげる前にできること

Bio-Psycho-Social(BPS)モデル（3部 B-5；148p）に沿って現在の問題の整理をしつつ，身体症状の診察を継続し，家庭や学校と連携して環境調整を行う．まずは家庭内の生活の安定化を目指していく．本人の困り感として表出されなくても生活の崩れは体調不良にもつながりやすいことを伝えたうえで，登校の有無とは関係なく生活リズムを整えることの重要性を伝える．家族，医師ともに登校再開を絶対の目標とせず，大きく変わらない状態が続いても焦らずに根気強く見守る姿勢が大切である．

不登校が続くと二次的に不安，抑うつ状態になることがある．または不安，抑うつによって不登校となっている場合もある．関連して自傷や希死念慮を認めることもあるだろう．

本症例は，生来の控え目な性格に，SNSでのトラブルが加わり，不登校，抑うつ状態に至った．食欲低下や自傷も認め，上記のように，安心安全な環境を整えることが優先される．本症例のように自傷を認める場合は，希死念慮の有無は必ず確認する．認める場合は，本人が養育者に秘密にしてほしいと伝えた場合でも，相談することができたことを支持しつつ，命にかかわる懸念のある行為でありその治療には家族の理解と支援が必要である旨を本人に伝えたうえで養育者に伝える必要がある．自傷をしたことを否定せずに話を傾聴し，家族には注意深く見守るように伝え，自傷に直面した際は決して叱ったり取り乱したりしないように説明する（3部 C-9；222p）．

紹介の基準

数か月程度の観察期間のなかで登校できていない状態が続く場合や登校困難の程度が進行した場合は専門医への紹介を検討する．抑うつの程度が強く睡眠，食事に影響が出ていたり，希死念慮が切迫している場合は早期に精神科に紹介する．

(春日晃子)

2部 症例から学ぶ ライフステージに沿った診療
C 思春期（小学校高学年～中学生）

4 何をいっても食事を食べてくれません

診断 神経性やせ症摂食制限型（ANR）

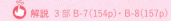
解説 3部 B-7（154p）・B-8（157p）

ここがポイント
- 初診では，重症度評価が重要であり問診内容，身体所見によって専門医への紹介が必要か判断する．
- 外来診療では，本人の困り感に沿って関係性を構築しながら再栄養を進めていく．
- 摂食症診療では家族も大きな治療資源であるため本人のみならず家族支援の視点も忘れない．

症例 12歳・女子，身長 150 cm，体重 33 kg

初診時 両親と一緒に初診，両親は非常に心配しているが，本人は不機嫌な様子で医師と顔をあわせない．

主訴 体重減少（両親の主訴）．

経過 小学校 6 年生の春の身体測定で 40 kg を超えたことに不安になり主食を減らすダイエットを開始した．体重減少に伴い食事制限も増悪し毎日の筋トレの時間も延びていった．7 月には 36 kg，両親も体重減少に気づいてダイエットをやめるように声をかけ食事も用意するが聞く耳をもたない．最近ではカロリー検索に執着，1 日何度も体重を測り，決まったカロリー以上の食事や些少の体重増加でパニックになる．両親は摂食症を心配しているが本人に病識はない．しかし，便秘に関しては気になっているため来院した．

1 問診内容

　プライマリ診療において最低限確認すべきことは，病前体重，栄養摂取状況，過活動・排出行動の有無，身体症状，精神症状があげられる．現在の標準体重比以外にも，病前体重から得られる体重減少速度も重症度評価に必要である．栄養摂取状況は，食事内容や食行動に加えて水分摂取量も確認する．水分摂取困難であれば緊急性は高いと考えられる．自己誘発嘔吐や下剤乱用などの排出行動を繰り返しているようであれば，早期に専門医への紹介を考慮すべきである．身体症状（便秘，倦怠感など），精神症状（不安，落ち込み，易刺激性など）は本人の困り感となっていることも多いため，低栄養との関係を説明すると治療動機になるかもしれない．

　また，治療に必要なため，家族構成，家族の子どもへのかかわり方，食事準備や見守りはどうしているかなどを聴取しておく．時間が許せば，月経の有無，身体認知の歪み，学校生活の適応状況，症状と離れられる興味・関心などを聴取する．

2 身体診察

　身体計測とバイタルサイン測定をしっかりと行うことが基本となる．体重測定は重りを持ち込んでごまかす子どももいるため注意する．低体温，低血圧，徐脈は多くの症例で認める．

　身体診察では特に，表情，浮腫，末梢冷感などに注目する．低栄養の状態が続けば抑うつ的になり，表情の変化が乏しくなる．明らかな浮腫がある場合には測定した体重よりも重症度が高いかもしれない．脈を触知し，手足を触りながら，徐脈や脈の弱々しさ，手足の冷たさが心配であることを伝える．

3 アセスメント

　標準体重比の算出（3部 B-8；表1；159p），成長曲線作成は必須である．成長曲線を確認すると子どもや家族が訴える発症時期前から成長障害を認めることもある．やせが強い場合，無症候性低血糖や心電図による QT 延長には注意する．有意な体重減少にもかかわらず過度なダイエットを続け，体重増加恐怖を伴えば神経性やせ症（AN）である．過食・排出行動の有無によって摂食制限型と過食排出型に分類される．AN は誤診断されることはまれだが，脳腫瘍や内分泌疾患（甲状腺機能亢進症など）との鑑別は念頭におく．

4 専門医につなげる前にできること

　まず，本人に抵抗がありながらも受診してくれたことを労う．そして，成長曲線や検査結果など視覚的に提示して診断名，現在の重症度について本人と家族に説明する．「摂食症」は死亡率が高い精神疾患であり，現在低栄養によりからだの危機が生じていることを本人と家族に訴えかける．医師が真剣に伝えることで子どもは現状の深刻さに気づくこともある一方で，家族は絶望感を味わうことになるかもしれない．そのため，次に家族を奮い立たせる必要がある．AN の家族は自責的になっていることも多いため，誰にでも起こりうる病気であり原因探しはせず，病気と本人を切り離して捉える「外在化」の概念を説明する．児童思春期の摂食症は，早期に治療介入し，体重回復までの期間が短いほど予後がよいという科学的根拠を示し，家族に「希望」をもたせる．そのうえで治療においては，不安や恐怖を抱えながらも食事を摂り栄養状態を持ち上げるほかはないことを子どもと家族に断言する．さらには拒食や過活動含め治療の妨げになる行動はすべて症状であり，家族がわが子を絶対に治すという「覚悟」をもって子どもに接することが重要であることを伝える．

　最後に，病気に取り込まれたわが子に試行錯誤して食事を摂らせようとしていたことは家族として正しいかかわりであったと保証し，子どもを支える家族の背中を押して「勇気」を与える．

　具体的な再栄養方法などは 3部 B-8；157p を参照．

🏛 紹介の基準

　標準体重比，栄養摂取量，全身状態，検査所見によって判断し，緊急性が高い場合は即日二次医療機関に紹介することが望ましい．外来治療継続を行っても改善が得られない，情緒的な混乱が大きければ専門医の紹介を検討する．

（松原直己）

2部 症例から学ぶ ライフステージに沿った診療
C 思春期（小学校高学年～中学生）

5 すぐにおなかが痛くなって何もできないので心配です

診断　過敏性腸症候群（IBS）／社交不安症

解説 3部 B-13(181p)・C-3(196p)

プライマリ診療 ここがポイント

→ 心理社会的要因の関与が疑われる場合でも，身体症状が主訴の場合は丁寧に症状に沿った鑑別と説明を心がける．
→ 特異的治療を行うべき器質的疾患でないことを伝えるだけでなく，過敏性腸症候群（IBS）など機能性疾患の診断名を明確に伝えることは治療関係構築の第一歩である．
→ 子どもにとってはからだの症状も気持ちもしばしば曖昧な感覚だが，言語化できるように支援することが子どもの成長を促し，変化につながる．

症例　13歳・男子

（初診時）本人と母親で来院．本人は礼儀正しく，はっきりとした口調で質問に応答する．回答につまるとしばらくじっと沈黙し「わかりにくかったかな？」ときくと申し訳なさそうに「はい……すみません」と答える．

（主訴）下痢，腹痛．

（経過）幼少期から，ときどきおなかを痛がることはあったが，登校や大切なイベントに参加できないということはなかった．中学校に入り，剣道部に入部しハードなスケジュールもこなしていたが，中学2年生の秋の新人戦後に胃腸炎に罹患し，その後から頻繁に腹痛を訴えて遅刻や休みが増えてきた．最近は朝から登校しようとしてはトイレにこもってそのまま学校に行けなくなるということが続いている．

1 問診内容

本症例のような子どもが受診したときに「学校にストレスがある」と考えるかもしれない．ストレスの影響があったとしても，本人と家族が困っているのは腹部症状とそれに伴う不安である．丁寧に腹部症状を問診し，診察するといった真摯な診療態度から診察室の関係作りは始まる．

腹痛の性状，部位，程度をきき，発症時期，日内変動，増悪因子を聴取する．血便や体重減少は本人が自覚していないことがあり，具体的に質問する．食生活（回数や内容）と Bristol スケールを用いた便性の変化の聴取も重要である．トイレに長時間こもる子どものなかには，「腹痛があると排泄しなければならない」という強迫症状を伴っている場合もある．

❷ 身体診察

　口内炎や肛門所見，皮膚所見の有無は，炎症性腸疾患(IBD)との鑑別の際に重要になる．強迫症状を伴っている子どもでは洗浄強迫のため手が真っ赤なことがある．症状の中心となる部位だけではなく全身の身体観察の気づきを質問することは，本人を知るきっかけになる．

❸ アセスメント

　児童思春期で近年増加しており特に鑑別が重要な疾患は IBD である．検査所見としては，便中カルプロテクチンが感度・特異度ともにすぐれており，身体所見や血液検査(CRP，赤沈)，便潜血も参考にしながら鑑別を行い，下部消化管内視鏡検査など侵襲的検査の必要性を判断する．超音波検査は前述の症状に対する鑑別に必須ではないものの，侵襲性が低くスクリーニング的に使用でき，確認できる臓器等について本人に視覚的に説明しながら検査を行えるという点で関係性構築に役立つことも少なくない．

　IBS の診断を満たす場合には薬剤選択など対応が異なることもあり病型を判断しておくことは重要である．頻度やトイレに入っている時間，便性などは正確には覚えていないことが多いため，経時的にモニタリングするために症状日記をしばらくつけてもらうとよい．

❹ 専門医につなげる前にできること

　診断を伝えることが治療のスタートである．曖昧なまま内服を開始すると，効果があっても「よくわからないけどおなかが痛い」が「よくわからないけどマシになった」と変わるだけで，最も大切な本人が症状に対処できる力をエンパワーすることにはつながりにくい．

　IBS の診断を伝える際，「心因性のもの」「ほかの疾患がないので診断」といった説明は避け，診断の根拠と病態を簡単にでも説明することが大切である．

　思春期では自分で症状モニタリングを行い，説明できるように促していくことは自己コントロール感をもち自信を取り戻すためのコツである．自分の気持ちや症状を言語化することが苦手なアレキシサイミア／アレキシソミア傾向のある子ども（⏱3部 C-3；196p）は，アプリなどのツールを使うのも一案である．専門医よりも身近なプライマリ診療の場で安心して症状についての会話ができることは，子どもにとっての大きな財産になる．

🩺 紹介の基準

　身体症状を通した不安への対処方法よりも不安そのものへの介入を希望する場合には心療内科・精神科の併診を勧めることも選択肢となる．IBD など器質的疾患の精査が必要な場合や，生活に支障をきたすほどの強迫症状がある，強い自己臭妄想がある，身体症状の改善後も社交不安が強いといった場合には専門医等へ紹介する．

（北島　翼）

2部 症例から学ぶ ライフステージに沿った診療

C 思春期（小学校高学年〜中学生）

6 出かける前の確認がやめられず学校に行けません

診断　強迫症（OCD）

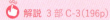 解説 3部 C-3（196p）

→ 問診ではどのような強迫観念がどのような強迫行為を誘導し，どの程度日常生活に支障をきたしているか把握する．
→ 対応では，親ガイダンスと曝露反応妨害法のエッセンスを取り入れ，子どもと親に安心感を与えることが重要である．

症例 13歳・女子

初診時 両親と一緒に初診．両親は非常に心配している．本人は，「確認することをやめたいけどやめられなくて予定通り外に出られないのは少し困る」と話す．

主訴 確認がやめられない，不登校．

経過 これまで普通学級に所属し，集団適応に問題はなかった．中学校入学後，部活の同級生とのトラブルをきっかけに，学校を休みがちになっていた．その後出かける際の忘れ物や鍵のかけ忘れがないかの確認を繰り返すようになり，出かけるまで時間がかかるようになった．また頭皮が汚れているのではないか気になり入浴中に何度も洗髪を繰り返し，入浴時間が延びていった．頭皮が汚れていないか親に何度も確認する．入浴時間の延長に伴い，睡眠相が後退，生活リズムが不整となり完全不登校になった．両親が心配して受診となった．

1 問診内容

　強迫症状に関しては具体的な内容，回数，占有時間，生活（睡眠，食事，社会活動など）への支障の程度を聴取する．本症例では確認行動による外出への支障，洗浄強迫による睡眠への影響を認めている．また，どのような理由でその行動に至るのか（不快で反復性なのか？興味に基づくものなのか？），その行動に関してどう感じているのか（苦痛を伴っているのか？やめたいけどやめられないのか？）を聴取する．

　本症例は発症までの集団適応は問題ないが，自閉症スペクトラム症（ASD）の併存も多いためこれまでの生育歴（こだわりや対人交流含めた集団適応）や家族歴を聴取する．さらに急激な発症，チックを伴う場合，溶連菌感染に伴う小児自己免疫性神経精神疾患（PANDAS）／小児急性発症神経精神症候群（PANS）も考え，先行する溶連菌感染を聴取する．

2 身体診察

　一般的な身体診察では，貧血，甲状腺機能異常に留意した身体診察を行う．生活リ

ズムの不整を認める場合は体重減少などないか確認する．洗浄強迫を認めるため，手指の発赤や乾燥，併存しやすい皮膚むしりや抜毛の状態を観察する．

3 アセスメント

本症例は，強迫観念と強迫行為を認め，やめたいけどやめられない不合理さを感じて困っていることから強迫症（OCD）と診断した．前述したように急激な発症の場合は咽頭培養や溶連菌関連抗体の検査を考える．まれではあるが著しく性格変化や情緒不安定を伴う場合は辺縁系脳炎なども留意し，画像検査も考える．併存症や精神疾患の鑑別は 3部 C-3；196p を参照されたい．

4 専門医につなげる前にできること

OCDを呈する子どももそれを見守る親も不安である．プライマリ診療では子どもにどう安心感を与えるかが重要である．

- 疾患教育：強迫観念（汚れへのとらわれ）は強迫行為（洗髪）で一時的に不安は減るが，さらにとらわれが増大するOCDの悪循環を本人，親に理解してもらう．
- 治療：すべての強迫行為に介入する必要があるのか，生活状況や本人の困り感を聴取し，取りかかるべき行動を整理する．

a. 親ガイダンス

親は本人の不安に寄り添いすぎて要求に応じた結果，本人の巻き込みが増加し，親も疲弊している．過度に巻き込まれないよう「さっき確認したから大丈夫」と伝えたり，現在が5回確認するようであれば「3回の確認にしよう」と制限を設けたりする．最低限現在以上の強迫行為の手伝いをしないようにする．「勝手にやりなさい」と突き放す，「なんでがまんできないのか」と叱責する，などの否定的な対応はやめてもらう．

b. 認知行動療法（曝露反応妨害法）

プライマリ診療でもエッセンスを取り入れることはできる．曝露反応妨害法は，強迫行為をせずに自身の不快感情をがまんすることで不快感情に耐えられたことを体験するということである．不安階層表を親子で作成してもらい，そのなかで不安の低いものから取りかかる．たとえば，本症例では鍵のかけ忘れの確認に30分要するようであれば25分でがまんしてもらい，徐々に時間を減らしてもらう．この際に親からも本人自身も本人を褒めて労うことが重要である．

c. 薬物療法

非薬物療法で効果不十分であれば，8歳以上では選択的セロトニン再取り込み阻害薬（SSRI）が用いられる．また，睡眠障害を伴う場合は睡眠へのアプローチを行うとよい．

紹介の基準

プライマリ診療での対応で改善がみられない，多彩な強迫観念や強迫行為で家族間の衝突が強い，薬物療法の判断に迷うなどあれば専門医へ紹介する．情緒的不安定が強く，希死念慮や切迫した自殺行動を伴っていれば精神科への紹介を考える．

（深谷悠太）

2部 症例から学ぶ　ライフステージに沿った診療

C 思春期（小学校高学年～中学生）

7 トイレに頻繁に行くようになり最近はこもることが増えました

診断　強迫症（OCD）／自閉スペクトラム症（ASD）

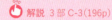 解説 3部 C-3（196p）

→頻尿について器質的疾患を見逃さない．
→食事や睡眠などへの影響の有無を確認する．
→症状と生活リズムのセルフモニタリングを一緒に行う．

症例 13歳・男子

初診時　「受診直前にトイレにこもっていてやっと出てきたため遅れてすみません」と謝りながら入室した母と一緒に来院．本人とは視線があわず，表情変化に乏しい様子である．

主訴　1日のほとんどをトイレで過ごしている．

経過　言語発達の遅れ，他児との交流の乏しさを契機に4歳で病院を受診し，自閉スペクトラム症（ASD）と診断され療育を開始した．小学校は特別支援学級に在籍し，楽しく過ごせていた．中学校は普通学級へ進学し1か月が経過した頃，授業中にトイレに行きたくなり先生に申し出たときに，次からは授業中にはトイレにいかないよう注意を受けた．翌週頃から登校をしぶり，次第に，学校がない日でも長いと1時間ほどはトイレにこもることを繰り返すようになった．

1 問診内容

排尿回数が病前と比べ多いかどうかを聴取する．トイレにこもるときに毎回排尿しているのか，排便を伴うのか，排尿していないで座っているのか，本人から十分に聴取する．頻尿があればさらに聴取を行う（ 2部 A-11；42p）．長時間トイレにこもることで起こる生活リズム（食事や睡眠，登校状況）への影響を聴取する．症状をどう捉えているか本人に確認すると困り感がある場合や，症状自体には困っておらず周囲に指摘されることに困っている場合がある．トイレから早く出られたら何をしたいかなど，治療の動機づけとなることを確認すると治療関係を作りやすい．

本症例では，「緊張するとトイレに行きたくなるが，出た後も残っていると感じて，下腹部を力ませ尿を絞りだすことを繰り返している」「もう少し早くトイレから出て，学校に行きたいんだけれど」と本人が話した．

2 身体診察

便秘や腹部・骨盤内腫瘤のために膀胱容量が減少し頻尿をきたすことがあるため，腹部診察を十分に行う．トイレにずっとこもり，一定の姿勢で長時間過ごしている場

合，身体のところどころに痛みを生じている可能性もあるかもしれない．その場合は同部位の診察も行う．

3 アセスメント

まず頻尿・残尿感の鑑別・精査を行う（⏱2部A-11；42p）．排尿後の膀胱超音波検査による残尿測定や，必要に応じた泌尿器科へのコンサルトを行い，器質的疾患を検索する．

本症例では残尿の増加はなく，膀胱炎や膀胱結石等の所見も認めなかった．「残尿があるに違いない」というとらわれと，それを解消するための行動を反復していることから強迫症（OCD）と見立てて対応した．

4 専門医につなげる前にできること

頻尿そのものが器質的疾患によるものかもしれない，という不安から症状を強めている可能性もあるため，まずは器質的疾患がないことを説明する．器質的疾患はないが残尿感があることに，不安を感じる子どもや家族も少なくない．器質的疾患はないが，残尿感をどうしても感じてしまう病気があり（この場合は OCD），対処する方法があるということを伝え，治療の動機づけを行う．

OCD と見立てた場合の支援方法としては認知行動療法（曝露反応妨害法）が推奨されている．専門施設での実施が望ましいが，プライマリ診療でもエッセンスを取り入れることは可能である．まずは本人がトイレから出れなくなるきっかけ（先行刺激：外出する前など）について話し合ってみる．また，先行刺激があるときに考えること（まだ尿が残ってるんじゃないか，トイレから出たら漏れるんじゃないか）・気持ち（心配・不安）・身体感覚（下腹部の辺りの排尿したい感覚）をあげてもらい，今はどのような対処方法を取っているのか（尿を絞り出し続ける／出ても大丈夫なようにトイレに座り続ける）を本人にきき，気持ちと行動の悪循環を本人にもわかるように図示していく（「子ども情報ステーション」https://kidsinfost.net/disorder/illust-study/ocd/ の解説は心理教育に用いやすい）．

本人が長時間トイレに滞在しないように，子ども自身や家族が様々な方法を今まで試してきたことについて，苦労を労いつつきいてみる．うまくいかずに受診に至っているのだが，そのなかでもよかった側面をきき出していけるとよい．食事量が減っている場合には，どのくらいの量を食べ終わるまではトイレをがまんする，というように目標を明確かつ具体的に伝えることは，ASD の子どもにとってはわかりやすい．睡眠への影響がある場合には，睡眠日誌（生活記録表，⏱4部3；図1；258p，**付録**；285p）への記録を行い，トイレ滞在時間を含めた1日の流れを自分自身で把握し，寝ようと思っても寝つけないのであれば薬物療法を検討する．

🏛 紹介の基準

OCD の可能性が高い場合は専門医へ紹介しつつ前述の対応を行うとよい．また，器質的な原因や機能性頻尿があっても，状態に見合わない自覚症状の辛さや行動上の問題が持続，エスカレートする場合にも専門医へ紹介する．

（森下菖子）

2部 症例から学ぶ ライフステージに沿った診療

C 思春期(小学校高学年～中学生)

8 友だちから孤立し辛くて風邪薬を大量に飲んでしまいました

診断 抑うつ症(特定不能)／注意欠如多動症(ADHD)／薬物乱用

解説 3部 A-1(100p)・A-2(106p)・A-3(108p)・A-4(110p)・A-5(114p)・C-2(191p)

プライマリ診療 ここがポイント
- 思春期以降の抑うつ症の背景に未診断の神経発達症が存在する場合がある．
- こころの辛さを伝えられないで苦しんでいることがある．
- 睡眠，食事，勉強や遊びなどの生活基盤を整えることを目指す．
- 薬物乱用に気づいたら，一方的に本人の行動を責めず，子どもには，周囲に頼ってもよいことを伝える．

症例 14歳・女子

初診時 やや俯きがちで入室．

主訴 市販薬を大量に飲んでしまった．

経過 3歳頃まで1，2語程度しか発語がなく癇癪が強かった．幼稚園では，性格は明るく友だちとよく遊ぶが，落ち着きがなかった．小学校では学習の遅れはなく授業に参加できたが，課題を忘れる，忘れ物が多かった．中学校は楽しく登校．しかし，友だち間の些細なトラブルが原因で仲間はずれにされた．中学2年生の1学期，家庭で表情が暗くなり食欲がなくなった．夏休み，友だちと遊びに出かけることもなく，2学期が始まる前日に，風邪薬を30錠以上飲んだ．部屋でふらついているのを母が発見．救急病院を受診，生命には異常なく，小児科受診を勧められた．

1 問診内容

第一に本人と養育者には，受診したことを心から労う．まず，身体診察を優先する．こころの問題をあまり話したくない様子であれば，最初は触れないことが治療の関係性を築くための素地になる．親子別に診察する時間が作れるなら，親のみとして，オーバードーズに至るまでのきっかけや経緯，現在の登校状況，友人関係，家庭生活，情緒面などを確認する．本人には，身体症状の有無(頭痛，めまい，腹痛，食欲不振など)，食事や睡眠などの生活状況，日中の過ごし方，遊び，外出や運動など本人が答えやすい項目を確認する．背景に神経発達症の可能性が気になるのであれば周産期や生育歴も丁寧に問診する(3部 A-1 ～ A-5；100 ～ 117p)．

2 身体診察

一般的なバイタルサイン測定，眼球結膜や甲状腺を含む身体診察を行う．本人の抑うつの程度や家庭環境を確認するために身なりから整容面の状態を把握する．身体症状

を訴えている場合はそれに関連する診察も行う．身体測定を行い，成長曲線を記載する．必ず腕をとって脈をみる．リストカットの跡の有無なども確認する．

3 アセスメント

一般診療の中で，最初から心理的な対応は難しい．思春期であることを忘れない（⏱3部 C-1；186p）．すなわち，両価性（アンビバレンツ）と自我同一性の獲得の問題である．抑うつや不安の評価は，バールソン児童用抑うつ性尺度（DSRS-C），スペンス児童用不安尺度（SCAS）などの質問紙を用いる．親と本人の様子，家での本人の過ごし方（部屋にいることが多いか）から親と本人の関係性や親の疲労度，養育能力を判断する．背景に神経発達症（⏱3部 A-1；100p，A-2；106p）が疑われる場合は，ADHD 評価スケール（ADHD RS-IV）などの質問紙検査や親面接式自閉スペクトラム症評定尺度テキスト改訂版（PARS-TR）などの面接検査（養育者）を行うことで発達特性を評価する．

本症例は，経過および検査の結果から，抑うつ症，ADHD，薬物乱用と診断した．抑うつ症の診断は，臨床的に抑うつ症の特徴的な症状が優勢であるが，抑うつ症群の診断を完全に満たさない（情報も十分でない）ことから「特定不能」とした（⏱3部 C-2；191p）．

4 専門医につなげる前にできること

オーバードーズに対する対応は，命にかかわる危険性をもっているので，本人，家族に対してしっかり取り組む必要がある．「TALK の原則」（⏱3部 C-9；NOTE；224p）を用いて，医師として心配していることを伝え，相談できる人がいるか確認し，適切な相談窓口につなげる．

患者は，その後の診察で，友人関係で悩んでいることを伝え「もっと自分はうまく友だちとやっていけるはずなのに，自分は生まれる価値がない人間だ」と泣いた．生物学的要因として，思春期・コミュニケーションの困難さ（空気が読めない）・注意集中の苦手さ，心理的要因としては自尊感情の低下，社会的要因としては女子の輪に入れず教室で孤立していたことなどがあげられた．思春期の友人関係は本音と建前を使い分け複雑になってくる．本例のように今まで適応できていた子どもも，この時期にコミュニケーションの難しさが顕在化し集団になじめず失敗経験から自尊心が低下する．患者は辛くても登校を続けたが，休んでもよいことを伝える．家庭での生活基盤を整え，対人交流できるパワーと自信を取り戻して最終的には子ども自身が自分の進路を考えていけるようになることを目標とする．今できていることに目を向け肯定的なかかわりを継続することが大切であると伝える．親も現在の状態に苦しみ先が見えず不安を抱えている．子どもの一番の味方である親をエンパワーメントする．学校生活の整備は重要であり，本人を中心に学校と連携して対処法を考える．

🏛 紹介の基準

抑うつなど情緒面での問題が大きくオーバードーズなどの行動化がみられる場合，児童精神科など専門医を紹介する．

（大森希望，作田亮一）

2部 症例から学ぶ ライフステージに沿った診療
C 思春期（小学校高学年～中学生）

9 友人トラブルで不登校になったら生活リズムも崩れました

診断 不登校／概日リズム睡眠・覚醒障害群（CRSWD）／自閉スペクトラム症（ASD）／注意欠如多動症（ADHD）

解説 3部 C-6（210p）・C-4（201p）・A-1（100p）

プライマリ診療 ここがポイント
- 不登校の背景にあるかもしれない発達特性の視点をもつ．
- 心身の健康度と生活習慣の関係を説明し，生活リズム改善に介入する．
- 家族に対しては，登校含めて本人の意思を尊重するかかわりをお願いする．

症例 14歳・女子

初診時 母に連れられて来院．うつむいて視線をあわせようとしない．

主訴 友だちとトラブルになりやすく最近学校に行けていない．

経過 幼児期から癇癪が強く，幼稚園では友だちに手を出すエピソードが多かった．小学校入学後も友だちとのトラブルは絶えなかったが，本人はなぜトラブルになるのかうまく理解できなかった．母はこの頃から，友だちが嫌がっている状況を理解しにくいこと，正直すぎて友だちにとってはきつい発言が多いこと，落ち着きがなくイライラすると手が出やすいことを心配していた．中学校に入り友人グループから外されるようになったことから学校に行きづらくなり最近は不登校である．昼夜逆転の生活で部屋にこもっていることが多く親が心配になり受診した．

1 問診内容

前述した経過を親が自発的に表出してくれれば，「家族は不登校の背景にある発達特性を心配しているのかもしれない」と考えられるが，多くの親の場合はこちらから問診しないと主訴に隠れた医療ニーズは把握しにくい．本症例では，「不登校に伴う昼夜逆転」が現在の状態だが，まずは本人と親が何に困っているのか，困りごとをどうしたいのか問診する．次に，現在の状態と生育歴を聴取する．筆者は登校状況，生活習慣（睡眠，食事，運動），外出，家庭内の活動，身体症状，精神症状（抑うつ，易刺激性，不安など），生育歴として乳幼児期の発達歴，集団適応（学習，対人交流，多動などによる困難感の有無），感覚過敏については聴取している．話のきっかけとして本人が好きなことや興味のあることから話を始めると診察室の緊張感が和らぐことが多い．

2 身体診察

本症例は不登校に伴い部屋にこもっているということである．身体計測やバイタルサイン測定を通して身体的健康度を確認する．表情の乏しさや視線のあいにくさは抑うつ症状の可能性もあるため，本人の身なりなど整容面も視診する．一般的身体診察を通

して，自傷の有無も確認できるとよりよい．

❸ アセスメント

　昼夜逆転に伴い病的な体重減少があれば，血液検査で貧血や甲状腺機能，鉄や亜鉛など微量元素を確認してもよい．中等度以上の肥満があれば脂質異常，尿酸，肝機能など肥満症の確認を行う．血液検査異常を行うと，生活習慣改善の動機づけが行いやすいかもしれない．もし親に発達特性や抑うつ症群など精神疾患の心配があるようであれば質問紙評価も可能である（⏱3部 A-4；110p，B-4；144p）．あくまでも本人から表出された困りごとに沿って本人の同意を確認して行うことが望ましい．

❹ 専門医につなげる前にできること

　本症例は，「背景に自閉スペクトラム症（ASD）特性，注意欠如多動症（ADHD）特性を有し，幼児期から対人交流における成功経験を得にくく，思春期以降に学校不適応に至ったことから概日リズム睡眠・覚醒障害群（CRSWD）を呈した」という状態を想定している．不登校の背景に発達特性を有するケースは少なくないため，プライマリ診療では常に発達特性の視点をもつとよいかもしれない．そして，彼らは思春期まで学校適応されていたものの，多くの子どもたちよりも対人交流における傷つき体験が多いことを忘れてはならず，まずは受診と今までの頑張りを労うことが重要である．次に，本人から困り感が表出されないようであっても，生活リズムの崩れは体調不良につながりやすいことを伝えたうえで，生活リズムを整える重要性と具体的な方法を説明する（⏱3部 C-4；201p）．

　家族には，今までの本人の傷つきを共有し，自尊心を低下させないかかわりがまずは大事であることを説明する．そのための第一歩として，登校は本人の登校意欲を尊重することをお願いする．本人の意思が尊重されることは，家族が本人を認める作業であり，その積み重ねが家庭内の安定化につながる．

　発達特性を評価し診断につなげるかは，プライマリ診療を担う医師によるだろうが，特性を苦手さではなく強みとしてリフレーミングすることは可能かもしれない．たとえば「相手に対して正直にものごとを意見できるのは彼女の強みですね」「本来は行動力があって活発なお子さんなのですね」などである．また苦手な部分については，学校と家族が連携して環境調整（クラスの配慮や落ち着く時間・場所の設定）を行ってもらう選択肢もあることを伝えてもよい．

🩸 紹介の基準

　生活リズムの崩れを自力で立て直せない，家族との葛藤が強く家庭内の生活の安定化が図りにくい症例や家族が発達特性に関する診断および介入を希望している症例では専門医への紹介が望まれる．また，家庭内では安定していても長期にわたり外出などの対外的な行動が不可能である場合，経過のなかでリストカットなどの自傷行為がみられる場合，精神科への紹介が望ましいと思われる．

〈椎橋文子〉

2部 症例から学ぶ ライフステージに沿った診療
C 思春期（小学校高学年〜中学生）

10 朝起きられず，不規則な生活が治りません

診断 起立性調節障害（OD）／概日リズム睡眠・覚醒障害群（CRSWD）

解説 3部 B-12（177p）・C-4（201p）

プライマリ診療 ここがポイント
- 身体症状の正確な把握を行い，起立性調節障害（OD）が疑われる場合には器質的疾患の除外を行いながら評価を進める．
- OD の疾病教育を行い，情緒面との関連が疑われれば心身相関の説明をする．
- OD の症状とうまく付き合いながら生活を広げていけるよう養育者と本人に教育的支援を行う．

症例 14歳・女子

初診時 母は「私が朝何度声をかけても起きてこないし，夜はスマホばかりいじって寝るのが遅いです．このままでは進学も無理です！」と憤っている．本人は不満そうな顔を浮かべているが，「このままではよくないのではないかとは思っていますが頭痛や吐き気がきつくて起きるのがとてもしんどいのです」と話す．

主訴 起床困難感，頭痛，悪心．

経過 中学2年生．生来健康で，中学1年までは皆勤賞．2か月前より起床時の頭痛と悪心が出現し，朝起き上がるのもしんどくなった．昼過ぎに起床する頃には，症状は消失する．頭痛は頭全体が締め付けられるようなもので，痛みの強さは一定である．当初は午後から登校できていたが，夜なかなか寝つけず深夜までスマートフォンをいじるようになり，最近は14時起床，4時就寝と昼夜逆転している．学校にも行けなくなり，母に連れられ受診となった．

1 問診内容

本症例では，午前中に強い頭痛，悪心，起床困難感を認め OD が疑われる．身体症状は OD 身体症状項目（3部 B-12；177p）を参考に聴取し，症状が出現する時間帯も把握する．頭痛は片頭痛や脳腫瘍等との鑑別のため，発症時期や症状の出方についての問診が重要である．意識消失歴がある場合，心疾患や神経疾患の家族歴も聴取する．

生活リズムの問診は重要である．睡眠については起床就寝時間だけではなく入眠困難や中途覚醒の有無を確認する．ほかには食事の回数・内容，飲水量，運動量を確認する．学校については登校の頻度，登校先や部活動への参加なども確認して不登校の状態を評価する．

養育者には，生育歴，発達歴，家庭背景，学業成績も含めた学校適応等を問診する．また，本人の家での過ごし方を聴取し家族関係も確認する．心理社会的要因の関与

の評価として，週末や長期休みと平日で症状の変化があるかを問診する．

② 身体診察

身体測定を行い，体重の急な増減がないかを確認する．本人の抑うつの程度や家庭環境を確認するために身なりから整容面の状態を把握する．基礎疾患の有無を評価すべく，眼瞼結膜蒼白，甲状腺腫大，皮疹，関節過伸展，るい痩，神経学的異常所見，右心不全症状などの有無をしっかり確認する．

③ アセスメント

OD 身体症状項目が 3 項目以上（症状が強い場合は 2 項目）該当する場合は，新起立試験により確定診断・サブタイプ診断を行い，重症度も評価する（ 3 部 B-12；177p）．

本症例は頭痛，悪心を中心とした身体症状と概日リズム睡眠・覚醒障害群（CRSWD）を認めている．鑑別すべき身体疾患としては貧血，甲状腺疾患，片頭痛，まれではあるが脳腫瘍も念頭におく必要がある．OD と抑うつ症群も類似の症状を呈することがあるため，必要時は 2 部 C-1；70p と同様に質問紙での評価を検討する．

④ 専門医につなげる前にできること

プライマリ診療では OD の病態説明，OD 症状と CRSWD の改善を目的とした具体的なアドバイスが重要である．子どもには，症状をなくすというより症状と付き合っていくことを勧める．家族には本人の症状を身体疾患として受け止めることを促しながらも，心身症としての OD の側面を説明する．治療においては本人の体調にあわせた支持的なかかわりや環境調整など家族の協力が必要不可欠であることを伝える．

治療の主軸は非薬物療法となり，生活リズムの改善をまずは目指す．カフェインの摂取量・時間の調整およびスマートフォン使用時間のルールを設けるなどして規則正しい睡眠の確保に努めてもらい，朝は決まった時間に起床し朝日を浴びることを心がけてもらう．寝つき等の改善が難しければ，一時的に睡眠導入剤等を用いることも検討する．症状が辛くても午前中は上体を起こして過ごすこと，午前の時間は趣味活動に当てるなどして二度寝しないようにするための工夫を親子で考えてもらうことも大切である．そのほか，「毎回の食事＋おやつの時間にコップ 1 杯の水分を摂ろう」「毎日 17 時から 30 分間，お母さんと一緒に近所を散歩しよう」など具体的な目標を共有しつつ，飲水量や運動時間の確保に努めるとよい．

非薬物療法で症状が改善されない場合は，薬物療法を検討する（ 3 部 B-12；177p）．

登校は達成可能な目標を立て，スモールステップで登校可能時間を増やしていくのもよいだろう．

🏛 紹介の基準

これらによっても生活支障度の高い症状が改善しない，生活リズムの是正が困難である，家族との葛藤も含めて情緒面の課題が大きい場合などは，専門医への紹介を考慮する．

（林　佳奈子）

2部 症例から学ぶ ライフステージに沿った診療
C 思春期（小学校高学年～中学生）

11 ゲームばかりで昼夜逆転生活です

診断 ゲーム行動症（GD）／概日リズム睡眠・覚醒障害群（CRSWD）／不登校

解説 3部 C-4（201p）・C-5（206p）・C-6（210p）

プライマリ診療 ここがポイント
- ゲームやスマートフォンの取り扱いは子どもたちの common な問題である．
- 本人がゲームに没頭する理由を意識しながら，本人へのよりよい接し方について家族と話し合う．
- 子どもの心身の健康を守る小児科医の立場から，運動，食事，睡眠に関する健康的な生活習慣について説明，助言する．

症例 14歳・男子

初診時 心配そうに見守る母の隣で，本人は力なく座っている．

主訴 昼夜逆転，頭痛，気分不良．

経過 もともとおだやかでやさしい性格であり，小学校は問題なく学校生活に適応していた．中学校入学後，学校になじめず徐々に欠席日数が増えた．自宅ではオンラインゲームをして過ごす時間が増え，自室に引きこもるようになった．朝方までゲームをして就寝，夕方起床する生活リズムとなり，食事は減り，入浴は1週間に1回，部屋は乱雑になった．両親が注意するも本人は反抗的な態度であり，みかねた両親がゲーム機器をすべて取り上げたところ，本人が暴れたため，返却せざるを得なかった．同様の生活が続いたある日，本人が頭痛や気分不良を訴えたため，母とともに受診となった．

1 問診内容

　不登校や引きこもりの子どもが身体症状を主訴に受診したケースである．プライマリ診療では系統的な問診を行う時間を確保するのは難しいかもしれない．しかしこのような受診は勇気を出した援助希求の表れである．可能であれば，対症療法のあとに，「次はいついつ来てください．そのときは生活面のお話もきこうと思います」と付け加え，次回は少しだけ余裕をもって問診を行うとよい．

　不登校・引きこもりの問診では，就寝・起床のパターン，食事（回数，内容，どこで誰と食べるか）や外出・運動も含めた日中の過ごし方について系統的に把握することが大切である．続いて，ゲームに関する問診を行う．ICD-11 や DSM-5-TR の診断基準（ 3部 C-5；206p）の項目がどの程度，いつからあるのかを確認する．「今日来てくれたということは自分でも何とかしたいと思っているんだよね」と付け加えつつ，身体・精神症状とゲームの利用状況について本人や養育者の解釈モデルを確認し，今後どうしていきたいのかについて確認する．オンラインゲームの場合は，課金や個人情報の取り

扱いについて確認・助言することも大切である．久里浜医療センターの「ゲーム依存相談対応マニュアル」[1]は，問診や助言について網羅的に記載されており，ぜひ参照されたい．

2 身体診察

不定愁訴であっても器質的疾患の除外は大切である．本症例の場合は頭痛や気分不良，性格変化を認めており，頻度は低くても神経疾患の鑑別も念頭において丁寧な診察を行う．食事を摂らずるい痩を呈する者もいれば，運動せず肥満を呈する者もおり，身体計測と，バイタルサインの確認を行う．胸腹部，頭頸部の一般的な診察に加えて，神経学的異常所見，低栄養による頭髪脱毛や体毛増生，皮膚炎，末梢冷感，眼瞼結膜蒼白などの貧血所見の有無も確認する．

3 アセスメント

病歴と身体所見から，必要に応じて血液検査や画像検査などを検討する．ゲーム行動に関する評価は，質問紙を用いて評価するとよい．評価および診断の詳細は⏱3部C-5；206pを参照されたい．ゲーム行動症（GD）は，不安症やうつ病，神経発達症が併存することも多く，疑われる場合は質問紙（⏱3部A-4；110p）等を利用した評価を検討する．

4 専門医につなげる前にできること

再診と相談について感謝を伝え，子どもの心身の健康を守る小児科医の立場から，運動，食事，睡眠に関する健康的な生活習慣について説明，助言する．本人の理解度にあわせて現状の整理と疾病教育を行い，治療のモチベーションを高められるとよい．さらに，家族の気持ちに寄り添いながら，本人への接し方について助言する．ゲームの禁止や没収などの対応は，子どもの孤立，家族の不和，家庭内での暴力などにつながり，事態を深刻にすることがあり，避けるべきである[2]．本人が実現可能なルールを家族で話し合ってもらう（⏱3部C-5；206p）．遵守が難しい場合，「からだが心配だから，そろそろゲームは終わりにして休んでほしい」などの声かけにとどめる．さらにゲームをしていないときに，洗濯ものを取り込むなどの簡単な手伝いをお願いし，手伝ってくれたら感謝するなど，家庭内でポジティブなかかわりが増えるように助言する．現実世界で孤立し承認欲求が満たされていない子どもは，このような些細なかかわりが回復への一歩となることが期待できる．

紹介の基準

精神症状が強い場合，または暴力暴言・破壊行為などの行動面の問題が強い場合は，専門施設へ紹介を検討すべきである．

文献

1) 樋口　進，他（編）：ゲーム依存相談対応マニュアル．令和4年3月発行　https://www.ncasa-japan.jp/pdf/document45.pdf［2024年7月31日閲覧］
2) 吉川　徹：ゲームやネットとつきあう際の留意点．小児内科 2022；54：1175-1178

（林　佳奈子）

2部 症例から学ぶ ライフステージに沿った診療

C 思春期(小学校高学年〜中学生)

12 落ち着いていたてんかん発作が最近増えています

診断 変換症〔心因性非てんかん発作(PNES)〕／てんかん／自閉スペクトラム症(ASD)

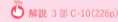
解説 3部 C-10(226p)

プライマリ診療 ここがポイント
- 真のてんかん発作の鑑別は発作の記録や問診による確認が重要である．
- 対応は心因性非てんかん発作(PNES)の疾病教育を行うことで本人と家族に安心感を与えることが重要である．
- 環境調整による改善がない場合は，真のてんかん発作を念頭におき専門医へ紹介する．

症例 15歳・女子

初診時 母と一緒に初診．本人は診察に拒否的な様子はないが，応答は緩慢．母は発作の増加を心配しているが，本人は深刻そうではない．

主訴 てんかん発作の増加．

経過 幼児期に集団適応や切り替えの難しさから自閉スペクトラム症(ASD)と診断され，小学5年生時にてんかんを発症し，他院で薬物療法を行っている．発作コントロールは良好であったが，中学校進学後から覚醒時に10秒程度の動作停止が出現し，反復していた．中学3年生に進級後，上下肢が細かく震え，閉眼して呼びかけに反応がなくなる"意識消失"が反復するようになった．発作は，友人との口論や三者面談といった，本人にとってストレスとなる場面で出現することが多かった．

1 問診内容

心原性失神や真のてんかん発作を鑑別する問診が中心となる．まず，失神の有無を確認し，心原性失神を鑑別する．真のてんかん発作は鑑別のポイント(表1)も参考となる．チアノーゼ，尿失禁，発作後麻痺は真のてんかん発作を示唆することが多い．発作の確認は，家族に実演してもらう，スマートフォンなどで記録してもらうとよい．睡眠不足や心理的負担は真のてんかん発作にも影響するが，本症例のように「口論時ボーッとする」など特定の状況が誘因となっている場合はPNESの可能性が高い．本人と家族がこの"発作"についてどのように捉えているかも確認できるとよい．

2 身体診察

失神がある場合，心原性失神の可能性があり致命的となるため，一般身体所見を取る際に血圧測定，心雑音に特に注意する．
診察室内で"意識消失発作"が観察できるときにはhand drop testの実施も有用で

表1 てんかん発作との鑑別

	てんかん発作	心因性非てんかん発作
発作起始	急激に始まる 前兆を自覚することがある 特定の誘因はないことが多い	徐々に始まる 本人にとってストレスになることの直後や最中が多い
睡眠中の発作	起こりうる	起こらないが，本人が睡眠中と述べることがある
発作の特徴	心窩部や頭部の不快感，動作停止から開始 一足の運動または感覚変化，両側の運動は同期性	頭やからだを左右に揺らす，手足の非同期性のばたつき，細かい震え，後弓反張
外傷	舌縁を噛む，打撲あり	少ない
失禁	あり	少ない
反応性	一部の発作では保たれる	閉眼して反応しないことが多い

ある．

3 アセスメント

発作症状の詳細な問診から，神経学的に整合性の取れない症状であること，本人のストレスや特定の出来事との結びつきが強い場合にはPNESの可能性がある．状況に応じて心電図，血糖値・電解質異常などの急性代謝障害や中毒（テオフィリン，銀杏，抗てんかん薬など）を考慮した血液検査を実施する．真のてんかんの可能性を常に考慮し続けることが重要である．脳波，初発の発作であれば頭部MRIも考慮する．

4 専門医につなげる前にできること

問診内容や心理社会的要因の見立てから，真のてんかん発作の可能性は少ないことを家族・本人に説明し，彼らの不安を和らげることが最も重要である．家族には，発作は子どもがわざと起こしているわけではなく心理的負荷がかかったときに増える傾向にあるため，発作を起こしたことについて叱責をしないこと，PNES自体に生命の危険はないため，必要以上に心配しなくてもよいことを伝える．一方で，真のてんかん発作の可能性は常に念頭におきつつPNESとして対応をすることも説明する．

対応は，本人への心理的負荷が軽減するよう，安心して過ごせる環境を調整することが主となる．たとえば，発作時は安全が確保される場所で安静にする，などである．PNESでは危険な転倒などはまれであり，救急搬送は不要なことが多い．

🏛 紹介の基準

真のてんかん発作やその増悪が疑われる場合はてんかんの主治医や小児神経科への紹介を考える．また，PNESの背景としてASD特性，知的発達症（IDD）があることもあり，知能検査や発達特性の詳細な診断が必要な際には専門医へ紹介する．

（松島奈穂）

2部 症例から学ぶ ライフステージに沿った診療

C 思春期（小学校高学年〜中学生）

13 たくさん食べては吐いています

診断　神経性やせ症むちゃ食い・排出型(ANBP)／神経性過食症(BN)

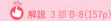 解説 3部 B-8(157p)

プライマリ診療
ここがポイント

- るい痩の程度や体重減少速度，全身状態，各種検査データに基づき，緊急性の有無を判断する．
- 自己誘発嘔吐ならではの身体所見にも着目する．
- 本人・家族と信頼関係の構築に努めながら，患者疾病教育と並行して再栄養を進めていく．

症例 15歳・女子，身長160 cm，体重35 kg

初診時 母と一緒に初診．母は心配が強く，本人は不安気な表情でうつむいている．

主訴 体重減少，嘔吐．

経過 中学3年生時の4月の身体測定では45 kgあった．友人と比べて自分の足が太いことが気になり，食事制限を開始した．体重はどんどん減り，睡眠・食事の時間以外はほとんど立ち歩いて過ごすようになった．やがて，下校時に立ち寄ったコンビニでお菓子を大量に買ってきては一気に食べ，すぐにトイレに駆け込み自分の指を口に入れ嘔吐することを繰り返すようになった．9月の身体測定で35 kgとなり，養護の先生や両親が病院受診を勧めても本人の拒否が強かったが，朝布団から起き上がれなくなったため来院した．

1 問診内容

まずは来院を労い，身長・体重，バイタルサインを確認する．体重減少の契機，体重変化（どのくらいの期間で何kg減少したか），幼少期から現在に至るまでの身長・体重の推移（これをもとに成長曲線を作成），既往歴・発達生育歴（偏食や食行動に関する課題の有無も含め），月経の有無を聴取する．現在の身体・精神症状，経口摂取の内容や量，過活動の有無，病識やボディイメージも把握する．

2 身体診察

本症例のように自己誘発嘔吐のある場合，唾液腺腫脹や酸蝕症，吐きだこがみられることが多い．罪悪感から嘔吐を申告しない患者も多く，このような所見が参考になる．脱水症状（口腔粘膜乾燥，乾燥肌など），末梢循環不全（四肢の冷感など），低血糖症状（手指の震え，傾眠傾向など）には特に注意が必要である．

食事	メニュー	量	嘔吐	感想・気持ち
朝				
昼				
おやつ				
夕				

図1 セルフモニタリング表（例）

③ アセスメント

　標準体重比を求め（○3部 B-8；表1；159p），やせの重症度を確認する．入院適応は，体重減少の速度に加え，意識レベルや血液検査所見（肝機能障害，低血糖，脱水所見など），心電図所見（QTc 延長）なども踏まえて考慮する．また，成長曲線を作成することで，摂食症の真の発症時期を予測することが可能である．栄養摂取制限，体重増加への恐怖心やボディイメージの歪みを有し，自己誘発嘔吐や下剤の乱用などの排出行為を伴わないものは神経性やせ症摂食制限型（ANR），伴うものは神経性やせ症むちゃ食い・排出型（ANBP）と診断する．体重減少のないものを神経性過食症（BN）と診断するが，ANBP や BN は ANR からの移行例が多い．本症例は ANBP と診断した．いずれにおいても，脳腫瘍（下垂体・視床下部腫瘍など），消化管潰瘍や通過障害，膠原病，甲状腺機能亢進症，悪性腫瘍（白血病など）との鑑別は特に重要である．

④ 専門医につなげる前にできること

　イギリス国立医療技術評価機構（NICE）のガイドラインは，成人の BN に対し第一に推奨される治療としてガイデッドセルフヘルプを提唱し，思春期患者でも有効性が実証されている．当センターでは思春期 ANBP 症例に対し，ガイデッドセルフヘルプの構成要素である症状モニタリングを入院治療中に導入することで自己誘発嘔吐の減少を得た経験があり紹介する．図1 に食事内容や量，嘔吐衝動や嘔吐の有無，心情を患者本人に毎食記入してもらう．患者と医師で図1 を供覧しながら，嘔吐を引き起こすきっかけに気づかせ，その衝動をうまくやり過ごす方法について話し合い，実践を重ねていく．外来治療においても，過食に対して同様のアプローチが可能と考える．

🏛 紹介の基準

　標準体重比の著しい低下，急激な体重減少，症候性低血糖や高度脱水，高度徐脈や QTc 延長がある場合は，可及的速やかに二次医療機関へ紹介することが望ましい．また，過食・排出の長期化や悪化，自傷・他害の増悪，強い抑うつなどの精神症状がある場合は，紹介先として精神科も考慮する．

（林　佳奈子）

3部

解説編

Introduction
疾患の理解のために

　1部と2部は「症例から学ぶ」とした．これは，現場感覚を大切にしたいという思いからである．しかし，疾患の理解のためには文字数に限りがあり説明不足なので，第3部に解説編として，
　①神経発達症（発達障害）
　②小児心身症
　③注意が必要な精神疾患と諸問題
　④連携・福祉
の4項目をあげた．
※診断名は，DSM-5-TR，ICD11に準拠し，邦訳は"障害"を用いず"症"とする．

　診断の進め方，診断の意義，治療などを解説した．取り上げた疾患は当センターが特に診療している疾患を主体としているので，網羅的ではないことをご理解願いたい．
　各論で足りない疾患に関しては，巻末に参考図書(291p)を紹介したのでご一読いただくことをお勧めする．

〈作田亮一〉

3部 解説編
A 神経発達症

1 神経発達症の基礎知識

　神経発達症は発達期に発症する一群の疾患であり，脳機能の差異により社会的コミュニケーション，感覚処理，実行機能，学習において特徴的な症状を示す．また，神経発達症はしばしばほかの神経発達症や精神疾患を併存する（⏱3部 A-5；114p）ことがあるが，併存が多いほど子どもの生きづらさにつながりやすい．
　本項では，小児科外来で相談されたときのポイントと，代表的な神経発達症の概要を記載する．

① 小児科外来で相談されたときどうするか？　どこにつなげるか？

　小児科医が外来診療のなかで子どもの発達相談を受けることは多い．それはワクチン接種や感冒での受診時かもしれないし，年齢が上がれば発達相談を目的に受診されるかもしれない．親が相談する症状は，「視線があわない」「ことばが遅い」「落ち着きがない」「癇癪が強い」「勉強がついていけない」など，1つ1つを取り上げてみると，「子どもらしさの範疇ではないか？」と迷われないだろうか？
　神経発達症は症候群のため，1つの特徴的な症状だけではなく，診断には，「特徴的な複数の症状」と子どものおかれた環境や状況における「機能障害や支援の必要性」の両者が必要となる．受診患者のなかは診断閾値以下の子どもたちも少なくないが，子どもや親にとって医療機関への受診は医師が考えている以上に敷居が高く，不安を抱えて診察室に入っていることは忘れてはいけない．横断的な過剰診断とならないように留意する一方で，就学前には適応できていても就学後や思春期以降に不適応や併存症をきたすこともあるため，症状に対してではなく，不適応もしくはその懸念に対して支援につなげ，現在適応の問題がない場合も，何か心配があったときの相談先を伝えるとよい．さらに不安定な養育環境や養育者の精神疾患も言語発達やコミュニケーション発達に影響を与えることがわかっている．診察場面では子どもの気になるサインを通して養育者に支援の必要性がないか留意し，適宜関係機関と連携する必要がある．

a. 相談先を紹介する
- 幼児：発達支援センター，保健センター，子育て支援課，児童相談所など．
- 学童期以降：発達支援センター，教育センター，子育て支援課，児童相談所．行政窓口としては，文部科学省，法務省，警察庁など各省庁で子ども自身も含む相談窓口を設けており，子ども家庭庁のウェブサイトに一覧がある（https://www.cfa.go.jp/children-inquiries/）．
　地域によって名称が異なるため，行政のウェブサイトを確認する．

b. 療育機関を情報提供する

発達支援センター，民間の療育機関，幼児は児童発達支援事業所，学童期以降は放課後等デイサービスなど．

c. 専門医療機関へ紹介する

家族が専門医受診を希望している，専門的な評価や薬物療法の必要性が考えられる，自身では診療継続が難しい，など様々だが，医療よりも福祉や教育支援によって状況が好転することも少なくないため，まず a，b を進めていくとよいと考える．

2 神経発達症の基礎

神経発達症の診断は，DSM-5-TR に準じて記載した[1]．

a. 知的発達症／知的能力障害(IDD/ID)

IDD/ID は以下の 3 つを満たした場合に診断される．

💡IDD/ID の診断
①臨床的評価ないし標準化された知能検査によって測定された知的能力が明らかに遅れていること〔平均が 100，標準偏差(SD)15 の検査では 2SD 以下は 70 ± 5 以下となる〕．
②日常生活の適応行動が年齢と比して明らかに遅れており，継続した支援を要する．
③発達期に発症している．

DSM-5-TR では重症度に IQ 値を用いず，概念的，社会的，実用的領域状態によって判断するようになったが，参考になる IQ は軽度(50〜69-75)，中等度(35〜49)，重度(20〜34)，最重度(20 未満)と考える．また，IDD の診断には至らないが IQ70〜85 は境界型知能とされ，状況によっては支援が必要である．IDD の有病率は 1%，そのうち 85% が軽度，中等度 10%，重度が 3〜4%，最重度が 1〜2% と考えられ，境界型知能は理論的には 13% 存在する．

重度では 2 歳までに運動，言語面の遅れが確認され，中等度では遅くとも就学前には診断や支援につながっていることも多い．しかし，軽度や境界型知能の場合は健診では問題を指摘されず，「幼い」と見過ごされ学齢期以降，状況によっては成人期に不適応を起こして初めて診断されることも少なくない．できれば就学前 5 歳時に拾い上げて，支援につなげられるとよい[2]．

また，言語表出のみ遅れ，言語理解はおおむね年齢相応(正常差異)ということも少なくないが，少なくとも 3 歳の時点で単語のみであれば経過観察とせずに何らかの支援につなげることが望ましい．

💡IDD：乳幼児期に注意するポイント
・4 か月：物も人も追視をしない，もしくは弱い．
・7 か月：玩具にあった反応を示さず，どんな玩具も同じ反応，もしくは手を放してしまう．
・1 歳 2 か月：要求の指差しがない，動作模倣がみられない．
・1 歳 6 か月：応答の指差しがない，言語指示に対して 1 つの指示に応じない．
　→ゴミをポイして

- 2歳：有意語が出ない，身体部位(目，鼻，口)の理解がない．
- 3歳：2語文が出ない，言語指示に対して2つの指示に応じない．
  → パパにお茶をわたして
- 5歳：左右弁別ができない，じゃんけんやしりとりのルール理解が難しい，幼稚園や保育所の組名やお友だちの名前がいえない，物の用途の説明ができない．
  → 時計は何をするものですか？

b. 自閉スペクトラム症(ASD)

　ASDは，基準Aの持続した社会的コミュニケーションや対人的相互反応の障害(共同注視の乏しさによる著しいマイペースや他者への無関心，他者視点のもちにくさによる一方的なかかわり，言語で表現することの苦手さなど)，および，基準Bの①情動的，反復的な言語や行動，②強いこだわりと弱い柔軟性，③強すぎる限定した興味，④感覚過敏もしくは鈍麻，のうち2つを認める．

　これらの症状は幼児期早期から認められ，日々の生活に支障をきたしている場合に診断となる．症状は，典型的には2歳までに気づかれることが多いが，より軽微である場合は学校不適応や併存しやすい不安症，抑うつ，注意欠如多動症(ADHD)症状によって小学校高学年や成人になってから診断される場合も少なくない．有病率は1～2％とされ[1]，子ども，成人サンプルでも同様である．IDDの併存があればより早期に診断され支援を受けるが，症状が軽度の場合は集団適応にエネルギーを要し，「保育所ではよい子だが家庭では癇癪もち」などと評されることもある．

💡 ASD：乳幼児期に注意するポイント

- 4か月：物は追視するが人は目で追わない．
- 7か月：呼びかけに反応しない，人見知りをしない，人見知りが強すぎる．
- 1歳2か月：共感の指差しがない(あれみて)，模倣が少ない．
- 1歳6か月～2歳：他児への関心が薄い，言語能力に見合わない指示の応じにくさ，ごっこ遊びの少なさ，興味の幅が狭い，感覚過敏(睡眠や偏食の問題を含む)，癇癪．
- 3～5歳：他児とかかわることが極端に不安，逆に非常に距離が近い，理解はよいがことばで表現することが極端に苦手，場面の切り替えが苦手(見通しがつきにくい)，感覚過敏(睡眠や偏食の問題を含む)，癇癪，一般的ではない興味の幅の狭さ．

c. 注意欠如多動症(ADHD)

　ADHDの基本的特徴は，年齢に比して不相応，および発達の妨げになるほどの不注意，多動－衝動性である．DSM-5-TRから12歳以前にその症状が存在していれば診断できるようになったが，多くの親は幼児期早期から多動性を認識している．しかし，4歳以前は正常範囲の行動から区別することは難しいともされるため，診断は早くとも4歳以降，多くは小学校年齢で同定される．

　就学前の主な症状は多動であり，不注意(興味の有無による極端な集中の偏り)は小学校でより明らかになる．有病率は児童期の7.2％，男女比は児童期で2：1，女性は男性よりも不注意の特徴を示す[1]．ADHDの子どもたちは活発で好奇心旺盛，好きなこ

とには没入できる豊かな感性をもっている一方で，多動性から集団逸脱や注意対象になりやすく，さらに学業低下，仲間からの拒絶，いじめ経験，外傷，自尊心の低下と関連するため，周囲の理解や特性にあわせた環境調整は必須である．

また，限局性学習症(SLD)，ASD，トゥレット症などのほかの神経発達症や睡眠障害を併存しやすく，過眠症が疑われるほどの日中の眠気を訴えることも少なくない．年齢が上がるとゲーム行動症(GD)，反抗挑発症，素行症を始めとした様々な併存精神疾患を抱えやすいため，学童期早期の診断と薬物療法含めた治療的介入が必要である．

> **ADHD：乳幼児期に注意するポイント**
> ・乳児期〜幼児期早期：乳児期から多動，泣きが強い，睡眠リズムが整わない，玩具の貸し借りができず他児と衝突する，など育児負担感が強い子もいれば，とてもおとなしい子もいる．
> ・3〜5歳：集団行動から逸脱するほどの多動，切り替え困難，情動制御困難に伴う他児とのトラブル，一斉指示の通りにくさ(不注意，反抗)．

d. 限局性学習症(SLD)

SLD は，知能が正常領域であるにもかかわらず基本的な学業的技能の使用に持続的(少なくとも 6 か月)な困難さを示す．DSM-5-TR における基本的な学業機能とは，正確で流暢な読字，読解力，書字表出と綴字，数的概念と計算，数学的推論が含まれ，その困難さを示す SLD は，①読字障害(ディスレクシア)，②書字障害，①算数障害の 3 つに分類されている．

> **SLD の 3 つの分類**
> ①読字障害：ひらがな，カタカナを正確に発音できない，単語を間違って，ゆっくり発音する，読んでいるものの理解が難しい，いわれれば理解する．
> ②書字障害：文字の誤り，スペリング(綴字)の誤り，文章のなかで句読点間違い，思考を文章で書くことの困難さがある．
> ③算数障害：数字の大小や関係性を理解することが難しい，計算が苦手，数学的推論が難しく応用問題ができない．

SLD で最も一般的な徴候はディスレクシアであり，ディスレクシアは書字障害を伴うことから"発達性読み書き障害"ともいわれる．読字，書字，算数を通した SLD の有病率は海外で 5 〜 15 ％とされ，わが国では小学生，中学生ともに 6 ％という報告や，担任評価による小学生の読み能力のつまづきは 0.7 〜 2.2 ％という報告がある．男子に多く(男女比 2：1)，ADHD 併存が多い．SLD の ADHD 併存は 50 ％とも報告され，逆に ADHD の SLD 併存は 25 〜 40 ％と考えられている[3]．SLD の同定は就学後が多いが，就学前でも徴候はみられる．ADHD 併存も多いため，激しい行動面に目が行きやすいが，文字学習への強い抵抗は，子どもの負担感を表しているかもしれない．

> **SLD：幼児期に注意するポイント**
> ・3歳：ことばの遅れ，数的概念が身につかない，多動．
> ・5歳：手先の不器用さ，言語理解はよいが文字学習(本)への無関心・拒否(自分

の名前が読めない），計算への無関心，多動．

e. 発達性協調運動症（DCD）

　DCD は協調運動技能の獲得・遂行が劣っているため，不器用，運動の苦手さにつながっている．5〜11 歳の有病率は 5〜8％であり，男子が 2〜7 倍多い．SLD，ADHD の併存が多く ADHD 併存は 50％とされる[1]．5 歳前に診断されることは典型的ではないが，SLD 同様に幼児期から徴候を認める．

💡DCD：幼児期に注意するポイント
- 3 歳：ピース・指 3 本の指真似ができない，スプーンがうまく使えない，両足ジャンプが難しい．
- 4 歳：ハサミが使えない，ボタンがはめられない，片足けんけんが難しい．
- 5 歳：ハサミを使って形が切れない，ボールキャッチが難しい．

◎おわりに

　特性を有する子どもたちは症状や環境によってはことさら診断を必要とせず[4]，その中核症状は豊かな個性として認められ適応している．しかし，医療機関で相談するということには家族や子どもにとっての文脈がある．専門医ではない場合も相談してくれたことを労い，診断ではなく発達の遅れや偏りの有無を見立てることができるとよいだろう．現時点で相談の必要が少ない，もしくは相談先につなげたほうがよい，どちらにしても小児科医のことばは家族や子どもにとっての道標となる．

📝 文献：
1) 米国精神医学会（原著），髙橋三郎，他（監訳）：神経発達症群．DSM-5-TR™ 精神疾患の診断・統計マニュアル．医学書院，2023；35-97
2) 洲鎌盛一：乳幼児の発達障害診療マニュアル－健診の診かた・発達の促し方．医学書院，2021
3) 稲垣真澄，他（編）：特異的発達障害診断・治療のためのガイドライン．診断と治療社，2010
4) 石﨑朝世，他：発達障害いきいきサポート．冨山房インターナショナル，2022

（大谷良子）

COLUMN

No.1 この子がいてよかった

　神経発達症の見方は変わりつつある．"neurodiversity（神経多様性）"という立場である[1]．今までの「障害，疾病」という概念を「改善すべきもの」ではなく「違い・多様性」と捉える．私は，「今更か」とも思う．DSMやICD診断基準は臨床で必要条件であるが十分とはいえない．これを金科玉条のように用いることへの疑問をもっともってよい．

　Dewey[2]は『民主主義と教育』のなかで，「生命活動とは，環境への働きかけを通して自己を更新して行く状態である．われわれが児童期を単に未成熟な欠如態とみなすのは，成年期を固定した標準として児童期を測定するからであり，この比較論的観点によってわれわれは思い上がった罪を犯してはいまいか」，と疑問を投げかけている．

　私の外来に来てくれる子どもはまさに多様性に富んでいる．両親のもつ問題点の視点を替えると「成長」がみえてくる．好きなことしかしない→虫博士君とよばれる，ほかの子と違った捉え方をする→創造性が高く感性が豊か，人との交流ができない→ネットで独自の世界を作れる，など．

　子どもの生きづらさを支える基盤は「自己肯定感」をもつこととされる．肯定感とは「価値があると判断する」ことだ．己の価値に気づかせるのは，親や周囲の賞賛と笑顔に勝るものはない．私は何度でもいう．「子どもは必ず成長します（親の期待以上に）」．

　「この子がいてくれてよかった」．

　10年もフォローしていた子の親御さんからきくときがある．本人の努力，家族の苦労と献身そして笑顔が身に染みるように伝わって，診療を忘れてぐっときてしまう．きっと，この子のおかげで，家族も成長し真の笑顔が生まれたのだと思う．私はこころのなかで「子どもと家族に乾杯」と呟く．

文献

1) The Make-up of Neuro-Diversity　https://www.achieveability.org.uk/files/1275491669/neuro-diversity-diagram.pdf［2024年7月31日閲覧］
2) Dewey J（著），松野安男（訳）：民主主義と教育（上），岩波文庫，1975

（作田亮一）

A 神経発達症

2 神経発達症診断の"悩ましさ"

1 精神疾患の診断とは

　内科学や外科学では，疾患の具体的な生物学的原因（病因）を特定することが診断プロセスにおいて重要となる．これは，病因に関連して症状や症候があり，治療法が選択されるからである．一方で，精神医学では，症状や行動の評価を通じて診断が行われる．これは，多くの精神疾患の病因が多因子的であり，病因を特定することが困難であるためである．

　操作的診断とは，この症状や行動の評価に客観的な基準をもたせ，疾患単位（カテゴリー）に操作的な境界線を引く作業であり，「質的差異」を評価するカテゴリー診断である．カテゴリー診断は，精神医学の診断の信頼性を確保する点において有意義であったが，診断カテゴリー同士が重なりあう（精神疾患の併存）症例の取り扱いやカテゴリーの外（診断閾値以下）にある場合の評価などには限界があることは指摘されていた．これらの限界は，カテゴリー診断が定量的な情報を取り扱わないことに起因しており，このような背景からDSM-5-TRでは一部の疾患において「量的差異」を評価するディメンション診断（スペクトラム概念）が導入された[1]．そして神経発達症はディメンション診断を用いる疾患群であり，これらの背景を理解しておくことは診断の助けとなるだろう．

2 神経発達症の診断はなぜ悩ましいのか

　神経発達症の診断は悩ましい．困難や難解ではなく，"悩ましい"，がしっくりくる．診断とテクノロジーに関するシステマティックレビューには[2]，神経発達症は，併存症が多いこと，異なる疾患間で症状が似ることがあること，同じ疾患でも表現型は様々であることなどが，診断の困難さとして述べられている．確かにそのとおりであるが，これは困難さであって，多くの医師が感じる悩ましさを説明するのに必要であっても十分ではない．

　ではその悩ましさの正体は何かと考えれば，明瞭な境界線をもたず連続的な臨床的特徴（特性）を評価し，その特性を「量的差異」によって線引きする，ディメンション診断の不確かさである．次項（ 3部A-3；108p）で述べられているように，線引きのポイントは，「困っている問題があり支援が必要かどうか」であることは間違いないが，困っている問題は主にその特性に起因するのか，本当に支援が必要な程度なのか，など考えを巡らせるとどのように線引きをするかの結論を出すことは難しい．

　さらに，定型発達と疾患の間だけでなく，時には疾患と疾患の間で線引きが必要なこともある．たとえば，限局性学習症（SLD）と注意欠如多動症（ADHD）は併存すること

があるが，ある子どもの「読み書きの苦手さ」という臨床的特徴がSLDとしての苦手さなのか，ADHDの不注意症状に関連した苦手さなのか，あるいは両方なのかを判断することは簡単ではない．

3 実臨床でどのように評価・診断を進めるのか

ここまで読み進めると，神経発達症の診断は複雑に思えるかもしないが，実臨床における診断プロセスは内科学や外科学のそれと大差はない．すなわち，問診，診察，検査とこれらを統合した（暫定）診断である．

問診が重要であることは内科学や外科学と同様である．異なる点があるとすれば，生育歴や学校生活を含む生活歴の重要度が相対的に高いことだろう．自閉スペクトラム症（ASD）における言語発達や非言語的な社会的行動（例：共同注意），感覚過敏，ADHDでは幼少期の活動性や迷子の有無，知的発達症（IDD）においては言語発達やテストの点数など，問診で確認することをあらかじめ整理しておく．本人と養育者が困っていることの優先順位を整理すること，すべての問診項目を一度に確認するのではなく診療時間の長さ考慮して複数回に分けて行うこと，などの工夫をするとよい．神経発達症用の問診票を準備するのも有効である．

診察では，診察室での様子（合視，立ち歩き，母とのやり取り，応答の様子，遊び方など）を行動観察として記録に残す．さらに必要に応じて一般診察，神経学的所見，協調運動の評価などを行う．以上から考えられる神経発達症やその他の疾患を想定し検査（⏱3部A-4；110p）を行う．ここまで述べた問診，診察，検査の各項目について，実施可能な診療時間を鑑みて，1回〜複数回に分割することは実臨床では有効である．なお各疾患における問診と診察のポイントや検査の詳細は，各論や**2部**を参照されたい．

4 暫定診断と診療

専門家を対象に行われたアンケート調査では，95％の医師がDSMに基づいてADHDの診断を行ったという報告がある[3]．神経発達症の過剰診断が指摘されることもある現在においては，診断はアンケート結果にあるように操作的診断基準に厳密に準拠して行われるのが最良だろう．

では，操作的診断基準に基づいて診断をしなければ診療はできないのか．当然そんなことはない．神経発達症の診療とは，暫定診断を想定し，問診，診察（観察），検査を繰り返し，本人と養育者に寄り添いながら継続的に診療を行い，診断に近づいていく過程であると思う．このように考えると，"悩ましい"神経発達症の診断プロセスではあるが多少はリラックスして付き合えるのではないだろうか．

文献

1) 染矢俊幸：操作的診断基準．松下正明（編），臨床精神医学講座　第2巻　精神分裂病Ⅰ．中山書店，1999
2) Previously Marzena Szkodo MOR, et al.: Technologies to support the diagnosis and/or treatment of neurodevelopmental disorders: A systematic review. Neurosci Biobehav Rev 2023; 145: 105021
3) 齊藤万比古，他：ADHDクロストーク．中外医学社，2020

（井上　建）

3部 解説編
A 神経発達症

3 神経発達症の診断意義とは

　ある日の診察室の場面である．3歳になったばかりの男の子と若いお母さん．
　お母さんは，「保育所の先生から『ちょっと気になる』と何度か指摘されました．夫は『気にするな』というのですが，確かに癇癪が強くていうことをききません．健診では何もいわれなかったから大丈夫なのかなと思っています．でも発達障害なら早期療育で治さないと手遅れとネットでみました．すぐに診断してください」と話される．
　このような場面もある．小学4年生の男子とお母さん．
　お母さんは，「学校の先生から受診を勧められました．小学校入る前は集団行動が難しくて発達支援センターに通っていました．知能検査は問題ないので通常級に入学しました．お勉強はできるけど大人数の教室が苦手で，今年はクラスが騒がしくて同級生に手をあげたり，登校を渋ったりします」と心配そうである．

＊＊＊

　外来には様々な「神経発達症かもしれない子」が受診する．共通しているのは，親の子育ての不安，誰に相談したらよいかもわからず悩んで受診した家族の存在である．親が抱いている「神経発達症」ということばへの恐怖，あるいは偏見もあるかもしれない．さて，神経発達症に診断の意義はあるのか？

1 診断を受ける意義はある

　診断は医師の責務である．神経発達症の診断で最も大切なポイントは，「ASDでもADHDでも限局性学習症でも，その症状は，社会的，職業的などの領域における現在の機能に臨床的に意味のある障害を引き起こしていること」[1]が前提となる．つまり，「本人にとって生きるうえで困っている問題があり支援が必要」と医師が判断したときに，初めて診断に至る．逆に，臨床で気をつけないといけないのは，自閉スペクトラム症（ASD），注意欠如多動症（ADHD）などの診断基準を完全には満たしていないが本人の困り感が確かにある子への診断をどうするか？である．「グレーゾーン」と呼ばれ，就学前に「様子をみましょう」と伝えられ特別な支援を受けずにいる子どもが置き去りにされていないだろうか？　小児科医は，このような子どもの成長を見守り，声なきSOSの相談相手としてゲートキーパーの役割を果たせるのではないだろうか．
　年少児では，発達の遅れの背景に，様々な原因のある病気（神経筋疾患，先天代謝異常症，内分泌疾患，遺伝性疾患など）が隠れている可能性があり，鑑別診断が必要である．器質的な疾患が見出されれば，適切な治療も早期に開始できる．

❷ 神経発達症は治るか

「神経発達症は治りますか？」

親からこのような問いかけを受けたとき，筆者は「神経発達症は病気ではないので，それ自体が"治る"わけではありません」と明確に答えている．加えて，以下の診療を受けるメリットを伝える．

a. 医療機関で診療する意義

療育と並行して「療育相談」(困った問題への対応：発達特性へのアドバイスおよび不登校，いじめ，などの併存する問題)を行う．二次性併存症として「精神的な問題」(興奮しやすい，感情のコントロール困難，抑うつ状態，不安感)を抱えることも少なくない．医師や心理士は心理療法，認知行動療法や薬物療法を行う．

b. 療育の意義

子どもができることを引き出す，苦手な部分はそれに代わる対応を考え一緒に工夫する(子どもに無理はさせない)，暮らしやすい環境を整える，将来の自立に向け自信がもてるよう支える．療育の目標は，子どもが抱えている困難さを軽くし，できる行動レパートリーを増やす，その子らしく家庭や学校生活が送れる，子どもと家族が幸せに暮らせる，などを達成することである．

❸ 親へのアドバイス

神経発達症の診断にこだわりすぎてしまう親へのサポートは大切である．過剰に介入し療育を複数受けさせ，子どもが遊ぶ時間を奪ってしまう．親も疲弊している．親が子どもを愛するゆえではあるが，療育を受ける主役は子どもであることを親に理解してもらえるように軌道修正する．子どもの成長は，家族の愛情に守られ笑顔で子どもの存在を認めてくれる家庭でこそ育まれる．診断されたことへ拒否感をもつ親もいる．診断を学校にも子どもにも誰にも知られたくない．子どもの将来を考えて不安に思うのは無理がないことである．

「診断することでお子さんの特性を理解し子育てや学習に生かすことができます」

「レッテル貼りで終わらないように支援者はお子さんの成長を見守ります」

決して親を責めず事実を伝えている．

◎おわりに

筆者の個人的な経験だが，どんなに重度のASDや学校で問題児といわれたADHDの子どもでも，成長しなかった子どもをみたことがない．筆者は，自信をもって親に伝えている．「子どもは必ず成長します」．

文献

1) 米国精神医学会(原著)，髙橋三郎，他(監訳)：神経発達症群．DSM-5-TR™ 精神疾患の診断・統計マニュアル．医学書院，2023；35-97

(作田亮一)

3部 解説編
A 神経発達症

4 発達外来でよく使用する検査

近年，発達外来のニーズは高まっている．子どもの発達状態や認知特性を把握するうえで大切な手がかりとなるものが発達検査である．

発達検査は大きく以下に分けられる．

①検査者と子どもが1対1で実施する個別式検査
②養育者からの評価に基づいて実施する質問紙検査

検査を実施する目的は様々であるが，被験者は学校や家庭など実生活のなかで何らかの困り感を有しているケースが多い．その困り感の背景には，知的な遅れや発達上の特性が存在している可能性もあり，それらを客観的な指標を用いて把握することが検査の大きな目的となる．また，結果をもとに周囲が一貫した理解をもち，必要な支援体制の構築につなげていくという視点が何よりも重要である．

1 発達外来でよく使用される検査

a. 知能検査

1）ウェクスラー児童用知能検査（WISC）

子どもの知的発達を測定するための検査としては，WISCがもっとも広く用いられている．2022年には第5版となる日本版WISC-Ⅴが刊行された．WISC-Ⅴは，5歳0か月～16歳11か月までの子どもの知能を測定する個別式検査である．全般的な知能を表す合成得点（FSIQ）のほか，特定の認知領域の知的機能を表す5つの主要指標得点および臨床的ニーズに基づく様々なグループの認知能力を表す補助指標得点（表1）を算出することができる[1]．これらは，平均をIQ100，標準偏差（SD）を15とする標準得点で表され，IQ85～115の間にその年齢集団の約68％が含まれるとされる．指標ごとの得点差は採点マニュアルに基づいて判定されるが，10～15点の差があるとき統計的に有意な差であることが多い．個人のなかで得意な力と苦手な力の差が大きい場合，生活上の困難さも生じやすいため，支障の程度にあわせた支援について考えていくことが必要である．

2）田中ビネー知能検査Ⅴ

幼児期から就学前後の子どもを対象とした個別式検査としては，田中ビネー知能検査Ⅴが広く用いられている．対象年齢は2歳～成人であり，言語，動作，記憶，数量，知覚，推理などあらゆる知的活動に共通して働く一般知能を算出することができ

表1 WISC-Vの構成

全般的な知能	合成得点(FSIQ)
特定の認知領域の知的機能	主要指標得点： 　言語理解指標(VCI)，視空間指標(VSI)，流動性推理指標(FRI)，ワーキングメモリー指標(WMI)，処理速度指標(PSI)
臨床的ニーズに基づく様々なグループの認知能力	補助指標得点： 　量的推理指標(QRI)，聴覚ワーキングメモリー指標(AWMI)，非言語性能力指標(NVI)，一般知的能力指標(GAI)，認知熟達度指標(CPI)

〔Wechsler D(著)，日本版WISC-Ⅴ刊行委員会(訳・編)：日本版WISC-Ⅴ　理論・解釈マニュアル．日本文化科学社，2022より作成〕

る．各年齢に応じた問題ごとに構成され，所要時間も短いため，より小さな子どもでも負担がかかりにくいことが特徴である．2～13歳までは，精神年齢(MA)と生活年齢(CA)の比から知能指数(IQ)が算出される．その際，生活年齢から期待される課題をすべて通過しているのか，あるいは通過できる問題に偏りがあるのかによって数値がもつ意味合いは異なる．そのため，IQの数値のみにとらわれることがないように留意する必要はあるだろう．なお，14歳以上は原則として精神年齢を算出せず，偏差知能指数(DIQ)を算出する方法をとる．

b. 発達検査
1）新版K式発達検査2020

知能検査が個人の知的側面に限定した能力を測定するものであるのに対して，発達検査は運動や社会性，コミュニケーションなどを含む全般的な発達の程度を把握することができる検査である．

日本で代表的に用いられている検査としては，新版K式発達検査2020があげられる．対象年齢は0歳～成人で，言語能力が未発達の子どもに対しても実施することができる．結果は「姿勢−運動」「認知−適応」「言語−社会」「全領域」のそれぞれについて，発達年齢(DA)と生活年齢(CA)の比から発達指数(DQ)が算出される．新版K式発達検査2020では，ほかの検査のように実施の順序や中止条件が細かく定められていないため，柔軟に課題を調整しながらその子どもに特有の発達プロフィールを探索的に導き出していくこととなる．発達途上の子どもでは数か月単位で状態像が変化していくことも多いため，一度の検査結果に対して断定的な見方はせず，発達の伸び方について経過を追ってみていく視点も大切である．

2）その他

養育者からの評価に基づいて実施する発達検査として代表的なものは，遠城寺式乳幼児分析的発達検査，津守・稲毛式乳幼児精神発達診断，KIDS乳幼児発達スケール，S-M社会生活能力検査などがある．いずれも特別な道具や多くの時間を必要とせず，外来診療のなかで簡便に実施することができる．これらの検査を行うことで発達のプロフィールを視覚的に把握・共有することができ，養育者にとっても子どもの状態像を理解しやすくなるというメリットがあるだろう．

c. 神経発達症評価のための検査

1）自閉スペクトラム症（ASD）
①乳幼児期自閉症チェックリスト修正版（M-CHAT）

ASDを広くスクリーニングするためのツールとして，M-CHATがある．全23項目から構成される養育者記入式の質問紙検査で，質問紙の条件を満たす場合は，2段階のプロセスとして電話面接が行われることがある．これによりASDが疑われるケースが同定される．生後16～30か月の幼児を対象としており，健診などでも実施されている．

②親面接式自閉スペクトラム症評定尺度テキスト改訂版（PARS-TR）

ASDが疑われるケースに対して診断の方向性を得ることを目的として行われる二次スクリーニングツールとしては，PARS-TRがある．対象年齢は3歳から成人であり，養育者への半構造化面接によって幼児期および現在のASDの行動特徴について評定を行っていく．結果は発達段階ごとに設定されたカットオフ値に基づいて判定されるが，それらがそのまま確定診断となるわけではないことも念頭においておく必要がある．

その他の二次スクリーニングツールとしては，自閉症スペクトラム指数（AQ），対人応答性尺度（SRS-2），小児自閉症評定尺度第2版（CARS2）などがある．

③アセスメントツール

ASDの診断に特化したアセスメントツールとしては，自閉症診断観察尺度第2版（ADOS-2）や自閉症診断面接尺度改定版（ADI-R）などがあげられる．これらは，ASDの行動特徴についてより客観的な評価を行うことができ，過剰な診断を防ぐためにも有用であると考えられるが，同時に検査者のより高い専門性や時間の確保が必要となる．

2）注意欠如多動症（ADHD）

ADHD特性の評価のために用いられる質問紙検査としては，ADHD評価スケール（ADHD-RS）やConners3日本語版があげられる．ADHD-RSは，DSM-IVの診断基準をもとに「不注意」「多動・衝動性」の行動特徴をあわせた18項目から構成されており，養育者または教員によって評定され，一般の小児科外来でも使用される．

Conners3日本版は，養育者110項目，教員115項目，本人99項目から構成されており，ADHD-RSよりも多面的な情報が得られるが，その分実施に時間を要し評価もより複雑なものとなる．

3）その他

神経発達症の全体的な重なりを評価したい場合や，養育者や子どもが現在の困り感についてはっきりした特徴をつかめていない場合のアセスメントツールとしては，発達障害の要支援度評価尺度（MSPA）がある．MSPAでは，本人と養育者への生活歴の聴取から，「コミュニケーション」「集団適応」「共感性」「こだわり」「感覚」「反復運動」「粗大運動」「微細強調運動」「不注意」「多動性」「衝動性」「睡眠リズム」「学習」「言語発達歴」の14項目について，困り感の中心となっている側面や支援必要性について把握することができる．

* * *

以上に述べてきた検査を必要に応じて組み合わせて行うことで，より統合的な情報が得られ，優先的に介入していくポイントが整理しやすくなるだろう．

❷ 実施上の留意点

　検査を受けるにあたって，子どもや養育者は様々な不安を抱えていることが多い．そのため，事前にどのような目的でどのような検査を行うのか，子どもや養育者にとってわかりやすいことばで説明を行い，同意を得ておくことが大切である．

　多くの個別式検査の場合，検査者は標準化された検査の手続きや解釈の訓練を十分に受けている必要がある．そして，単に数値を算出したり課題を通過したかどうかを判定したりするだけでなく，子どもが初めての状況でどのように振る舞い，提示された課題にどのように取り組もうとするか，あるいは，難しいことを求められたときにどのように反応し，どのように対処しようとするかといった情報を幅広く得ていくことが求められる．構造化された場面で観察される行動は，数値にこそ現れないものの，その子どもの特徴や全体像を理解するうえでとても貴重な情報となる．さらに，現在の生活環境や情緒面の影響なども総合的に検討し，子どもや養育者のニーズに留意しながらアセスメントを行っていく．

　なお，子どもの多くは検査を最後までやりとげてくれることが多い．"大変なことをやり遂げた"という自信につなげるためにも，実施後は必ずねぎらいや感謝を伝えることも大切である．

❸ 結果の伝え方・活かし方

　検査結果をフィードバックするうえで重要なことは，子どもや養育者（あるいは読み手）にとってイメージしやすい内容を心がけることである．そのために，得られた結果を実際の生活場面に関連づけて伝えたり，より具体的な形で伝えたりする工夫が求められる．たとえば，単に「集中力に弱さがある」と伝えるのではなく，「同じことを繰り返し求められると注意がそれやすい」「3つ以上の指示になると同時に行うことが難しい」といったように，その子どもに特有と考えられる情報を補って伝えることで支援の方向性はみえやすくなるだろう．また，苦手な側面や配慮が必要な側面ばかりでなく，活かしたい強みや長所となる側面も考慮しながら，その子どもがもつ能力を最大限発揮しやすくなるための工夫についてともに検討していくことが大切である．

◎おわりに

　子どもの特性を必要なタイミングで適切に評価し，周囲の理解や支援につなげていくことは，その後の成長発達において非常に重要な意味をもつ．検査を受けることが，子どもたちの伸びやかな成長を後押しするきっかけの1つとなってほしいと考える．

文献

1) Wechsler D（著），日本版 WISC-Ⅴ刊行委員会（訳・編）：日本版 WISC-Ⅴ　理論・解釈マニュアル．日本文化科学社，2022

参考文献

・日本小児心身医学会（編）：初学者のための小児心身医学テキスト．南江堂，2018
・辻井正次（監），明翫光宜，他（編）：発達障害児者支援とアセスメントのガイドライン．金子書房，2014

（小木曽　梓）

3部 解説編
A 神経発達症

5 神経発達症の併存症の考え方

神経発達症の臨床は「併存症に対する理解と支援」と言い換えることができるだろう．併存症とは「時間経過の中で，主病のある患者に発生した異なる病態であり，主病との因果関係は明確である必要はない」[1]とされる．ちなみに合併症とは，「ある疾患が原因となって発症する別の疾患」を意味する．神経発達症に伴う併存症の意味を理解しよう．

1 併存症の意味

併存症は，一次性併存症と二次性併存症に分かれる（図1）．

a. 一次性併存症

一次性併存症は以下の2つの要素からなる[2]．

> **一次性併存症**
> ①本人の発達特性に併存するほかの神経発達症．
> ②本人の発達特性とは独立した生物学的特性を背景に生じる精神疾患．

たとえば，自閉スペクトラム症（ASD）と診断した小学1年生．行動を観察すると落ち着きがなく整理整頓ができず，物忘れも多いため，学校で注意を受けることが多い．家庭でも同様に落ち着きなく親に叱られる．最近，瞬目が目立つ．併存する神経発達症として，注意欠如多動症（ADHD）とチック症があると診断した．また，この子どもは，寝つきが悪く入眠までに1時間以上を要する．昼間尿失禁も認めた．睡眠障害，昼間尿失禁の併存があると診断した．このように，一次性併存症だけでも多岐にわたる問題を有していることが多いので，神経発達症の診断の際は，これらに留意して診断を進めると包括的な支援計画が立てやすくなるだろう．

b. 二次性併存症

一般的に二次障害とも表現される．

ライフイベントによって負った心理的外傷体験など心理社会的要因によって生じる後天的に発症した精神疾患であり，その症状がDSMなどの診断基準に当てはまるものをいう．二次性併存症の発症の前には，二次症状が認められる．二次症状には，内向性反応（自己評価の低下，不安，自暴自棄，抑うつ，解離など）および外向性反応（反抗，反感，怒りなど）がみられる．

しかしながら，ひとり親家庭，家庭の貧困など，支援を要する外的環境や，虐待，

114

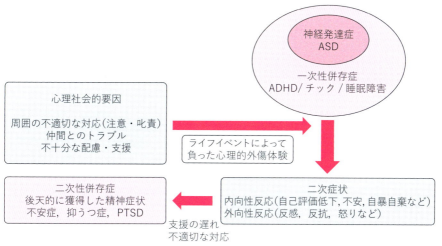

図1 併存症が生じる過程（ASDの例）

いじめなど小児期逆境的体験のすべてが二次症状を引き起こすわけではなく，むしろ，そのような逆境的体験が，成熟度の高い人格傾向を獲得させる契機になることも少なくない．この事実をわれわれは，子どもや養育者に伝えることが大切と考える．

二次性併存症は，外在化障害と内在化障害を分けて理解すると支援に役立つ．外在化障害とは，内的な怒りや葛藤を極端な反抗，暴力，家出，放浪，反社会的犯罪行為など行動上の問題に託すものであり，反抗挑発症，素行症などと診断される．一方，内在化障害は，内的な怒りや葛藤を不安，気分の落ち込み，強迫症状，対人恐怖，引きこもりなど情緒的問題に託すものであり，分離不安症，社会不安症，抑うつ症群，強迫症（OCD）などと診断される[3]．

2 ライフステージによって変化する併存症

併存症はある一時期のライフステージのみではなく，乳幼児期〜学童・思春期〜成人期を通して，患者のまさに人生ステージによって変化するため，医療では客観的な評価と治療が必要となる．たとえば幼児期にASDと評価された子どもは，乳幼児期の睡眠障害や偏食の相談が主体をなすことも多い．年長となり学童期を迎える頃になると，対人関係や学校生活への不安感，強迫傾向，気分の落ち込み，反社会的行動などの情緒行動を通じて表現される精神疾患と捉えるべき症状が相談対象となる．幼児期にASDと診断された子どもが，その後学童期，思春期，成人期と成長していくなかで，その時間軸に沿ってその症状や特性，状態像は変化する．支援者は，支援している子どもの年齢や生育環境などを念頭におきつつ，包括的な発達支援計画を立てるうえで横断面と縦断面の評価を行うとよいだろう[4]．

3 二次性併存症のメカニズム

メカニズムを考えるうえで重要なのは，困り感を有する子どもを取り巻く環境との相互作用に注目するという視点である．環境には，人的環境（養育者や園・学校の先生

など),物的環境(教室や家庭の部屋など)がある.それらの相互作用のなかで,環境調整を行う.発達特性がある子どもがすべて二次性併存症を生じるわけではなことは前述したとおりだが,その特性が理解されず,あるいは子どもへの否定的なかかわりによって環境調整がうまく行えないとき,子どもの行動に変化が生じる.

特に幼児期は,①社会的な対処法の問題が生じやすく,相手への乱暴な接し方(暴言,叩く,蹴る,噛むなど),癇癪,固執,孤立などの問題行動が目立つ,②周囲の否定的な対応,たとえば問題行動にのみ反応して叱る,無視する,いじめるなどの対応が継続した結果,③子どもの自尊心の低下,無力感,ひいては不安感,気分の落ち込みに進む(内在化障害).小学校高学年,中学生以降になると,④家庭・学校・社会へ理解されないことから否定的社会行動(犯行,暴力,放浪,引きこもりなど)に進む(外在化障害).さらに思春期以降では,⑤否定的社会行動は,周囲の怒りや無力感を引き起こしさらに状況は悪化する.本人の罪悪感,社会的な回避行動も増加し,負のサイクルに閉じ込められる[5].このメカニズムから考えると,幼児期の「特性の理解不足,否定的なかかわり」を良好な養育へ軌道修正〔保護的・補償的体験(protective and compensatory experiences: PACEs)〕することが医療や療育の責務であろう.

4 幼児期・学童早期

ASDでもADHDでもこの時期に共通する対応の基本は,子どもへ「人への安心感,人からほめられることへの喜び」を経験する機会を作ることにある[3].療育場面では,よりいっそう安定した環境を提供し,子どもの認知特性を理解したうえで,子どもとともに喜びを分かち合う.対応として総じていえることは,子どもへの支援と同時に養育者への支援・エンパワーメントを行うことである.ペアレント・トレーニングも有効である.そのため,子どもが通っている保育所・幼稚園の保育士・教諭,小学校の教員・養護教諭・スクールカウンセラー,地域の子育て支援課,発達支援センター等との情報共有と連携が必要である.診断や支援の方針を相談するには,医療機関受診も養育者に勧める.子どもの癇癪や興奮に対して,少量の向精神薬や漢方薬(抑肝散など)など薬物療法も有効な場合がある[5].

💡 幼児期・学童早期にみられる主な併存症
①反応性アタッチメント症:養育環境の安全性や恒常性が著しく阻害された結果として生じ,発達段階で最も早期に顕在化する二次性併存症である.
②母子分離不安:母から離れることができない,無理に離そうとすると泣き叫ぶ,母が付き添わないと保育所・幼稚園や学校の教室にいられない,などを示す.不安だけではなく抑うつ傾向がみられることもある.

5 学童期・思春期

子どもによっては,神経発達症に気づかれず幼児期に何らかの支援を受けないまま就学する場合も少なくない.医療機関では,診断はもとより療育的な指導,あるいは支持的精神療法,認知行動療法など心理面の治療が行われる.同時に,薬物療法も併用されるが,対応の第一選択は,家庭や学校の環境調整であることはいうまでもない[4].

💡 学童期・思春期にみられる主な併存症

① 抑うつ症群：子どもの抑うつ症群は，12歳以前では焦燥感や不機嫌が前面にみられ，それ以降になると成人期のうつ病と同様の症状となる．神経発達症との併存では衝動性が高まり自殺リスクも高くなる．専門医への紹介を検討する．

② OCD：強迫観念と強迫行為の反復により日常生活がうまく送れなくなる状態である．
ASDにみられる常同行動との鑑別が必要である．常同行動は本人にとって緊張感の解放になるが，強迫行為は抗しがたい苦痛に感じる点が異なる．

③ 社交不安症：他者によって注目される場面で顕著な不安，恐怖を生じる．子どもでは，大人と一緒のときだけでなく仲間と一緒にいる場面でも不安を生じることが特徴とされる．

④ 反抗挑発症・素行症：特にADHDで認められる．他者との関係性のなかで，集団行動ができず失敗体験を繰り返すことによって自尊感情の低下を招き，仲間から孤立，いじめの対象になることがある．自分を認めてくれる同様の反社会グループに属して反社会的行動を繰り返すことにより自己効力感を得る場合もある．

◎おわりに

神経発達症の子どもが医療機関を訪れる理由には，発達特性そのものの相談というよりも，二次症状，そこから発展した二次性併存症のために引き起こされた生活の困難さに関するものも少なくないであろう．家庭や学校で辛い思いをして逃れられず苦しむ子どもに最初の救いの手を差し伸べられるのは，プライマリ診療を担当する小児科医だ．子どもとの出会いを大切にしてほしい．

📎 文献

1) 林　隆：取り巻く問題点(併存症・二次障害)．脳と発達 2015；47：203-206
2) 齊藤万比古：発達障害が引き起こす二次障害へのケアとサポート．第5版，学研，2009
3) 齊藤万比古，他(編)：注意欠如・多動症-ADHD-の診断・治療ガイドライン．第5版，じほう，2022
4) 齊藤万比古，他(編)：ライフサイクルに沿った発達障害支援ガイドブック．診断と治療社，2017
5) 作田亮一：発達障害に伴う二次障害とは何か．チャイルドヘルス 2022；25：646-650

(作田亮一)

A 神経発達症

6 鑑別すべき重要な器質的な疾患

　最初に，神経発達症の鑑別疾患を概説する．次に，よくある主訴から想定される疾患をその理由とともに記載する．

　神経発達症外来では主訴によって疑うべき疾患を絞り，詳しく問診することによって背景にある発達特性や鑑別すべき疾患を想起していく．問診によりほとんどのケースは器質的疾患の除外は可能であり，どのような発達特性が主要因なのかも判断できることが多い．不要な検査は可能な限り避けることが望ましい．

1 鑑別疾患

a. 甲状腺疾患

　小児の甲状腺疾患では成人に比較して多彩な症状を訴える．その理由は明確にはされていないが，ことばでうまく表現できないことも一因と考えられる．動悸や振戦，多汗，体重減少など本人が感じる症状での気づきが多いが，多動や集中力低下など周囲が感じる変化が主訴になるケースもある．ある時期から急に症状が目立っているときには，バイタルサイン測定を行い，頻脈がないか確認してみる．

b. てんかん（脳波異常）

　神経発達症では脳波異常を伴うことが 5～30％にみられる．脳波異常（特に前頭部）＋落ち着きがない・痙攣などの症状がある子どものなかには，抗てんかん薬の内服で改善するケースがあることは知っておきたい．また，欠神てんかんでは発作を不注意症状として学校側に捉えられていることもある．親は欠神発作を「別の世界に行っている」などと表現するため，丁寧に問診すれば，不注意症状と鑑別することは可能である．

c. 虐待・不適切な養育（マルトリートメント）による変化

　神経発達症に似た様々な症状（落ち着きがない・集中力低下・カッとなりやすい・人との距離感が不適切など）を呈することがある．症状が神経発達症によるものか虐待による変化なのか判断がつかないこともある．初診の際に時間をかけて，家族情報やそのかかわりについて確認してほしい．特に他害を認める子どもでは，子どもが逆に暴力を受けていないかを疑うべきである．

d. 脳炎・脳症

　亜急性～急性発症の場合に考える必要がある．抗NMDA受容体脳炎では易怒性・攻撃性・多動などを初期症状として発症することがある．生育歴や周囲環境，最近の環境変化などから子どものストーリーを考える．その際に違和感がある場合（例：おだやかな親に育てられ，学習や集団適応に問題がなかった子どもが，特に誘因なく，最近急に

落ち着きがなくなり易怒性が目立った）には精査も検討する．

e. 睡眠障害（🐾 3 部 C-4；201p）
　睡眠の質や量の低下により日中生活に影響を及ぼす．小児閉塞性睡眠時無呼吸の診断基準の1つに「眠気，多動，行動の問題，または学習の問題がある」と記載されている[1]．睡眠状況（就寝・起床時間やいびき・無呼吸の有無）に関しては初診時に確認する．睡眠を安定させることで行動や情緒の問題が改善することもあり，介入する優先順位は高い．逆に介入しないまま注意欠如多動症（ADHD）の治療をしたとしてもうまくいかない．

f. むずむず脚症候群
　小児の有病率は2〜4％，中等症から重症は0.5〜1％とされ，特に思春期に問題となる．日中の症状として眠気，多動性，衝動性，不注意，成績の問題などを認めることがある．症状は睡眠障害に依るが，対応が異なるため別の項目として記載した．ADHDの併存率も高く，注意が必要な疾患である．鉄剤が有効な場合が多く，血清フェリチン値が50 ng/mL未満が鉄剤開始の目安となる[2]．

g. ゲーム行動症（GD；🐾 3 部 C-5；206p）
　昼夜逆転，家庭内での暴言，衝動性などを親が訴えてくる．いわゆる「キレる」タイミングがオンラインゲームやスマートフォン利用時またはそれらを制限されたときに多い場合に疑う．家庭内での暴言・暴力が目立つ場合にも本人なりの理由があることが多いため，前後の状況をきき出すことが大事である．発達特性でみられる易刺激性によるものと判断してしまうと，状況は長引き，悪化していく．

h. 不安症/抑うつ状態
　プライマリ医に馴染みはあまりないが，不安症や抑うつ状態は子どもでも少なくない．不安症では対人関係の問題や集団行動を避けるなどがみられることがある．子どもの抑うつ状態は気分の落ち込みのほかに，イライラが目立つことが特徴である．どちらの場合も大体のケースでは，安定した登校が難しくなっている．登校しぶりや不登校，急に涙が出る，過換気症状を繰り返す，表情が暗いなどがあれば評価が必要である．

i. 代謝疾患
　頻度としては低いが副腎白質ジストロフィーは性格変化や行動変化（落ち着きがない・協調性がない），知能発達症（IDD）などで発症することがあり，ADHDとしてフォローされていた報告もある[3]．様々な病型があるが，最も多いのは小児大脳型で発症年齢は3〜10歳とされる．急性な経過のADHD様症状を認めた場合には精査を考慮する．頭部MRIは，異常が全例にみられるわけではないので注意する．副腎機能不全はどの病型の症例でも多くで認められるため，疑いがあれば副腎皮質刺激ホルモン（ACTH）高値がないかを調べる．

❷ 主訴からの鑑別
a. 落ち着きがない（多動）/集中力がない（不注意）
　急性な経過か慢性な経過かは重要である．発達特性によるものであれば，幼児期から一貫して同様の特性をもっている．急性な経過では器質的疾患を考慮する必要がある．

1）注意欠如多動症（ADHD）
　主訴の代表格の疾患である．生育歴を聴取し，幼児期から落ち着きがなければ疑い

は強まる．診断には2か所以上で同様の特性がみられることが必須なので学校など家庭以外の場所での様子を確認するように努める．不注意症状は成人になっても継続することが多いが，多動は学年が進むと軽減していく．小学校高学年以降の多動ではほかの要因も考えたほうがよい．

2）自閉スペクトラム症（ASD）
見通しの立たない不安や，興味の偏りなどのASD特性から落ち着きのなさが目立っているケースがある．生育歴からASD特性の有無を判断し，主訴が観察される具体的なエピソードを確認する．ASDの子どもではすべきことが明確になり，見通しが立てば落ち着くことがある．

3）知的発達症（IDD）
軽度IDDの子どもでは学年が上がり学習の内容が難しくなるにつれて落ち着かず，授業に集中しなくなるという症例は多い．ほとんど理解ができない授業を毎日何時間もきくことは苦痛でしかない．親はだいたい宿題を確認しており，学力に問題があることを把握している．

4）鑑別すべき疾患
多動・不注意は鑑別疾患で紹介した「甲状腺機能障害」「てんかん（脳波異常）」「虐待・不適切な養育による変化」「脳炎・脳症」「睡眠障害」「むずむず脚症候群」「GD」「代謝疾患」とほとんどの疾患で呈する症状である．初診時だけ評価するのではなく，経過を追って繰り返し確認するようにする．

b. 友人関係の問題

1）自閉スペクトラム症（ASD）
人への興味がどの程度あるかはASDの子どもそれぞれで違う．いわゆる「孤立型」「受動型」は大きなトラブルは起こしにくく，「積極奇異型」は人と距離が近すぎたり，相手の視点に立つことが苦手なことから，悪気なく友人から嫌われるような行動や言動をしてしまうことがある．知的に遅れがないASDでは小学校高学年になって，顕在化してくることもある．

2）注意欠如多動症（ADHD）
待てない・がまんできないという部分が目立つ場合には，周囲からの評価も下がり起こりうる．

3）知的発達症
不適切な環境では，からかいの対象となってしまうケースがある．

4）鑑別すべき疾患
「虐待・不適切な養育による変化」では神経発達症様の症状や衝動性から上手に友人関係を築けないことが多い．「不安症/抑うつ」はトラブルこそ起こさないが，友人，特に集団を避けるようになる．

c. 学力低下

1）注意欠如多動症（ADHD）
不注意症状により，二次的に起こすことがある．

2）限局性学習症（SLD）
特に読字障害がある場合には，学習全般に遅れが生じる可能性がある．読めないことは恥ずかしいことと考えて周囲に隠している子どももいるため，こちらから確認する必要がある．音読の宿題を嫌がっていたか，小学1年生の時点でひらがな・カタカナ

の習得がほぼ完璧にできていたかどうかなどと質問してみる．

3）鑑別すべき疾患

睡眠の質や量に問題があると，日中に不注意が目立ち学力低下を呈することがある．そのため，睡眠に関係する「睡眠障害」「むずむず脚症候群」「GD」は評価が必要である．急性な経過であれば「代謝疾患」も考えなければならない．

d. 問題行動（暴言・暴力など）

1）自閉スペクトラム症（ASD）

ASDの特性だけで生じることは基本的にはない．逆に子どもが暴言や暴力を受けていないか要注意である．中等度〜重度のIDDを合併している場合には，養育環境に問題がなくても自傷・他害などの問題行動が生じることがある．投薬で改善がみられるケースもあるが，まずは問題行動が起こる前の状況を把握し，環境調整やかかわり方の修正を試みる．

2）注意欠如多動症（ADHD）

衝動性により手が出やすくなってしまうことがあるが，ADHD特性だけで生じることはほとんどない．こちらも子どもが暴言や暴力を受けていないかに注意する．

3）鑑別すべき疾患

「虐待・不適切な養育による変化」を第一に考える必要がある．急性な経過であれば「脳炎・脳症」の可能性を考える．ゲーム利用や制限に関連して起こるときには「GD」の疑いが強い．

◎おわりに

神経発達症外来では限られた時間のなかで多くの問診をしなければならないため，最低限確認すべき項目はあらかじめ決めておく必要がある．決して時間がないから検査をするという流れになってはならない．初診時にすべての項目がきき終わらなければ，再診時に確認してもよい．丁寧な問診が一番のスクリーニング検査である．そのため，問診の後，子どもの病歴や様子に違和感があれば躊躇なく検査に踏み切る．

文献

1) 米国睡眠医学会（著），日本睡眠学会診断分類委員会（訳）：閉塞性睡眠時無呼吸，小児．睡眠障害国際分類．第3版，ライフ・サイエンス，2018；33-36
2) 加藤久美：むずむず脚症候群．小児内科 2018；50：1147-1149
3) 河村一郎，他：発達障碍としてフォローしていた副腎白質ジストロフィー発症の一例．外来小児 2022；25：79-83

（松原直己）

3部 解説編
A 神経発達症

7 神経発達症の主な薬物療法

　神経発達症の治療目標は，症状消失ではなく症状改善に伴って不適応状態が好転すること，症状を「自分らしさ」として「よい折り合い」をつけて「その人にとって生き生き生活する」ことである．そのため幼児期からライフステージに沿った治療・支援が重要だが，薬物療法より心理社会的治療が優先されることはいうまでもない．
　医療者が，

> ①親自身が子どもを理解することを援助し続けること
> ②家族以外の理解ある支援者(保育士，幼稚園教諭，教員，療育担当者)が子どもの成長を待つかかわりができるように連携すること
> ③悲観的ではないタイミングで自己理解を後押しすること

を見据えることが支援の基盤となる．一方で，症状や状況によっては薬物療法が子どもや家族の支援につながる場合も多くある．本項では薬物療法の流れと実際の処方について記載する．

1 薬物療法前に，薬物療法の適応を「判断する」

①症状が本人の発達の妨げになっている．
　たとえば，癲癇や感覚過敏によって学習機会や集団参加の機会を損ねている．
②症状によって日常生活に著しく支障がある．
　たとえば，生活習慣に影響がある(寝つきが悪い，欠食や過食など食習慣の乱れ)，対人関係・家族関係への影響がある(同級生との衝突や家族間の軋轢など)．
③子ども自身が辛いと感じている．
④深刻な精神症状や問題行動(抑うつ，不安，易刺激性，破壊行動，触法行為など)が心配される状況である．

2 薬物療法時に「説明する」

　「医療における子ども憲章」[1]には，「必要なことを教えてもらい，自分の気持ち，希望，意見を伝える権利」とある．たとえ幼児であっても，子ども自身が「飲む」と決めて服薬するのとしないのとではコンプライアンスが違う．子どもと親への主な説明内容は以下だが，大切にしているのは子どもに向けて話す姿勢である．

💡 主な説明内容

①標的となる症状と必要な状態：薬物療法は補助的なものであり、本人が意識・無意識問わず、コントロールしようとする動機づけがあるからこその薬効のため、「本人のやる気を後押ししてくれる」「眼鏡をかけて（お薬を飲んで）遠くがみえるようになるのは（集中できるのは）子どもがみようとしていたから（やる気があったから）」などの説明を行う．
「イライラ鬼が減ってかっこいいお兄さんかも」など症状を外在化することもある．
②作用機序
③副作用
④薬物療法のゴール：症状を和らげたうえで子どもが経験を積み上げていくには時間がかかるため，多くは年単位の内服が多い．

3 薬物療法を始める（表1～3）

できるだけ年齢や診断名など適応のある薬物療法を行う．6歳未満で適応のある向精神薬はないため，より慎重に使用するべきである．筆者は，幼児は漢方薬もしくは睡眠障害に対してメラトニンの使用から行っている．表1，2に小児で行う薬物療法例，表3に各ADHD治療薬の特徴を記載したので参考にされたい．

表1～3以外には，易刺激性や著しいパニックに対してオランザピン，クエチアピン，ブレクスピプラゾールなどを処方することもあるが適応外使用となる．二次性の併

表1 小児で使用できる薬物療法例①

薬品名	適応症	用法用量	標的症状（私見）
抑肝散	神経症，小児夜泣き	成人：3包 3分服 小児：0.1 g/kg/日 1～3分服 目安としては 幼児 0.5～1包 学童年少 1～2包 学童年長・思春期 1～3包	過敏，不安でかっかと怒っている子
抑肝散加陳皮半夏			抑肝散＋おなかが弱い子
甘麦大棗湯	不眠症 小児夜泣き		夜泣きが強い子
柴胡加竜骨牡蛎湯[*]	神経衰弱症 小児夜啼症		体力があって怒っている子
大柴胡湯	ノイローゼ 不眠症		体力があって不安な子
神田橋処方（桂枝加芍薬湯＋四物湯）[*]	桂枝加芍薬湯：腹痛 四物湯：冷え性		心的外傷後ストレス症（PTSD），フラッシュバック
半夏厚朴湯[*]	不安神経症，神経性胃炎，不眠		不安，ヒステリー球
酸棗仁湯	不眠		体力が低下して眠れない

[*]：製薬会社によっては錠剤がある

表2 小児で使用できる薬物療法例②

薬品名	適応年齢	適応症	用法用量	標的症状(私見)
メラトニン (メラトベル®)	6歳以上 16歳未満	神経発達症の入眠困難	1日1〜4 mg 就寝前	入眠困難,中途覚醒
アリピプラゾール (エビリファイ®)	6歳以上 18歳未満	小児期の自閉スペクトラム症(ASD)に伴う易刺激性	1日1 mg 1分服で開始 1日1〜15 mg(最大) 1〜3分服	緊張,過敏,不安,易刺激性
リスペリドン (リスパダール®)	6歳以上 18歳未満		<20 kg 1日0.25 mg (最大1 mgまで) 20〜45 kg 1日0.5 mg (最大2.5 mgまで) 45 kg< 1日3 mg 1〜3分服	易刺激性,易怒性,自傷・他害
フルボキサミン (ルボックス®, デプロメール®)	8歳以上	強迫症(OCD)	1日25〜150 mg(最大) 1〜2分服	強迫症状

表3 2024年現在のADHD治療薬

薬品名	ADHD適正流通管理登録	機序と特徴	使い分け(私見)
メチルフェニデート(MPH) (コンサータ®)	要	・ドパミン(DA),ノルアドレナリン(NA)再取り込み阻害,神経に作用しDA,NA遊離促進 ・1日1回朝の内服,12時間効果 ・効果発現が早い ・食欲低下,不眠の副作用・チックは禁忌	・学校など刺激が多い日中に落ち着かない,集中しない ・ケガに至るほど多動・衝動性が強い ・発育には要注意
アトモキセチン(ATX) (ストラテラ®)	不要	・選択的NA再取り込み阻害薬 ・1日2回の内服(24時間効果) ・1か月でゆっくり漸増,おだやかな効き目 ・不安や抑うつにも効果	・不注意優勢 ・24時間効果が欲しい ・不安や落ち込みも認める
グアンファシン(GXR) (インチュニブ®)	不要	・後シナプスα2Aアドレナリン受容体に結合してシグナル伝達を増強 1日1回の内服(24時間効果),効果発現まで1週間程度 ・チックにも影響ありの報告 ・眠気,血圧低下の副作用 ・心電図要	・易刺激性が強く情動制御が主な課題 ・多動・衝動性が強い ・24時間効果があるため家族関係にもよいかもしれない
リスデキサンフェタミン(LDX) (ビバンセ®)	要	・DA, NAの遊離促進と再取り込み阻害のDual Two-way Action ・プロドラッグのためゆっくり効いてゆっくり効果がなくなる ・副作用はMPHと同等,チックは禁忌	・MPHと副作用は同等 ・MPHより効果発現が遅くゆっくり効果が減弱 ・放課後以降も集中が必要 ・発育には要注意

124

存症としてうつをきたした場合は，セルトラリンなどの選択的セロトニン再取り込み阻害薬（SSRI）も考慮するが，これも適応外使用であることに留意する．睡眠障害はメラトニンが副作用なく使用しやすい．主には入眠に対して効果的だが睡眠の質も上げるため中途覚醒にも有用である．しかし，中途覚醒が併存する場合は抗オレキシン薬（スボレキサント，レンボレキサント）を使用することもある．

❹ 薬物療法を終了する

症状が和らぎ，本人の状況が好転していくのはとてもよいことである．しかし，医師は薬物療法が逆に本人の生活の妨げになっていないかいつも気をつけて考える必要もある．漫然と薬物療法を継続せずに，子どもや家族の少し先（1年後）を考えて薬物療法の継続，調整，終了計画をイメージしていけるとよい．

📖 文献

1) 日本小児科学会こどもの生活環境改善委員会：医療における子ども憲章，2022　https://www.jpeds.or.jp/modules/guidelines/index.php?content_id=143 ［2024年7月31日閲覧］

（大谷良子）

COLUMN

 桜の下で想う

自宅の近くにソメイヨシノ発祥の地「染井霊園」があり，よく夫とワンコと散歩する．桜の時期には桜花爛漫な風景が楽しめる割には人も少なくそぞろ歩きに最適だ．私は昔から三分咲き程度の桜が好きなのだが，それは，これから咲いていくという楽しみの一方で，満開後の散りゆく様に寂しさを感じるからだ．いつぞや夫にどの時期の桜が好きかとたずねたら，「満開かな，散り際の美学があるからね」と即答された．思い込みもいいところだが，私はそのことばに老年医学も専門の1つとし，患者の死に立ち会うことの多い夫の患者への敬意のようなものを感じた．なるほど，私の三分咲き好きは小児科医としての自我の表れでもあるか．そう考えると少し自身を誇らしく思えた．桜の蕾は冬の前に一度休眠し，冬の厳しい寒さで再び目を覚まし，春の暖かさで成長していく．受診する子どもたちも，大変な状況を耐えながらもがきながらそのなかで休眠打破しているのだ．これからも専門性と慈愛をもって彼らなりの開花にわくわくしたい．余談だが，母，恩師，てんかんを専門とする同期，爛漫に咲き誇り始めた後輩，私周りの小児科医は皆満開前を好んでいたことを付け加えさせていただく．

（大谷良子）

A 神経発達症

8 療育の意義と療育にかかわる専門職

　療育とは，心身に障害をもつ子どもへの教育や治療のことで，障害をもつ子どもが社会的に自立して生活できるよう，それぞれの状態に応じた支援を行って発達を促していくことを目的として行われる．療育は，肢体不自由児を対象に「治療をしながら教育すること」を指していたが，近年は身体障害，知的発達症（IDD），精神疾患（神経発達症を含む）のいずれかに該当する18歳未満の子どもが支援の対象となる．

1 療育と児童発達支援の違いは？

　障害児をサポートする取り組みとして発達支援ということばも多く使われる．発達支援とは，治療と教育を基礎とする療育の概念を発展・拡大させたものである．障害児本人だけでなく，その家族への支援，保育所などの地域機関への支援を含めた包括的なサポートを指す．児童福祉法改正後，全国各地に児童発達支援事業所・センターが設置された．令和6年の改定では，地域の児童発達支援の中核を担うため，専門人材の強化があげられている．

2 療育にかかわる専門職

　療育には様々な職種がかかわっているが，ここでは特にリハビリテーションに携わる理学療法士（PT），作業療法士（OT），言語聴覚士（ST）が行う療育について紹介する．

a. PT

　小児の理学療法においては，子どもの発達状態にあわせて，姿勢や運動への介入を行う[1]．理学療法の対象は表1[1]のとおりである．発達相談におけるPTの役割としては，寝返りができない，うつ伏せを嫌がる，歩行が不安定といった運動発達面での遅れの疑いがある子どもたちの相談を受け，運動発達を促進するためのかかわりの工夫などを養育者に伝え練習している．以前までは理学療法は「歩行を確立したら終了」とされることが多かったが，最近ではよく転ぶ，縄跳びができない，自転車に乗れないなど，発達性協調運動症（DCD）の子どもたちへの粗大運動の療育も行っている．

b. OT

　OTとは，生理学・運動学といった医学的知識，育ちに関する発達心理学の知識，子どもたちをよい社会や人のつながりに参加できるようにする作業科学の視点などをもって，育ちと生活を手助けする専門職である[2]．OTは作業に焦点を当ててアプローチする職種なので，作業遂行の障壁となっているのは人なのか環境なのかをアセスメントし，人－作業－環境の各側面にアプローチをしていく．たとえば「字がうまく書けな

表1 PTの対象

脳や神経の問題	脳性麻痺，頭部外傷，脳炎後遺症など
骨や関節の問題	二分脊椎，Perthes病，骨形成不全症，骨折など
神経発達症	自閉スペクトラム症(ASD)，注意欠如多動症(ADHD)，DCDなど
遺伝的な問題	筋ジストロフィー症，脊髄性筋萎縮症，Down症候群など
心臓や肺の問題	新生児慢性肺疾患，呼吸窮迫症候群，先天性心疾患，呼吸障害など
その他	早産・低出生体重，重症心身障害，先天異常，臓器移植後，スポーツ障害など

〔日本理学療法士協会：理学療法ハンドブックシリーズ 16 小児　https://www.japanpt.or.jp/about_pt/asset/pdf/handbook16_whole_compressed.pdf［2024年7月31日閲覧］より抜粋〕

表2 STが対象としている困りごと

聞くこと	聞こえにくさ，いわれたことの理解，聞き誤り，聞き落とし，集中して聞くこと，いわれたことの記憶
話すこと	発声，身振りによる表現，ことばの表現，ことばによる質問応答，発音，補助代替コミュニケーション，吃音
コミュニケーション	マイペース，一方的な話し方，会話のやり取り，伝える気持ち，友だちへの関心，緘黙
食べること	咀嚼の仕方，丸のみ，むせやすさ，好き嫌い
読むこと	文字学習の導入，音読，読み間違い/勝手読み，読解
書くこと	文字を書くこと，板書をうつすこと，作文

〔東京都言語聴覚士協会：言語聴覚士（ST）ってなに？　https://st-toshikai.org/wp4/wp-content/uploads/言語聴覚士ってなに？.pdf［2024年7月31日閲覧］より抜粋〕

い」という主訴の場合，「人」の側面として子どもの能力や心理面をみていく．不器用さがあるのか，両手動作ができないのか，書くことに対する拒否感があるのか，姿勢が保てないのかなどを評価する．同時に「環境」という側面からは，道具はあっているのか，大人のかかわり方はどうなのか，要求水準は見合っているのかなどをみていく．OTは「作業」の特徴(たとえば，書字動作に必要な姿勢，巧緻性動作，構成能力など)を熟知しているため，それらと「人」「環境」をあわせて分析していく．その結果，持ちやすい鉛筆や姿勢を保ちやすい椅子と机に調整したり，養育者や学校の教員に子どもの作業能力にあった書字量や必要であれば代替法(板書を写真で取るなど)を提案することができる．

c. ST

　STとは，コミュニケーションと食べる障害に対応する専門職である(言語聴覚士協会 https://www.japanslht.or.jp/what/)．コミュニケーション症や神経発達症だけでなく，聴覚障害や嚥下障害の子どもたちの支援も行っている．嚥下訓練や人工内耳の調整などは医師や歯科医師の指示が必要になる．STが対象としている困りごとの例を**表2**[3]に示した．STはコミュニケーションの支援だけでなく，学習(特に読み)や食べることの支援なども行っている．言語療法というと絵カードなどを使うようなことばの練習

や発音の訓練がイメージされやすく，STは「ことばを出せるようにできる人」と思われることがある．それどころか，数語しか話さない子どもに「気持ちがいえるようにしてほしい」という養育者もいる．言語コミュニケーションはトレーニングや強制してできるようになるものではなく，「人に伝えたい」という欲求によって自然と出てくるものである．よって，言語療法では子どもが人に伝えたい気持ちを育めるような遊びをし，そのなかで養育者にも子どもとのかかわり方を知ってもらい，子どもの「人とかかわりたい気持ち」や「伝えたい気持ち」を育む支援を行っている．

💡便利なパンフレット

各療法士協会では養育者に配布するのに便利なパンフレットをそれぞれ作成している．
- 日本理学療法士協会『理学療法ハンドブックシリーズ16 小児』
- 作業療法士協会『こどもとつなぐ』
- 東京都言語療法士協会『言語聴覚士（ST）ってなに？』

文献

1) 日本理学療法士協会：理学療法ハンドブックシリーズ16 小児　https://www.japanpt.or.jp/about_pt/asset/pdf/handbook16_whole_compressed.pdf［2024年7月31日閲覧］
2) 日本作業療法士協会：こどもとつなぐ　https://www.jaot.or.jp/files/page/kankobutsu/pdf/ot_kodomo_forlook.pdf［2024年7月31日閲覧］
3) 東京都言語療法士協会：言語聴覚士（ST）ってなに？　https://st-toshikai.org/wp4/wp-content/uploads/言語聴覚士ってなに？.pdf［2024年7月31日閲覧］

参考文献

- 新田　收：小児理学療法学，医歯薬出版，2023；278-296
- 長崎重信，他：発達障害作業療法学，メジカルビュー社，2015；41-43
- 中川信子：ことばをはぐくむ 発達に遅れのある子どもたちのために．ぶどう社，2024；30-36

（尾上ふみ）

3部 解説編

A 神経発達症

9 ソーシャルスキルトレーニング

1 ソーシャルスキルトレーニング(SST)とは

ソーシャルスキルトレーニング(SST)は行動療法から発展した社会的に必要なスキルを集団で獲得する支援方法の1つである．統合失調症の支援から始まり，効果検証を経て，現在では児童・思春期領域でも行われている[1]．

a. ソーシャルスキルとトレーニング

ソーシャルスキルは知的水準・生活年齢にあわせて，適切な環境での経験を通して獲得するものであり，「話す」「聞く」「挨拶」「会話」「質問」「お願い」「主張」「感情を処理する」など多岐にわたる．子どものソーシャルスキルは色々な領域に分かれており，対人行動スキル領域，課題遂行スキル領域，自己理解・表現スキル領域と区別される[2]．特に重要なのは，食事，排泄，衣服の着脱，準備，片付けなどの「基本的生活スキル」と，挨拶，姿勢，適切なことばの使用，会話などの「コミュニケーションに必要な基本的スキル」である．神経発達症の子どもは対人交流のなかで困難感が生じやすく，生活環境，発達特性，発達水準，対人的な経験やモチベーションを親と共有しながらソーシャルスキルの獲得を促していくことが望ましい．そして子どもが困難を抱えている行動の背景にどのようなものがあるかを理解することからSSTは始まる．たとえば，感覚過敏が強いために騒々しい環境から逃げ出そうとする，不安感から同じ行動を繰り返して落ち着こうとする可能性などを考えることである．一見して不適切な行動でも，子どもなりに落ち着き解決しようとする対処行動の場合が多く，それらを取り除くのではなく，より社会的に適切で許容できる枠組みで新たに獲得していくのが重要である．

また，トレーニングというと，練習で教え込ませ会得させるという意味が含まれやすい．しかし，ソーシャルスキルを獲得するには親子関係のような子どもの応答を素早くキャッチし，「楽しい」や「面白い」などの情動のチャンネルをあわせ，安心感を得られる二者関係の構築が何より大切である[3]．援助者はそういった関係性を目指し，できるだけ子どもとの理解を共有して解決に向かう姿勢が求められる．

b. SSTの介入

SSTの介入は3つの視点および領域で考えられる[4]．1つ目は，発達的介入であり，保育所，幼稚園，学校などの子どもの生活年齢や発達年齢に沿って行われる方法である．2つ目は予防的介入であり，早期に子どもの発達課題に気づいて，前もって力を入れて教える方法である．療育，通級，ことばの教室，特別支援学級などで行われる．昨今では放課後等デイサービスで行われることも多い．3つ目は，治療的介入であり，すでに集団不適応を起こしている，あるいは不適切なソーシャルスキルを体得している場

合に個別に介入する方法である．主に医療機関・療育施設や適応指導教室などで心理士やリハビリテーションスタッフが介入する．

この3つの視点と領域で，どこに力点を置けばよいかを確認しながら，教育・地域資源と連携して介入を検討することが望ましい．

2 SSTの考え方

近年では，行動療法と流れを同じくする応用行動分析を取り入れたSSTが用いられる[5]．応用行動分析とは個人と環境の相互作用から適切な行動を獲得していく方法論である．行動に先立って行動を引き出すきっかけを「先行刺激」，その行動した結果次の行動の増加・減少など影響を決める刺激を「後続刺激」といい，先行刺激・行動・後続刺激の3つから分析する．つまり，獲得したい行動，行動の前，行動の後に分けて支援を考えると理解しやすく，以下のような支援方法がある．

a. 先行刺激への支援

子どもが受け取りやすい刺激・環境を整備し，意図的に達成しやすい工夫をする．たとえば賑やかな環境だと声に反応しづらい可能性が考えられる場合には，静かな環境を設定する．あるいは，耳からの情報のみでなく，目でみてわかる掲示物などの視覚刺激を用いて，刺激の強さ・リズムを調節する．見通しをルールとして与える，間違えるような課題ではさりげなくヒントを出すこともある．

b. 行動への支援

獲得を目指すソーシャルスキルは，子どもの安全性，子ども自身が困っていること，知的水準などに焦点を当てた視点からターゲットとする行動を決める．適切な行動を細分化したり，見本を提示したり，行動を前もって練習するなどの技法がある．

目標となる行動を考えるとき，「騒がない」「無視しない」などの否定形でなく，「相手の話を聞く」「返事をする」といった望ましい行動として焦点を当てることも大切である．不適切な行動を減らすことを主目的としないのは，それらは大人の目からみて目立ちやすく，注目しやすいのに加えて，強い叱責，子どもの反発と関係性の悪化を招きやすいからである．常に適切な行動の獲得・よい行動を伸ばすという視点で位置づけることが大切である[6]．

c. 後続刺激への支援

うまく達成できたとき，その行動を増やす・維持するために多様な刺激を与える．いわゆるご褒美である．ほしい物と交換できるシールやコインなどの報酬(トークンエコノミー)，称賛，うまくできた行動についてことばでフィードバックする．なるべく即座に，明確に，ターゲット行動と関連づけて行うことが大切である．

文献

1) 西園昌久，他：SSTと精神療法：コミュニケーションの意味とスキル．金剛出版，2023
2) 橋本創一：SST(ソーシャルスキルトレーニング)．小児内科 2014；46：1639-1642
3) 滝川一廣：子どものための精神医学．医学書院，2017
4) 小谷裕実：発達障害児のための実践ソーシャルスキルトレーニング．人文書院，2009
5) 山本淳一，他(監)：親子で成長！気になる子どものSST実践ガイド．金剛出版，2020
6) 東　誠：家庭でのソーシャルスキルコミュニケーションについて．チャイルドヘルス 2007；10：562-565

（岩波純平，黒岩千枝）

3部 解説編

A 神経発達症

10 ペアレント・トレーニング

1 ペアレント・トレーニングとは

ペアレント・トレーニングは，1960年代アメリカのUCLA(University of California, Los Angeles)精神神経医学研究所にて，行動療法を基盤とし子育てに悩み不安やストレスを抱える養育者を対象に子どもへの適切なかかわり方の習得を目指して開発されたプログラムである．子ども自身を直接治療するのではなく，養育者を訓練し，子どもへの適切なかかわり方を学ぶことで子どもの適切な行動習得を促進させるアプローチである．

日本では1990年代から発達障害への社会的関心が高まり，障害特性に対する支援方法が検討されるなかで，発達障害児に対する治療アプローチとしてペアレント・トレーニングが注目されるようになった．日本版に改良，導入され，日本全国へ広がりをみせている．日本全国で様々な形で発展しているペアレント・トレーニングであるが，代表的なものとしては，肥前式，奈良式，精研式がある[1]．共通して行動療法を理論的基盤として開発され，広がりをみせているが，奈良式と精研式はアメリカUCLA精神神経医学研究所のプログラムを導入，肥前式は，自閉スペクトラム症(ASD)や知的発達症(IDD)の子どもの養育者へのプログラムを注意欠如多動症(ADHD)の子どもの養育者向けにアレンジしたものである．

2 介入方法

2019年の厚生労働省障害者総合福祉推進事業にて「基本的なプラットホーム」が明示された．

「基本的なプラットホーム」とは，各地に広がるペアレント・トレーニングを実施する者の拠り所となる共通の土台のようなものであり，実施するプログラムを「ペアレント・トレーニング」と呼ぶためには必須となるもの[2]である．「基本的なプラットホーム」は，以下の①コアエレメント(表1)，②運営の原則，③実施者の専門性，から成り立っている．

> 💡 **基本的なプラットフォーム**
> ①コアエレメント：ペアレント・トレーニングにおける共通要素であり，組み合わせは参加者や参加状況にあわせて変化が可能であるが，ペアレント・トレーニングの核となるものである．
> ②運営の原則：参加者にどのように伝え，どのように参加者が学ぶのかという運営

131

表1 コアエレメントの6つのポイント

①行動理解	子どもの行動を三項随伴性理論で理解することを説明．目の前にみえている子どもの行動を取り出し，その行動の前に起きている出来事（先行刺激）とその行動の後に起きている出来事（結果）を客観的に捉えていく
②子どもの行動の3つのタイプ分け	子どもの行動を「好ましい行動」「好ましくない行動」「許しがたい行動」の3つに分類．「好ましい行動」にはほめるなど肯定的な注目を与える方法を伝え，「好ましくない行動」には計画的な無視や環境調整の工夫などを伝える
③子どものよいところ探し	子どもの言動はほめられることで増幅するという考えに基づき，肯定的注目を与える方法を学ぶ
④子どもの不適切な行動への対応	子どもの不適切な行動には過度な注目を与えないことの必要性を理解し，計画的に無視する技術を身に付ける．子どもの行動に落ち着いて対処できるようになることを目指す
⑤子どもが達成しやすい指示	子どもの適応的な行動を促すための声かけやかかわり方を学ぶ
⑥環境調整	周囲の環境を整え子どもが適応的な行動を起こしやすくなるための工夫を考えていく

の原則や工夫である．

③実施者の専門性：コアエレメントを理解し，参加者へ助言やこれまでのかかわりを否定せずに適切なかかわり方を提案することや，子どもにかかわるなかでの参加者の小さな変化に気づきながらフィードバックすることなど，様々なスキルを有することである．

◎おわりに

日本全国各地でそれぞれに発展しているペアレント・トレーニングであるが，質を担保しながら適切な支援を供給するためにはコアエレメントの6つのポイントを軸とした発達の特性に寄り添った支援が重要である．

文献

1) 肥後祥治, 他：発達障害児の保護者へのペアレントトレーニング実施の日本における現状と課題－地域における実践とスタッフ養成の視点から－．鹿児島大学教育学部研究紀要教育科学編 2019；71：89-99
2) 日本発達障害ネットワークJDDnet事業委員会：令和元年度障害者総合福祉推進事業　ペアレント・トレーニング実践ガイドブック．2019　https://www.mhlw.go.jp/content/12200000/000653549.pdf［2024年7月31日閲覧］
3) 山口穂菜美, 他：我が国における発達障害のある子どもの親に対するペアレントトレーニングの研究動向－系統的レビューによるアップデート－．行動分析研 2021；36：67-94

（黒岩千枝）

COLUMN

 気づいていますか？「きょうだい児」

　病気や障害のある兄弟姉妹がいる子ども・人のことを「きょうだい児」「きょうだい」とよび，この本を手にした方も耳にしたことがあるかもしれない．

　きょうだいへの配慮の必要性は半世紀以上前から話題にされてはいるが，具体的に言及されているものは少ない．実際に，診察室で出会うきょうだいもいれば，直接は接することのないきょうだいもいる．しかし，気がつくときょうだいも不登校になっていた，気がつくときょうだいも摂食症を発症していた，というケースを経験したことがないだろうか．

　きょうだいは，病気や障害のある兄弟姉妹に年齢的にも距離的にもとても近いところにいて，家族が患児を中心に生活していることもちゃんとわかっている．そして，兄弟姉妹の病気や障害についてきちんと説明を受けず，不安に感じている子も少なくない．一方で養育者は，患児に集中しすぎて，いい子のきょうだいを放置気味になることもある．様々な要因が影響し合い，がまんをしてきたきょうだいは，心身不調になるということもある．きょうだいは，子どもだが患児ではない，家族だが養育者ではない．その微妙な立場から自分の思いを誰にもいえず，抱え込んでいることがたくさんあるのだ．

　きょうだいの子がどうしているか，心配なことはないか，患児の診察のついでにでも話題にすることで養育者がきょうだいへ目を向けるきっかけになるかもしれない．きょうだいたちがどのような思いを抱えがちなのか，私たちができることは何なのか，それを考えることも子どもを診る医師の課題だと考えている．

（荒川明里）

3部 解説編
B 心身症

1 子どもの心身症とは

1 ストレスについて

ストレスはスパイスみたいなものだ．スパイスの効かないカレーなど食べたくない．ただ効きすぎると舌も喉も悲鳴をあげ腹も痛む．その辛さに動揺し水をがぶ飲みし，かえってからだの具合が悪くなる．ストレスというスパイスは「よくも」「悪くも」ある．

a. ストレスへの反応

「ストレス」ということばは，もともと物理学用語で「外部からの刺激に対する力（応力）」のことである．転じて「外部からの刺激によって身体に生じた反応」を意味する．ストレスの原因となる外的刺激を「ストレッサー」と呼ぶ．ストレッサーには，生理学的なもの（病気，飢餓，不眠など），心理・社会的なもの（学校，家庭における不安など）がある[1]．ストレス反応は人類を含めた生物にとって進化上欠かせないものだ．たとえば，石器時代のわれわれの祖先が，猛獣に突然出くわしたとする．逃げるべきか，戦うべきか，フリーズするか，生体内では自律神経系の興奮とストレスホルモンの分泌が生じる．戦って多くの命を失った種族よりも，とっさに逃げることを選択した一見弱虫の種族が生き延びたのかもしれない．

b. ストレスとからだの関係

このようなストレスとからだの関係性は，第一に，生活場面での慢性ストレスと健康状態の関連性（慢性ストレスが高血圧症を引き起こすなど），第二に，生体内の制御機能（HPA軸，SAM軸）で説明されてきた．慢性ストレスによって自律神経系や免疫系の機能不全や破綻の結果，循環器系への影響，易感染性，がん化などが報告されている．これに加え，近年，第三の生体内メカニズムとしてアロスタシス理論が提唱されている[2]．生体は外界および体内環境の変化を受けても，体温や血糖値などの生理状態を常に一定範囲内に調整し恒常性を保つ．これをホメオスタシス（homeostasis）と呼ぶ．従来，ストレスはホメオスタシスの破綻で説明されてきた．一方，様々なストレスに対してすばやく変動しながら適応する働きがあり，これをアロスタシス（allostasis）と呼ぶ．このようなストレスへの適応が長期化・慢性化すると身体制御機能の変調や破綻が生じ，これをアロスタティック負荷と呼ぶ．従来のホメオスタシス理論と異なり，生体がストレス反応を示すことはむしろ適切であり，その反応が過剰を示したり，無反応であったりすることが問題と捉える．ストレッサーに対して適応的に反応しているか，に着目する．

ストレッサーをうまく制御できなかったとき，周囲の環境と不適応を起こしからだに様々な影響が現れる．

2 心身症

子どもは大人に比べてストレスを受けたときに自身で解決することが難しく言語化して他者に相談することがうまくできない．そのためストレスを抱えやすく，ストレスは頭痛，腹痛，めまいなど身体症状となって示される．いわゆる不定愁訴である．不定愁訴以外にも喘息やアトピー性皮膚炎などの病気がストレスで悪化する．このようなこころのストレスと身体症状の関連性が心理社会的要因と密接に関連している場合「心身症」という概念で説明される．すなわち，「心身症」は病名ではなく，患者の状態を表すものである（🔍3部 B-5；148p）．心身症は国際的な精神医学のガイドラインには存在しない．しかし，たとえば，「学校に行く前になると腹痛や下痢になる」など多くの人々が通常の生活のなかで「こころとからだの関係性」を意識することは，社会的にはポピュラーな概念ともいえる．

日本心身医学会は，心身症を「身体疾患の中で，その発症や経過に心理社会的要因が密接に関与し，器質的あるいは機能的障害が認められるもの（ただし，精神疾患に伴って生じる身体症状を除く）」と定義している[3]．

3 子どもの心身症の定義

子どもの心身症は，2014年日本小児心身医学会で以下のように定義された[4]．

> 「子どもの身体症状を示す病態のうち，その発症や経過に心理社会的因子が関与するすべてのものをいう．それには，発達・行動上の問題や精神症状を伴うこともある」

この定義からいえるのは，日本心身医学会の定義よりも守備範囲が非常に広い．こころとからだが発達途上にある子どもの場合，乳児期から思春期にかけてその成長過程において様々な症状があり，また，神経発達症の背景がある子どもは特にストレスを感じやすく心身症に陥りやすいと想定される[5]．

4 主な子どもの心身症

子どもが成長する時期（ライフステージ）によって，夜泣き，乳児アトピー性皮膚炎，気管支喘息などのアレルギー疾患，反復性腹痛，周期性嘔吐症，夜尿症，起立性調節障害（OD），摂食症，過敏性腸症候群（IBS），抜毛，機能性頭痛，過換気症候群，チック症などが心身症と関連している（図1）．各々の症状や診断，治療は本書（🔍3部 B-7～B-13；154～185p），「小児心身医学会ガイドライン」「初学者のための小児心身医学テキスト」などを参照されたい[6]．

5 心身相関の理解

心身医学では，「こころとからだの関係性」を「心身相関」と表現し，「患者自身の自分への気づき」を重視する．

「心身相関」のメカニズムを説明する．何らかのストレスを受けると，その人なりのストレス対処をする（ストレスをやり過ごす，逃れる，対峙する）．身体的な不調や慢性疾患があるとき，心理社会的な問題があるとき，ストレス対処がうまくできず身体疾患の悪化や身体症状が発現する．身体疾患に対する治療がうまくいけば，改善に向かうが，逆に，症状が悪化すると，不安・抑うつ，素行症などの精神的な症状に発展してし

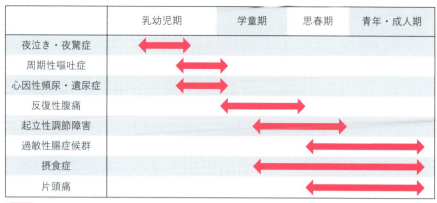

図1 ライフステージによってみられる小児心身症

まい生活が困難となる（図2）[3]．

6 心理社会的要因への気づき

心理社会的要因の影響を疑う所見には以下が代表的である[6]．

💡心理社会的因子の影響を疑う所見
① 症状の程度や場所が移動しやすい　② 症状が多彩である
③ 訴えのわりに重症感がない　④ 身体所見/検査所見と症状があわない
⑤ 曜日や時間によって症状が変動する　⑥ 学校を休むと症状が軽減する

症状とうまくつきあう状態が続くと，初めて心理社会的要因が関与しているという事実に気づき受け入れられる．患者自身で気づくこともあれば，医師，心理士，家族，友だち，教員など患者を取り巻くすべての環境のなかで気づかれることもある．

7 小児科医と心身医学

標準的な心身医学的アプローチでは，患者を取り巻く問題を以下の因子[7]に整理して取り組むと治療方針が立てやすいだろう．

💡患者を取り巻く因子
① 患者の素因（predisposing）：現在の問題に影響を与えている脆弱性や行動パターン
② 誘発因子（precipitating）：原因と思われる現在または最近のストレス要因
③ 持続因子（perpetuating）：現在の問題を維持する要因
④ 保護因子（protective）：現在の問題の結果に影響を与える可能性のある支援や回復力を示唆する強み

臨床場面では，症状を軽減しようと焦って誘発因子（例：いじめ，親のメンタルの悪

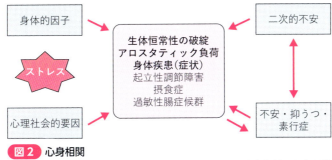

図2 心身相関

〔日本心身医学会教育研修委員会：心身医学の新しい診療指針．心身医学 1991；31：537-573 より改変〕

化，など）にばかり焦点を当ててしまいがちだ．しかし，これでは治療の方向性を見失うことになりかねない．持続因子を減らし，保護因子を増やすことの2点に焦点を絞ってみる．子どもの強み（レジリエンス）も必ずみつかるはずだ．ここで強調したいのは，ストレスと面と向かって戦うのは得策ではない，ということである．筆者は本人や家族にこう伝える．

> 「もし，君が疲労困憊しているならば，ストレスと不戦条約を結ぶべきだ．何なら，ストレスとしばらくともに時間を過ごし，その間にストレスと自分の姿を，上から俯瞰して眺めるとよい．ストレスと戦ってきた歴戦の姿に気がついたとき，はっと我れにかえって，傷ついた自分を最後には受け入れることができる」
> 「君が，さあ休戦しよう，と一歩前に進めたら，新たな道筋が目の前に開かれるよ」

心身医学的なアプローチは，「小児科医」にとって，日常診療の延長線上に無意識に行われているかもしれない．小児心身医学の実践は，子ども医療に携わるすべての職種にこそふさわしい．

文献

1) 西 大輔，他：ストレス．e-ヘルスネット（厚生労働省） https://www.e-healthnet.mhlw.go.jp/information/dictionary/heart/yk-031.html ［2024年7月31日閲覧］
2) McEwen BS: Plasticity of the hippocampus: adaptation to chronic stress and allostatic load. Ann N Y Acad Sci 2001; 933: 265-277
3) 日本心身医学会教育研修委員会：心身医学の新しい診療指針．心身医学 1991；31：537-573
4) 日本小児心身医学会（編）：小児心身医学会ガイドライン集．改訂第2版，南江堂，2015
5) 作田亮一：神経発達症のある子どもと心身症．発達教育 2019；38：4-11
6) 日本小児心身医学会（編）：初学者のための小児心身医学テキスト．南江堂，2018
7) Kevin K, et al.: Principles of Biopsychosocial Formulation and Interventions in the Pediatric Medical Setting. In: Guerrero APS, et al.(ed), Pediatric Consultation-Liaison Psychiatry: A Global, Healthcare Systems-Focused, and Problem-Based Approach. Springer, London, 2018; 181-192

（作田亮一）

3部 解説編
B 心身症

2 ストレスの生理的反応と対応

　ストレスがかかると逆境場面に対抗しようと反応を示すが，高ストレス状態が持続するとやがて疲弊し，心身の健康が脅かされる．子どもは大人に比べてストレスを自己解決することや，言語化し相談することが難しく，身体症状で辛さを訴えることが多い．そのため，子どもがおかれているストレス状況を理解し，身体的治療に加えて安心を与えるような働きかけが大切になる．

1 ストレスの生理的反応

　前頭前皮質と大脳辺縁系(扁桃体・海馬など)からなる corticolimbic circuit は，ヒトが特定の刺激を受けた際に自己にとってネガティブな刺激であるかどうかを判断し，ストレス反応の起点となる．

a. 自律神経系

　自律神経系の理解として，近年ではポリヴェーガル理論が注目されている[1]．ストレス反応に対し交感神経系を介した防衛反応として fight-or-flight response が，背側迷走神経を介した反応として freeze response が起こり，それらを腹側迷走神経が調整する．短期的反応としてはどの反応も一般的だが，慢性的なストレス状態によりバランスの均衡が崩れると，頭痛，腹痛，消化性潰瘍，気管支喘息やアレルギー疾患の増悪など様々な身体症状が起こり，成人では高血圧，耐糖能異常，心血管イベントの増加リスクとなる．

b. 内分泌的経路〔視床下部－下垂体－副腎皮質(HPA)軸〕

　大脳皮質で認知されたストレス刺激が大脳辺縁系を介して視床下部に伝達されると，室傍核から副腎皮質刺激ホルモン放出ホルモン(CRH)が分泌される．その働きで下垂体前葉より副腎皮質刺激ホルモン(ACTH)が分泌され，副腎皮質に作用してコルチゾールが分泌される．この一連の働きを HPA 軸と呼ぶ[2]．持続的なストレス状態におかれるとコルチゾールの働きで血糖値の上昇，免疫抑制，NK 細胞の活動低下などが起こる．また，通常 CRH は ACTH の血中濃度でネガティブ・フィードバック制御を受けるが，慢性ストレス状態ではその機構が破綻し HPA 軸を介したストレス反応が遷延しやすくなる．

2 関連する症状

　小児期の自律神経失調症状として代表的な起立性調節障害(OD)は，カテコラミン過剰などにより交感神経と副交感神経のバランスが乱れると症状が増悪する[3]．過敏性腸

症候群(IBS)は，自律神経のバランスの乱れによる腸蠕動の変化，CRH作用での腸管感覚過敏，HPA軸を介した免疫能の変化により腸管粘膜の微小炎症や腸内細菌叢の変化などにより症状の増悪や遷延につながる．ストレスの影響が過剰になると自律神経系の調節機能をもつ腹側迷走神経がうまく機能しなくなり，フラッシュバック，解離，フリーズといった反応を起こす心的外傷後ストレス症(PTSD)の発症に関係する．特別な疾患だけでなくもっと一般的な感冒や急性胃腸炎などの症状であっても，これらの病態は様々な程度でかかわり，自覚症状の遷延や増強に影響する．

❸ 治療・介入へどう活かすか

　心身医学の臨床では，「心身相関の説明を行う」ということが重視される．患者とその家族に，現在困っている症状と精神的ストレスとの関連について生物学的なメカニズムをわかりやすことばで説明することにほかならない．患者が説明を理解できれば，「よくわからない症状」という不安からの二次的な影響を軽減することができる．

　子どもを心配する家族や教員など周囲の大人たちも，ストレスを感じ，それを乗り越えた経験をもっている．たとえば根性論でストレスの原因に立ち向かった経験があれば，他者に対しても同様に根性論を振りかざしてしまう．自分自身を納得させるためそういった対応になっていることも多い．特に思春期では周囲の大人と意見のズレが生じるのは自然なことである．子どもには「周りの大人たちも症状がわからなくて混乱してそういういい方になっちゃったんだね．よくがんばったね．皆，君を心配している，症状に立ち向かうチームだからね，一緒に前向きにやっていこう」，家族には「症状が変動したり多様であったり，理解が難しかったですよね．今までよく考えてお子さんを支えてくれて，よかったです．これからはわからないことは医師も混ぜて相談していきましょう」といった説明が，親子が相対してぶつかる関係性から，症状に立ち向かうために同じ方向をみる関係性に変化することに役立つ．

　ストレスによる症状の改善には，症状特異的な治療，環境調整，リラクセーション，生活リズムの改善など多面的なアプローチを行う．症状に対して適切な非侵襲的検査や内服調整を行う．ストレス因子が明らかな場合には可能な範囲でストレッサーの除去を行う．同時に子どもの回復に影響を与える保護因子(回復力レジリエンス，環境調整)を支援し，問題を持続させる持続因子を減らすようにする．周囲の大人には，外来にきてもらったり手紙などを用いたりして疾患教育を行う．リラクセーションとして，軽い運動や外出など本人にあった楽しみをみつけていく．また，腹式呼吸による深呼吸，漸進的筋弛緩法，マインドフルネスは有効である．休息となると趣味や外出を控えてしまうことが多いが，むしろ積極的に楽しむことが治療であると伝える．

文献

1) Porges SW: Orienting in a defensive world: mammalian modifications of our evolutionary heritage. A Polyvagal Theory. Psychophysiology 1995; 32: 301-318
2) Smith SM, et al.: The role of the hypothalamic-pituitary-adrenal axis in neuroendocrine responses to stress. Dialogues Clin Neurosci 2006; 8: 383-395
3) Carrasco GA, et al.: Neuroendocrine pharmacology of stress. Eur J Pharmacol 2003; 463: 235-272

〈深谷悠太〉

3 心身症の心理療法

1 心理療法とは

　心理療法とは，セラピスト(医師，心理士など)とクライエント(医療では患者)が治療の場において形成した人間関係(信頼関係)をもとに相互作用を繰り返しながら，クライエントの自律性・人間的能力を促進し問題解決を支援することである．効果研究のメタ分析の結果から，様々な心理療法に共通する要因の1つとして，セラピストの要因やクライエントとセラピストの治療関係といった人間的な要素による差が認められ，目標に関するコンセンサスや協働，共感，治療同盟，肯定的な受け止め方とそれをしっかりと伝えること，セラピストの純粋性と自己一致感などの効果量が高いことを明らかにしている[1]．このようなことから，心理療法とは，クライエントとセラピストとの関係が重要であり，それを前提としてクライエントのこころの問題を支援するための技法といえる．

　心理療法の種類には，理論的立場による分類，治療構造からの分類(個人療法，集団療法，家族療法，コミュニティ・アプローチなど)，コミュニケーション形式からの分類(言語，非言語)がある．近年では，学派による理論の相違点と共通点を検討しながら新たな理論の枠組みを構築する折衷的・統合的アプローチの流れがあり，その効果の実証研究も行われている．

2 小児心身症への心理療法

　小児心身症への心理療法は以下の目的がある．

> **目的**[2]
> ①症状や問題行動の除去や軽減
> ②子どもや家族の情緒的安定や人格成長への援助
> ③症状や深刻な状況を抱え続ける子どもや家族の精神面への支え

　小児期は，心身の関係性が未熟で未分化であり，精神的ストレスが身体症状化しやすく[3]，親子関係を始めとしたきょうだい，友人，教員などとの関係や子どもを取り巻く環境の影響を受けやすい時期である．また，ストレス反応が身体・行動の異常に現れやすいため，心身相関の理解に加え，身体症状の持続による二次的な不安による悪循環が存在していることも留意しなくてはならない[4]．また，成長過程にある子どもは，その発達段階により好発する問題も変化するため，その好発疾患や発達段階に応じた対応

が必要となる．このように，子どもの特殊性を考慮し，医療現場では医師，看護師，心理士だけでなく他機関とも連携しながら，子どものみならず子どもの家族などに対して包括的な治療が必要である．また，学童期以降は，環境調整として子どもの学校などの生活環境へのアプローチが同時に行われることが多い．

❸ 症状や不適応行動の除去や軽減のための心理療法

a. 行動や認知に働きかける

1）認知行動療法（CBT）

　CBTは，単一の技法を指すのではなく，行動的技法と認知的技法を効果的に組み合わせて問題の改善を図ろうとする治療体系である．CBTでは，個人の体験を，出来事や状況といった「環境」と，それに対する個人の反応，「認知」「気分・感情」「身体反応」「行動」といった多角的な側面から捉え，それぞれが互いに影響し合っていると考える．それを可視化したものを「CBTの基本モデル」と呼び，治療場面ではそれを用いて，自身の体験を評価せず眺めることが可能となり自己理解が促進する[5]．個人の認知には階層があり，より深い中核信念，次に媒介信念，そして自動思考がある．

　CBTの代表的な技法には，認知に焦点を当てた認知再構成法と行動に焦点を当てた問題解決法がある．認知再構成法では，認知のなかでも主に自動思考を取り上げ，ストレス反応に関連している自動思考を多角的に検討し，新たな思考を生み出すことにより，ストレス反応を軽減させることを目的としている．この過程を繰り返すことで，認知的な柔軟性が高まり，ストレスに対する対処力が向上する[5]．問題解決法では，新たな行動の仕方を目標や計画を立て実行し，実際の問題場面で計画を実行した結果を検証する．そのほか，CBTの代表的な介入技法には，行動への介入技法として応用行動分析，行動活性化，社会的スキル訓練，アサーション・トレーニング，エクスポージャーなどがある．認知的技法では，価値観の検討，破局的認知の緩和，自己教示法の活用，思考中断法の活用，認知不協和の活用などがある[2]．また，第3世代と呼ばれる認知行動療法は，マインドフルネスやアクセプタンスという技法を重視し，認知の内容よりも機能を重視した体験的技法が使われている．

b. 身体に働きかける

1）リラクセーション法

　リラクセーション法を実施することで，心理社会的要因により生起する不安感や緊張感といった否定的な情動の緩和が生じる．こうした心理的リラックス状態と同時に，生理的な反応も生じる[6]．リラクセーション法は日常生活のなかでの実践・訓練を通して治療が進むことから，自身の心身の状態への気づきや，セルフコントロール力を高め，再発防止，自己制御力を育成する[7]．リラクセーション法には，呼吸法，漸進的筋弛緩法などがある．

2）自律訓練法

　自律訓練法は，心理的側面とあわせて生理的側面が重視されていることが特徴で，生理的変化に沿って段階的に練習が組み立てられている．練習で用いる公式言語が標準化されていること，適応症の範囲が広いこと，副作用が極めて少ないことなどから，休息法，ストレス緩和法，自律神経安定法，心身の調整法，自己内省法，創造性開発法などとして様々な社会生活の場面において役立てられている．自律訓練法は，心身のリラクセーションを図り不安や緊張を緩和する心理療法として有効な方法である．

4 情緒的安定や人格成長，精神的支えを目的とした心理療法

非言語的アプローチには，遊戯療法，箱庭療法や表現・芸術療法（コラージュ療法・描画療法・音楽療法など）があり，非言語的な手段を用いて自己表現を通し，無意識の欲求や衝動などを解放し，癒しの効果が期待できる．

a. 遊戯療法

遊戯療法とは，言語で自分の考えや感情を十分に表現できない子どもを対象に，遊びを媒介にして人格の成長と変容を目的とする心理療法である．治療過程では，基本的には親面接を子どもの遊戯療法と同じ時間帯に並行して行うことが多いが，施設の規模や特徴によって柔軟に対応する．1回のセッションは，40〜60分程度であるが，年齢やセッションの進み具合によって，柔軟に対応する．過度な破壊行動や感情表現，治療者への攻撃，危険な行為などに対しては，子どもの自由や安全を守るための枠組みとしての制限が必要である．

b. 箱庭療法

箱庭療法とは砂箱とミニチュア玩具を用いて，子どもの内界にあるイメージを具体的な形象に具現化した作品を作成することにより，精神内界の調整を自らの力で図る心理療法である．通常は，箱庭療法だけを独立して行うことはなく，カウンセリングや遊戯療法のなかで，適宜用いられる．砂箱は，内方 57 cm×72 cm×7 cm が国際基準で，内部は水色に塗られ，子どもの腰のあたりの高さの台などに置いてある．砂に置くミニチュアは，患者の内的な世界を表現するのに必要な，人間，動物，植物，乗り物，建物，家具，宗教的なもの，石やタイル，ビー玉など大小様々なものでそれぞれ専用の棚に置く．言語を媒介にして心理治療を行うのが困難な患者に有効である．制作過程では，患者は潜在的なイメージが活性化することがあり，強い情動体験を引き起こすこともあるため，統合失調症の寛解期以外には適用してはならない[8]．

5 家族に対する心理療法

親・養育者（以下，親）の子どもへの理解や治療理解の促進を目的に，子どもへの心理療法に並行して，親への心理教育とカウンセリングを行う．また，子どもの症状や不適応行動の発現と維持には，親の行動と認知がかかわっている場合は，カウンセリングに加え，認知的介入や家族療法，家族療法の視点をもった介入が必要である．また，周産期医療における母親への援助や，重度障害や悪性疾患の子どもをもつ家族に対しては，深刻な状況を支えるためのカウンセリングが有効である[2]．

6 小児心身症への心理療法を効果的に行うためのヒント

ツールやテキストの工夫，グループダイナミクスなどの集団療法の効果の活用，親子参加や親のグループ療法などは，治療への動機づけを高め，その効果が期待できる．

◎おわりに

心理療法を適用する場合には，心理的アセスメントが前提となる．子どもの状態，年齢や性別，治療段階にあわせ，子ども自身が自主的に治療に参加できるように，効果的な心理教育や心理療法を行えるような創意工夫を行い，進めていくことが必要である．また，親への支援を忘れてならない．心理士は，得意な技法に固執することなく，いくつかの技法を習得し，子どもやその親に適切な技法を施行できるようにする．

文献

1) Wampold BE: How important are the common factors in psychotherapy？ An update. World Psychiatry 2015; 14: 270-277
2) 大堀彰子：心理療法．日本小児心身医学会(編)，初学者のための小児心身医学テキスト．南江堂，2018；97-99
3) 宮本信也：身体表現性障害・宮本信也，他(責任編集)，摂食障害と心身．子どもの身体表現性障害と摂食障害．中山書店，2012；2-13
4) 小柳憲司，他：専門医向け外来心身医療ガイドライン．子の心とからだ 2012；21；257-278
5) 大島郁葉，他：認知行動療法を提供する　クライアントとともに歩む実践家のためのガイドブック．伊藤絵美，他(監)，金綱出版，2015；28-143
6) 富岡光直：2016 年　第 57 回日本心身医学会総会ならびに学術講演会(仙台)心身医学講習会：専門医のための心身医学講座 リラクセーション法．Jpn J Psychosom Med 2017；57：1025-1031
7) 松岡洋一：リラックス法．臨と研 2006；83：393-398
8) 弘中正美：遊戯療法と箱庭療法をめぐって．誠心書房，2014

（田副真美）

COLUMN

No. 4　心理士の治療的自己

「治療的自己」という概念は，ワトキンスにより提唱された．その概念は，日本の心身医学の重要な基本的理念になっている．治療的自己は，患者の治療経過に影響を及ぼす医師の医学的知識や診療技術，臨床経験以外の，治療的な信頼関係の作り方や患者とのやり取りの仕方に現れる人間的な部分を指すものとしており，患者との信頼関係を構築するためのコミュニケーションスキルの中核をなす．心身医療現場で働く心理職にとっても重要な概念である．ワトキンスは，心理療法が失敗に終わる場合の多くは，「治療者が客観的な立場のみで治療にあたり，患者と共鳴できなかったことが原因であることは少ない」とし，共鳴と客観性を適切にバランスよく用いることの重要性を強調している[1]．心理臨床の基盤は，「信頼関係の構築」である．その過程には，心理士の個人の要因が関与していることも忘れてはならない．心理士は，医学の知識や心理臨床の知識や技術を学び日々アップデートしていくことと同時に，臨床活動と内的体験の振り返りをしていくことが必要である．

文献

1) ジョン・G・ワトキンス(著)，日本心療内科学会治療的自己評価委員会(訳)：治療的自己―治療を効果的に進めるための医療者の心得―．アドスリー，2013

（田副真美）

3部 解説編
B 心身症

4 外来でも使用できる心理検査

1 心理検査とは

　心理検査とは子どもの情緒，気分，性格，身体の状態などを理解するためのツールである．質問紙の項目に沿って回答を求め，回答された点数から計算をして傾向を明らかにする方法（質問紙法），図版や絵をみて答えたり，定められた絵からパーソナリティを明らかにする方法（投映法）などが存在する．質問紙法の場合は5～20分程度と短時間で行えるため，診察前後や待ち時間で記入することができ外来での使用に向いている．一方で，投映法は検査者とともに取り組み，定められた手順，処理，解釈のために比較的時間を要する．外来での使用には心理士に依頼することが望ましい．どちらの検査法においても，繰り返し行うことで薬物療法や診療および治療の変化をたどることができる．検査者は検査手引書やマニュアルを読み，内容を理解しておくことが求められる．

　心理検査は心理アセスメントの1つで，面接，行動観察，環境，経過の情報とともに用いられる．単一の心理検査のみで子どもの状態をすべて把握することはできないため，複数の検査を組み合わせて多面的に理解する方法を取ることがあり，これを検査バッテリーという．

2 子どもの心理検査で気をつけること

　実施に際して検査の目的と内容を子どもにわかりやすいことばで説明を行う必要がある．難しい場合は途中で止めてよいことを伝えたうえで回答してもらう．また，そのときの気分，意欲，葛藤などによって答えてくれなかったり，おおげさに答えたり，妥当性が低くなることも考えられる．客観的な行動観察，経緯，家庭や学校での様子など全体の状況を生物・心理・社会モデルの視点での評価が重要である．

　これから外来で心理検査の導入を考えている場合，最初は使用者が理解してコントロールできる1～2つの検査から始めて，徐々に増やして検査バッテリーを組めるようになるのが望ましい．繰り返し施行していくなかで項目や因子の特徴，臨床像との矛盾点がみつかりやすくなる．たとえば学校は普通に行っている様子でも，「学校に行きたくない（QTA30の項目）」と回答されれば，学校の負担が症状に影響している可能性が考えられる．

　心理検査の結果を本人や家族に伝える際には，点数のみでなく，どのようなことばで伝えるか，養育者から伝えるか，養育者と子どもに一緒に伝えるかなど配慮するとよいだろう．

表1 小児領域で施行できる心理検査

領域区分	人格検査	認知機能検査とその他の心理検査
操作が容易なもの 80点	YG 矢田部ギルフォード性格検査(小学2年生〜)	DSRS-C〈バールソン児童用抑うつ性尺度〉(小学1年生〜) POMS2(13歳〜) TK式 診断的新親子関係検査(小学1年生〜) CMI 健康調査票(14歳〜) GHQ 精神健康評価票(12歳〜) POMS2(13歳〜)
操作が複雑なもの 280点	バウムテスト SCT 精研式文章完成法テスト(小学1年生〜) P-Fスタディ(絵画欲求不満テスト)(小学1年生〜)	

括弧内は対象年齢
〔厚生労働省：令和6年度診療報酬改定について https://www.mhlw.go.jp/stf/seisakunitsuite/bunya/0000188411_00045.html［2024年7月31日閲覧］〕より抜粋

3 診療報酬における心理検査の位置づけ

心理検査は診療報酬で定められているものがいくつかある．小学生・中学生が対象で，診療報酬で定められている心理検査があり，**表1**(令和6年度時点)に抜粋した．区分として「D284 人格検査」「D285 認知機能検査その他の心理検査」がある．なお，「D283 発達及び知能検査」の心理検査については，⭕3部 A-4；110p を参照されたい．

それぞれ検査実施時間・処理時間で点数区分されており，40分以上かかるものが「操作が容易なもの 80点」，理論や解釈に関する知識があらかじめ必要で1時間以上かかるものが「操作が複雑なもの 280点」，1時間30分以上要するものが「操作と処理が極めて複雑なもの 450点」である．外来での使用という主旨を踏まえ，「操作と処理が極めて複雑なもの」は本項では取り扱わないこととした．処理はそれほど時間を要することはなく，「操作が容易なもの」であれば単純な加算で評定するものが多いため，慣れると1〜5分ほどで処理ができる．「操作が複雑なもの」は手引きや文献を読みながら進める必要があるため30〜60分程度は要すると考えられる．

表1[1]のとおり，診療報酬でみると小児領域で行える検査は少ない．加えて請求上の留意点として，診療報酬で指定されていない検査は請求できない，複数の検査を実施していても同じ請求領域内の場合は1種類しか算定できないことがあげられる．たとえばバールソン児童用抑うつ性尺度(DSRS-C)と POMS を同時に施行した場合，「操作が容易なもの 80点」を2回分は請求できず，80点しかとることができない．そのため，現行の診療報酬内のみで心理検査を行おうとすると制約がかかりやすく，同時に心身の状態を十分に調べることができないと考えられる．よって今回は診療報酬内に限らず，比較的短い時間で実施でき，結果解釈が簡便であり，多くの研究で支持されているという条件のもとで紹介する．

4 心理検査の種類

a. 子どもの健康度調査(QTA30)

　子どもの心身状態の健康度を評価する30項目の心理検査である．対象年齢は小学4年生～高校1年生までである．5つの下位因子と総得点で構成され，「身体症状」「抑うつ症状」「自己効力感」「不安症状」「家族機能」で心理社会的要因の健康度をみることができる．子どもでは，こころの変化が特徴的な身体症状として現れやすいという特徴を活かし，身体症状の項目数が多いのが特徴である．家族機能のみ少ない項目で構成されているため補助的な因子となる．

　得点によって要配慮群，要注意群と分類され，結果をレーダーチャートで示すことから視覚的に理解しやすい．不安症状や抑うつが高値の場合，対人関係やストレスイベントの可能性が考えられる．自己肯定感が低値の場合は，子どもにとって肯定的な支援環境を整える必要性がある．このような因子が高得点で要配慮域に分類される場合，何らかの心身上の問題や悩みをもっている可能性があるため，家族，スクールカウンセラーへの相談，専門機関への受診を促すことができる〔日本小児心身医学会（https://www.jisinsin.jp）のホームページの会員限定ページから検査用紙と自動計算シートがダウンロード可能である〕．

b. スペンス児童用不安尺度(SCAS)

　DSM-IV-TRに基づき，不安障害の症状を評価する．38項目で構成されている．6つの下位因子で，「分離不安障害」「社交不安障害」「強迫性障害」「パニック発作と広場恐怖」「外傷恐怖」「全般性不安障害」に分かれている．対象年齢は小学3年生～中学3年生までである．小学生・中学生・性別における得点目安と比較して症状の程度を判定できる．

c. バールソン児童用抑うつ性尺度(DSRS-C)

　抑うつ気分，活動性，楽しみの減退を評価する．18項目から構成されており，対象年齢は小学1年生～中学3年生までである．カットオフ値16点以上が定められていたが，後に24点以上が望ましいと報告されている[2]．項目に「生きていても仕方がないと思う」があり，希死念慮の有無を確認できる重要な項目である．

d. 子ども版EAT26(Ch-EAT26)

　神経性やせ症(AN)の症状であるやせ願望，食事や体型のコントロールを評価する．26項目から構成されており，対象年齢は小学1年生～中学3年生までである．早期発見とスクリーニングができ，簡便に実施できるため学校現場で使われることがある．カットオフ値18点以上でANが疑われる．ただしやせ願望や意図的なコントロールによらない摂食症（回避・制限性食物摂取症）は十分に調べることはできない．日本小児心身医学会ホームページか，摂食障害情報ポータルサイト（https://edcenter.ncnp.go.jp/edportal_pro/）からダウンロード可能である．

e. 小児ANエゴグラム

　交流分析という心理療法の理論に基づいて作成された人格検査である．対象年齢は小学生～高校生までで，50項目から構成されている．行動・感情・思考といった自分自身の内面（自我）を5つの因子でみる．責任感が強くルールを守る「批判的な親」，思いやりがあり世話焼きを示す「養育的な親」，理性を示す「大人」，自由奔放で好奇心を示す「自由な子ども」，協調性と素直なよい子を示す「順応した子ども」がある．これらの得点をグラフプロフィールで示し，そのパターンから性格傾向を知ることができる．

f. 子どもの強さと困難さアンケート(SDQ)

　子どもの情緒や行動について養育者が回答し評価する．子どものメンタルヘルスのスクリーニングとして有用である．25項目から構成されている．対象年齢は2～17歳であり，ほかの心理検査に比べて幅広く対応できる点が特徴である．子どもの困難さを図る因子として「情緒の問題」「行為の問題」「多動/不注意」「仲間関係の問題」，強みを図る因子として「向社会的な行動」の5つで評価する．主に学校領域で使われることが多く，教員による回答も可能であり，情報共有しやすいのが特徴である．日本語版SDQのホームページ(https://ddclinic.jp/SDQ/index.html)からダウンロード可能である．

g. バウムテスト

　A4の画用紙に鉛筆で実のなる木あるいは自由に木を一本描いてもらい，その描き方，形，位置などから自己像，エネルギー，発達段階，情緒などを評価する．検査者が教示をして目の前で描いてもらう方法をとる．絵という非言語的な性質から子どもが自由に表現できるため，多様な情報が得られる可能性がある．一方で解釈には検査者の主観性も含まれやすいことから細心の注意を払いながら，複数の文献[3,4]などで理論的・統計的な解釈を行う必要がある．

◎おわりに

　一般外来で使用しやすい心理検査を紹介した．心理検査は子どもの内面に近づく方法である．結果は慎重に取り扱い，その結果のみで決めつけはせず，丁寧に子どもの状態像と照らし合わせて治療に役立てていくことが望ましい．

文献

1) 厚生労働省：令和6年度診療報酬改定について　https://www.mhlw.go.jp/stf/seisakunitsuite/bunya/0000188411_00045.html ［2024年7月31日閲覧］
2) 佐藤　寛，他：子どもの抑うつを測定する自己評価尺度の比較：CDI，DSRS，CES-Dのカットオフ値に基づく判別精度．児童青年精神医と近接領域 2009；50：307-317
3) ルネ・ストラ(著)，阿部惠一郎(訳)：バウムテスト研究　いかにして統計解釈にいたるか．金剛出版，2020
4) カール・コホ(著)，岸本寛史，他(訳)：バウムテスト 心理的見立ての補助手段としてのバウム画研究．第3版，誠信書房，2010

（岩波純平）

3部 解説編
B 心身症

5 心身症の診断と治療の進め方・考え方

❶ 「心身症」という診療態度

医師にとって診断という作業を行うことは重要な役割である．これは，心身症においても同じである．しかし，診断のもつ意味合いは，ほかの医学モデルとはやや異なる側面をもつ．心身症の診断や見立てはどのように行うのだろう？

a.「心身症」という診断名

しばしば「心身症」を診断名としている場面を目にする．カンファレンスや専門職同士のやり取りのなかで「これって心身症だよね」ということばを耳にすることもある．しかし，本書を一通り読んでいただくとわかるように，心身症を診断名として扱うことはあまり意味をなさない．日本小児心身医学会では2014年に

> 「子どもの身体症状を示す病態のうち，その発症や経過に心理社会的因子が関与するすべてのものをいう．それには発達・行動上の問題や精神症状を伴うこともある」

と定義しているが，特定の診断名として定義しているわけではないことに注意したい（ 3部 B-1；134p）．

医師のほとんどは診断名をつけない，よくわからない状況にもちこたえることは苦手である．そのため，とりあえずの病名を当てはめがちである．しかし，医師の診断は子どもや家族にとっては重いものである．色々な場所で色々な診断名を伝えられ，すべての診断名が「合併している」と重く受け止めている家族も少なくない．

b.「心身症として診る」とは

「心身症として診る」ということは，心理社会面の背景・症状への影響，二次的な精神症状などを加味して診療を進めていくという診療態度であり，「今の状況を心身症として捉えてみよう」というスタンスであると考えてよい．

たとえば，起立性調節障害（OD）という病態がある．ODという診断には，起立後の循環動態の変化が一定以上存在するという生理学的検査を基にした基準がある．これを満たすとODの診断を行うことはできるが，OD＝心身症ではない．ODという診断に基づいた薬物療法や生活指導を行っているが，OD自体は決して重症なわけではないのに一向に変化がなく，「ODが治らないと動き出せない」という状態になっている場合もある．また，起床困難や午前中の体調不良などの症状はあっても新起立試験ではODの基準は満たさず，何の器質的疾患も当てはまらないために，ただ「心身症」という診断名だけを受けている子どもや家族と出会うこともある．このような子どもたちへの支

援において必要なのは，心理社会的な要因を含めた包括的な支援であり，ODに対する特異的な支援に重きをおくべきかどうかという差異が診断の有無によって変化する．つまり，心身症として対応するときには子どもへの包括的な支援を前提としており，個々の診断は支援の方向づけのために必要な情報ということになる．包括的な支援を行う際に近年よく用いられるのが，Bio-Psycho-Social(BPS)モデルに基づくフレームワークである．

2 BPSモデル

BPSモデルは，1977年にアメリカの精神科医George Engelによって提唱された．このモデルでは，生物学的要因に主眼をおいていた従来の医学モデルに対し，心理的，社会的な要因も含めて総合的に捉えることに重きをおいている．BPSモデルが提唱される以前から心理社会的要因から疾患や個人を捉えるという考え方は当然あったが，生物学的要因だけでなく，いずれかの視点に偏っていることが多かった．その点，BPSモデルは1方向に偏ることなく捉えるということに関して優れたモデルといえる．

a. BPSモデルに基づくアセスメント

BPSモデルに基づくアセスメントの方法にはgold standardがあるわけではなく，BPSモデルの理念に基づき，各臨床家が臨床応用しているというのが実際である．獨協医科大学埼玉医療センター子どものこころ診療センターでも，特定のフォームを用いてBPSモデルに基づくアセスメントを行っているわけではないが，カンファレンスでは身体面，心理面，社会環境面といった順番で症例発表を行い，共有するような流れとなっている．その内容を1つのフォーマットに落とし込むと表1のようになる．生物，心理，社会因子それぞれに背景因子・維持因子・保護因子等の要素をあげるが，明確にそれらを区別することは難しいことも多いため簡易な表とした．異常所見から鑑別疾患を行う医学モデルは問題志向的なことが多いため，保護因子をあげることが苦手な臨床家は少なくない．神経発達症特性など，生物学的な背景をもちながらも心理的因子にも影響を及ぼす内容について，どこに配置すべきという決まりはなく，生物学的な背景としての影響が主(たとえば生来の感覚過敏など)な場合があれば，例示しているように心理面の影響が大きいと捉える場合もある．「どうすべき」ということにとらわれず，全体像を概観できるようにあげていくことが大切である．

b. 治療のアプローチ

場合によっては模式図を用いて，それぞれの要因の関係性を図示することも全体像を把握するために有用である．その1例を図1で提示する．このとき，背景因子に過度に注目し「これが原因だから，原因を取り除くことが重要」という視点になりやすいが，発症後の維持要因と，それに伴う二次的な症状との間の悪循環が問題となっていることがある．BPSモデルを必要とする状態では，原因を特定したり除去したりすることが困難であるがゆえに今の状態に陥っていることは多い．原因追及型の考え方ではなく，解決志向的なアプローチで治療を組み立てていく姿勢が大切である．

3 見立てを軸に据えた支援

これら表1や図1を用いたりしながら臨床家が自分たちだけで整理・考察することは見立て(ケースフォーミュレーション)の一部分であり，最終的に子ども自身や家族と共有し修正していくことで見立てが完成する．見立てを書き出して共有することは，子

表1 BPSモデルに基づくアセスメント（フォーマット例）

14歳 男子	身体面	心理・情緒面	社会・環境面
1. キーワード	起立性調節障害（OD） 前兆のない片頭痛	抑うつ（軽度） 自閉スペクトラム症（ASD）の特性 アレキシサイミア／アレキシソミア傾向[※]	不登校状態 父親からの叱責
2. 根拠・程度	新起立試験： 　起立後心拍数 max 　+37 bpm 　起立後血圧低下なし 国際頭痛分類第3版の診断基準	不登校となった後の意欲の減退 質問紙（DSRS-C, SRS-2）の得点 特に抽象的な内容の言語化の困難さ 感情や身体症状への気づきの少なさ 対人交流の苦手さ	現在はほぼ完全不登校 在宅勤務の父親が，朝起床しないことを厳しく叱責する
3. 維持因子	生活リズムの崩れがある やせ傾向／飲水量減少 身体活動量の少なさ 目を覚ますためにカフェインを多く摂る	学校など昼間の活動への動機づけが低い 不安の自覚が乏しい 単独プレイのゲームや動画など1人での活動への興味関心が主 ODと片頭痛の頭痛の区別がついていない	学校から具体的な段階的登校の提案がない 父も叱責され育った 父のなかに高校受験への焦りがある 父と子どもとの板挟みで母が疲弊している
4. 保護因子	頭痛が強いときには頓服薬の効果あり 楽しみな日は朝の目覚めが比較的よい	修学旅行に行きたい気持ちがある コミュニケーションが苦手なことに気づき始める	父はできたことはほめる 家族間の会話は多い 受診には両親ともできるだけ参加しようとする

[※]アレキシサイミア（失感情症），アレキシソミア（失体感症）

どもや家族が今の状態を客観視することを促進し，治療的な支援の第一歩となる．逆に，治療や支援が行き詰まるときには，見立てがうまく共有できていない場合が多い．このようなときには繰り返し現状を振り返り，今取り組んでいくべき／取り組めそうなポイントを確認し合うことが大切である．前提となる基準がある診断と異なり，見立てはナマモノで柔軟に形を変えるものである．繰り返し現状を確認し，見立てを改定させていくことが心身症としての治療姿勢の最も大切な根幹であるともいえる．この診療姿勢は，幼少期から成人まで本人の表現型が周囲の環境との相互作用で変化しやすい神経発達症の臨床においても有用な視点でもある．

　心身症の診療を始めたばかりでBPSモデルなどの網羅的なフォーマットを使用する際，全体を俯瞰するあまりに，「あれもこれも取り組まねば」と逆に混乱しやすい一面もある．渦中にある子どもや親は，「どこから手を付けたらよいかわからない」と感じて無力感を覚えてしまうこともある．支援者が一緒に混乱することなく，診察の場で「せっかく小児科にきてくれているから，まずはからだの症状を軽減できるような方法からみつけていこう」など，まず一緒に取り組めそうなところを提案していけると子

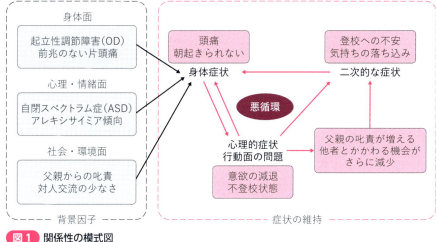

図1 関係性の模式図

もや家族は心強い.

　また，地域に根付いたプライマリ診療の利点を活かし，教育機関などとの連携を通して，役割分担ができるとよい．様々な施設と連携する際にも，BPSモデルを基に作成した見立てを共有し，各施設の意見をききながら改定していくことで，複数の機関が統一したかかわりを行うことに役立つ．

◎おわりに

　思っていた方向と異なる方向に曲がって伸びた幹をもとの方向に戻そうとしてみることは1つの方法である．しかし，すぐには戻るわけではないことも多いし，戻したほうがよいのかはわからない．戻すことばかりを考えず，今の伸び方を続けて生きていく方法を模索するのもまた，盆栽の世界では価値のある選択とされる．決めるのは子ども自身で，支援者はあくまで周りで一緒に方法を模索し，唸り，感嘆する役割かもしれない．

（北島　翼）

3部 解説編
B 心身症

6 心身症の問診のコツ

① 問診をする前に
　心身症の診療・問診を行う前に確認したいことがいくつかある．

a. 自施設の役割
　まず，診療する自施設の役割について確認したい．小児科医が心身症を診る場所は様々である．できるだけ多くの急性疾患を早く診療する役割を担っている施設では，ゆっくり話をきくということにあまり向かないかもしれない．自分がこれから子どもや家族と会うときや，「学校に行けていないんです」と打ち明けられたときに備えて，自施設がどのような役割を担えるのか，問診を始める前に一度確認してみてほしい．自施設にフィットしない形式で診療を開始すると，段々とほかのスタッフとの間で足並みがそろわなくなり，無理な診療形態となりやすい．

b. 診療時間
　次に，問診に当てられる診療時間の長さである．子どもや家族がこころを開いて会話ができれば，自ずと時間は長くなりやすい．しかし，多くのプライマリ診療の場で，30分や1時間の問診時間を確保することは困難で，すぐには診療時間を確保するのが難しい施設も多数ある．想定よりも診療時間が長くなることが続けば，"大変な診療"という意識が出てきてしまい，不全感から治療関係に溝が生じやすい．

c. 個人的・職業的経験
　最後に，自分自身の個人的・職業的経験である．たとえば自分自身や家族に不登校の経験があり，その経過に強い考えや思いがある場合，十人十色な子どもや家族の変化の過程を，自分自身の経験に沿った道筋で解釈したり提案したりしやすい．また，小児科や心身症診療の経験がどの程度あるかを客観的に見定めておくことも大切である．決して，職業的経験がなければ診るべきでないという意味ではない．一般の小児科診療では自分自身の知識や経験をフル活用し治療方法を提案・提示することが多いのに対して，心身症の診療では自分の経験が活かせる部分は活かし，同時に，経験のないことについて謙虚にともに考え，情報を集める姿勢が重要となる．「治療者に頼る」のではなく「ともに考える」治療関係を築くのには，経験は必須事項ではない．

*　*　*

　これらの診療上の"制約"について自分自身が正直でいることで，"限界を知りながらやれることを考える場"として肩の力を抜いた問診を開始しやすい．医療者の力が抜けていると，自然と子どもや家族もリラックスしやすい．具体的には，詳しくきいていく前に，

「15分くらいの時間は確保できますが，今日はより長い時間の確保は難しいです．でも，そのなかでできることを一緒にやっていきましょう．まず腹痛に対しての診察や必要な検査を考えていきますね」
　「ときどき親子別々で，日々ストレスに感じることなど話してかまいませんよ．ただ，私はちゃんとカウンセリングの訓練を受けていないので途中で余計なことをいってしまうかもしれません．それが辛かったり，専門的なところに通院したいと思うときには言ってくださいね」

など，"自分自身に正直に，できることを一緒にやっていこう"という意志が伝わることを大切にしたい．

2 初回の問診での姿勢
a. 初回問診のポイント
　初回問診の最も大切な点は，子どもや家族がおかれている状況を確認することにある．これは必ずしも，もれなくすべて把握するということではない．子どもや家族が，今何に困っているのか，子どもや家族がどう感じているかをおおまかにでも伝えられたと思えれば，初回問診の目的は十分に果たしているともいえる．主に困っていることが身体症状であればそれに沿った内容を聴取し鑑別を行い，希死念慮など命の危機がある場合には緊急性を把握し相談できる人がほかにあるかを確認する．問診で聴取すべき具体的な内容については個々のケースにより異なるため，本書3部や2部の内容を参考にされたい．

b. 親子分離
　問診は親子分離で行うこともあるし，同席で行う場合もある．一般的に，思春期の問診は個別の時間を少しでも作ることが望ましいとされる．「あなたの年頃では別々に話す時間を作っているんです」など特別なことでないことを伝え，スムーズに分離できればよいが，難しい場合は無理にする必要はない．また，そのことを1，2回ですぐに分離不安などと1つの症状として取り上げ過ぎずともよい．一般小児科での外来は親子同席で行うため，事前に親や子からの断りがなければ，同席で話をするつもりで来院していることも多い．合同の場で安心して会話を続けていくなかで，分離で話をする機会が生じることは少なくない．

＊＊＊

　問診は，背伸びせずに自身のできることを把握しつつ，そのなかで子どもや家族のあり方に興味をもって耳を傾けるということの繰り返しである．内容に興味がもてないときには，疲れ過ぎているのかもしれないし，自分では抱えることが難しい話題なのかもしれない．医師は批判的吟味に長けているため，ついつい問診しながらも評価や考察しようとしがちである．そういったときには一歩引いて，"この子はこんな批判的なことを周りにいわれたり，自問しながら生活したりしているのかもしれない"と思いを巡らせてほしい．

（北島　翼）

3部 解説編
B 心身症

7 子どもの摂食症とは

　食行動症および摂食症群は，摂食または摂食に関連した行動の持続的な障害によって特徴づけられる[1]．DSM-5-TRの診断基準では，異食症，反芻症，回避・制限性食物摂取症（ARFID），神経性やせ症（AN），神経性過食症（BN），むちゃ食い症（BED）について記載されているが，一般的にはARFID，AN，BNを意味することが多い．

1 小児科で出会う摂食症

　摂食症の主な分類を表1に示す．初診時年齢が中学生までが多い小児科外来では，初診時病型はAN，もしくはARFIDとの出会いが多い．高校生以上になるとBNも増えてくるが，BNは通常，思春期以降に食事制限の過程で始まることが多い．AN，ARFIDにかかわらず子どもの摂食症は，発育を要する時期に十分な栄養が充足されないことによって低身長，骨密度の低下，初経発来遅延などの身体的合併症をきたす可能性がある．不安症やうつ病など様々な精神疾患の併存も多く，AN，BNでは体型・体重と自己評価の過度な密着から大切な発達過程の時期に教育や対人コミュニケーションなどの機会が失われ，社会生活や家族機能にも大きな影響をきたすこともある．そのため子どもの摂食症では特に早期発見と早期対応が重要である．
　食事摂取量の低下を伴う摂食症／食行動症のことを「restrictive-type eating disorders（制限型摂食症：R-ED）」と総称することがある．これは，AN，ARFID，非定型神経性やせ症（atypical AN）が含まれる．初診からしばらくの間は，ANとARFIDの鑑別は難しいことがあるため，臨床場面でこの概念は有用である[2]．
　詳細は，AN，BNは⇒3部 B-8；157p，ARFIDは⇒3部 B-9；164pを参照されたい．

NOTE

異食症（pica）

　異食症は，少なくとも1か月間，1つ以上の栄養がないもの，食べるものではないものを持続して摂取することである．内容は氷，毛髪，土，紙など様々である．2歳未満の幼児では発達的に正常域と考えられ診断とならない．児童期の発症が多く，また妊娠中の女性にもみられやすい．ネグレクトは子どもの異食症のリスク因子である．併存症として，自閉スペクトラム症（ASD）と知的発達症（IDD）が多い．ANにおいても空腹をまぎらわせる手段としてティッシュなどを異食することがある．

表1 摂食症の主な分類

病型		やせ	やせ願望・肥満恐怖	むちゃ食い	代償行動	体重増加を妨げるための食事制限	過剰な運動
神経性やせ症 (AN)	摂食制限型 (ANR)	あり	あり	なし	なし	あり	あることが多い
	むちゃ食い・排出型 (ANBP)			あり	あり		
神経性過食症 (BN)		なし	あり	あり	あり	あり	あり
むちゃ食い症 (BED)		なし	あり / なし	あり	なし	なし	なし
回避・制限性食物摂取症 (ARFID)		あり	なし	なし	なし	なし 食欲低下や摂食不安	なし

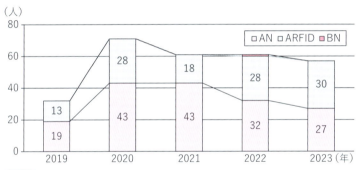

図1 コロナパンデミック前後の病型別初診患者数
〔獨協医科大学埼玉医療センター子どものこころ診療センター〕

2 子どもの摂食症は増えている

　近年子どもの摂食症は増加傾向であり，2020年の新型コロナウイルス感染症流行以降，少なくとも2022年までは国内外で摂食症患者における症状の増悪や新規患者の増加が報告されている[3〜5]．小児科領域ではAN以外にやせ願望を伴わないARFIDも多く存在し，この病型においてもコロナ禍での増加が指摘されている[4]．

　2019〜2023年の5年間に当センターを初診した小中学生の摂食症患者282名についてコロナ前後の臨床的特徴を調査したところ，ANは一斉休校や学校制限の影響が色濃い2020，2021年の増加が目立ち，2022年以降は漸減しているがコロナ前よりは依然多い．一方でARFIDはAN同様2020年に倍増し，徐々に登校制限が解除された2022年以降も漸増している（図1）．

食行動異常は子どもの不安や抑うつなどのメンタルヘルスを反映していることが多いため，今後の動向にも注意が必要である．

文献

1) 米国精神医学会(原著)，髙橋三郎，他(監訳)：食行動症及び摂食症群．DSM-5-TR™ 精神疾患の診断・統計マニュアル．医学書院，2023；360-385
2) Zanna V, et al.: Restrictive eating disorders in children and adolescents: a comparison between clinical and phychopathological profiles. Eat Weight Disord 2021; 26: 1491-1501
3) Rodgers RF, et al.: The impact of the COVID-19 pandemic on eating disorder risk and symptoms. Int J Eat Disord 2020; 53: 1166-1170
4) 井上　建，他：COVID-19 流行下における神経性やせ症と回避・制限性食物摂取症の新規外来患者および入院患者数の全国調査．日摂食障害会誌 2023；3：3-12
5) 国立成育医療研究センター：2022 年度コロナ禍の子どもの心の実態調査　https://www.ncchd.go.jp/press/2023/1114.html［2024 年 7 月 31 日閲覧］

〈大谷良子，北島　翼〉

3部 解説編
B 心身症

8 神経性やせ症および神経性過食症

1 神経性やせ症(AN)と神経性過食症(BN)

　神経性やせ症(AN)と神経性過食症(BN)は摂食症の代表的な病型である．ANとBN両者ともに精神病理の中核となるのは，「体重や体型が自己評価に過剰に影響すること，体重や体型のコントロールの可否がその人の自尊心を決定すること」[1]であり，体重や体型へのとらわれが生活のすべてとなる．AN，BNともにやせ願望や体重増加恐怖，ボディイメージの障害，食行動異常を有すが，ANは低体重に伴う身体症状と精神症状を伴う．初診時年齢が主に中学生以下の小児科ではANと回避・制限性食物摂取症(ARFID；3部B-9；164p)の病型が多く，そのなかでもANは70％を占める[2]．ANでは罹病期間が3年未満の場合，それ以上の場合よりも回復率が高く，逆に罹病期間が長くなるほど予後が悪くなることが示されている．また治療開始後早期に体重回復が得られることで，より良好な結果が得られるとされている．そのためANでは特に早期発見と早期対応が望まれる．

　本項ではANと考えられる子どもが初診した際を想定して外来診療の流れとBNの概要を記載する．入院治療に関しては4部1；244pを参照されたい．

2 神経性やせ症(AN)の外来診療の流れ(図1)[3]

a. 主訴と出会い
　主訴は「体重が減りやせている」ということが多いが，周囲が病的なやせ状態に気づかず便秘，頭痛，無月経などの理由で来院することもある．また，ANの場合は本人の病識に乏しく，受診への抵抗を示して家族が心配して連れてくることも多い．そのため子どもは不機嫌な様子で質問への抵抗をみせる一方で，家族は子どもを強く心配し，こうなってしまったのは自分のせいではないかと自責の念を抱えていることも多い．まずは来院した子どもや家族に「本当によくきてくれた」と来院を労う．

b. 重症度評価
　即日に入院治療を要するのか，外来での評価を進めていくのか判断する必要がある．重症度評価に必要な情報としては，標準体重比，病前体重，直近1か月程度の体重減少速度，現在の栄養・水分摂取量，全身状態などである．やせが強い場合，無症候性低血糖や心電図によるQT延長を確認する．成長曲線作成は必須である．成長曲線を確認すると子どもや家族が訴える発症時期前から成長障害を認めることもある．表1に標準体重比の計算式[4]を示す．やせの重症度と入院適応は表2[5]も参考となる．他にも全身状態，低血糖，電解質異常，心電図異常，著しい肝機能障害など総合的に判断す

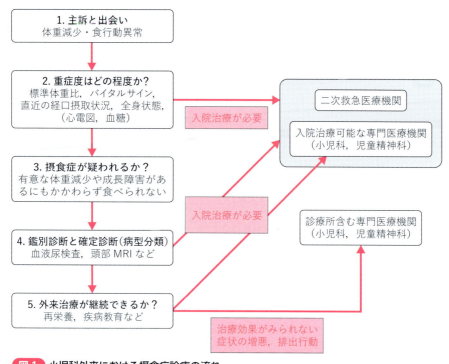

図1 小児科外来における摂食症診療の流れ
〔大谷良子:摂食障害−子どものこころ外来.小児科 2024;65:236-241〕

る(🔔3部B-10;168p).

c. 問診

　以下は筆者が実際に行っている問診内容である.すべてを聴取するのは大変だが,半構造化面接と考え聴取の流れを作るとききもらしがない.初診時は摂食症への治療意欲をもてないことも多いが,便秘や易疲労感などの身体症状やイライラといった精神症状は本人の困り感となっていることも多いため,低栄養との関係を説明すると治療動機になるかもしれない.個人的に⑥は大切と考えている.

> 💡**問診内容**
> ①現病歴:身長体重の変化,体重減少の契機(ダイエット,嘔吐恐怖など),月経の有無
> ②既往歴・生育歴:偏食や小食など食行動の問題や今までの集団適応の課題を含む
> ③現症:身体症状(便秘,倦怠感など),精神症状(不安,落ち込み,易刺激性,希死念慮など),現在の食事内容(どのようなものをどれだけ食べているか),直近の食事量の変化,水分摂取量,過活動
> ④病識:ボディイメージの歪みについて
> ⑤心理社会的要因:学校生活(登校状況,学習面,対人面,部活動),家族機能(養

育者やきょうだい間での葛藤，支援）
⑥興味関心：本人が摂食症から離れて楽しめること
⑦治療意欲

表1　5歳以上17歳までの性別・年齢別・身長別標準体重計算式

年齢(歳)	男子 a	男子 b	年齢(歳)	女子 a	女子 b
5	0.386	23.699	5	0.377	22.750
6	0.461	32.382	6	0.458	32.079
7	0.513	38.878	7	0.508	38.367
8	0.592	48.804	8	0.561	45.006
9	0.687	61.390	9	0.652	56.992
10	0.752	70.461	10	0.730	68.091
11	0.782	75.106	11	0.803	78.846
12	0.783	75.642	12	0.796	76.934
13	0.815	81.348	13	0.655	54.234
14	0.832	83.695	14	0.594	43.264
15	0.766	70.989	15	0.56	37.002
16	0.656	51.822	16	0.578	39.057
17	0.672	53.642	17	0.598	42.339

標準体重 = a×身長(cm) − b

〔生魚(澤村)　薫，他：学校保健における新しい体格判定基準の検討－新基準と旧基準の比較，および新基準による肥満傾向児並びに痩身傾向児の出現頻度にみられる1980年度から2006年度にかけての年次推移について．小児保健研 2010；69：6-13〕

表2　やせの重症度と入院適応基準

やせの重症度	標準体重比(%)
軽症	75以上
中等症	65以上75未満
重症	55以上65未満
超重症	55未満

①軽症，かつ，直近の8週間に急激な体重減少（−1 kg/週）
②中等症，かつ，直近の4週間に急激な体重減少（−1 kg/週）
③重症は早期の入院が必要
④超重症は緊急入院が必要
注：標準体重比65〜75％でも体重減少が緩やかな場合は外来治療が可能
〔日本小児心身医学会摂食障害ワーキンググループ：小児摂食障害診療ガイドライン(改訂第3版)．子の心とからだ 2023；32：396-450 より抜粋〕

d. 身体診察

身体計測とバイタルサイン測定をしっかりと行うことが基本となる．身体診察では特に，表情，浮腫，末梢冷感，皮膚所見(乾燥，産毛，紫斑)などに注目する．鑑別診断目的に，甲状腺腫や腹部内腫瘤の有無を確認する．

e. 鑑別診断と確定診断

摂食症は誤診されることはまれである．しかし，脳腫瘍や内分泌疾患(糖尿病，甲状腺機能亢進症など)，炎症性腸疾患(IBD)との鑑別は常に念頭におく．特に脳腫瘍は見逃してはいけない．病型診断に関しては初診では AN か ARFID かはっきりしない場合もあるため暫定診断，もしくは「摂食症」と診断するにとどめる．AN は👊3部 B-7；154p を参照する．

f. 併存症と晩期合併症

成人期 AN は不安症，双極症，強迫症(OCD)，抑うつ症群など様々な精神疾患を併存するとされる．小児領域においても不安症や抑うつ症群の併存例はみられるが低栄養に伴う情緒の問題であることも多いため，まずはしっかりと再栄養を行うことが重要である．また，小児摂食症では自閉スペクトラム症(ASD)の併存が 10〜20％ とされている[2, 6]．ASD 併存例では従来の治療ではうまくいかずにその背景にある発達特性を理解したアプローチを要することがある．彼らが食行動以外に普段抱えている，たとえば対人関係構築の困難さ，こだわりの強さ・感覚過敏，学習の遅れなどの可能性に焦点を当て，教育環境調整や社会スキルへのアプローチなどを介して食事への強迫的な行動を減じていくような対応も必要かもしれない．

体重減少に伴う身体的晩期合併症には低身長，骨密度の低下(骨粗鬆症)，妊孕性の低下があり経過観察が必要となる．体重増加が得られなければ身長は停止する．また，女性は 10 代前半に骨密度の年間増加率が最大となり，18 歳頃に骨塩量のピークを迎えるが，骨塩量増加には女性ホルモンの分泌も重要である．この時期に摂食症により初経の発来の遅れや無月経になることは骨粗鬆症の発症リスクを高めることになる[5]．

g. 治療

まずは，成長曲線や検査結果など視覚的に提示して診断名，現在の重症度について子どもと家族に説明する．摂食症は死亡率の高い精神疾患である一方で，体重回復までの期間が短いほど予後がよいという科学的根拠を示す．さらに，摂食症は誰にでも起こりうる病気であり原因探しはしない「不可知論」，病気と本人を切り離して捉える「外在化」の概念を説明する．今ある食行動異常や認知の変化は「症状」であることを保証するとよい．そのうえで治療は不安や恐怖を抱えながらも食事を摂り栄養状態をもちあげるほかはないことを子どもと家族に説明する．摂食症は外来治療を中心とし，入院治療は身体的危機からのレスキューとされるが当センターでは初診 AN 患者の約 6 割は入院している．

入院治療を要する重症例は慎重な栄養漸増が必要だが，外来治療が可能な多くの症例では 1,000〜1,200 kcal/日の食事から開始し，「体重を月に 1 kg 増加させるためには現在の栄養量＋約 7,000 kcal/月の累積エネルギー摂取が必要になる」ことを伝えたうえで約 300 kcal/日の栄養量増加を目指す．こだわりが強くなっていることが多いので治療初期は本人が食べられる食事内容でよいと伝えている．できれば 2 週間で 1 kg の体重増加を目指し，少なくとも年齢相応の栄養量，症例によっては 3,000 kcal/日程度の栄養量が必要となることもある．最終的には発育や月経の再開を踏まえ，標準体重

比90％，もしくは年齢および身長に即した成長曲線上の体重を目標とする．再栄養含めた身体治療（3部B-10；168p）と心理療法（3部B-11；174p）は別項も参照されたい．また，薬物療法のなかでも向精神薬に関しては別項（4部1；244p）に記載している．

次の外来までの食事について目標を立て，体重減少速度にもよるが標準体重比75％未満であれば体育や部活は禁止する．再診は初めのうちは1～2週間後に設定している．再診ではバイタルサイン測定，身長・体重の計測，摂食状況・食行動などを聴取し，評価する．特にANの子どもたちは治療に抵抗をみせながらも治したい気持ちと葛藤しているため，その両価感情に耳を傾けわずかでもよい行動変容は見逃さずに称賛することは重要である．

寛解の基準は，やせから脱すること，認知の改善が得られることの2つだが，筆者は，月経回復もしくは年齢および身長に即した成長曲線に戻る程度の身体的安定化，規則正しい食行動，体重や体型へのとらわれが生活を脅かさないようになること，と考えている．

❸ プライマリ診療で神経性やせ症（AN）を診る意義

ANと診断した子どもたちを外来で治療していくことはハードルが高いように思えるかもしれないが，専門医への紹介の目安を知ったうえで，一般外来での診療を継続することは可能である．専門医につながる前に体重が減少し続けると，体重減少によって身体面・精神面においてもAN症状が増悪し，悪循環に至る．そのためプライマリ診療で早期に疾病教育と再栄養を行う必要がある．再診では，不安を抱えながら目標の食事を摂取してきたことを称賛し子どものみならず家族をエンパワーメントし続ける．診療を継続すると，ふと診察室で食事量や体重・体型の話だけではなく，学校や対人関係，"推し"の話で盛り上がることがある．その診察室で起こる「雰囲気の変化」は回復の兆しと確信している．本来の健やかな子どもへ回復していく過程を一度経験すると，摂食症診療の「高いハードル」は「飛び越えられる水たまり」程度に感じられるかもしれない．

❹ 神経性過食症（BN）の概要

BNは，むちゃ食いと，代償行動（自己誘発性嘔吐，下剤・利尿薬乱用）の食行動異常と正常域の体重で定義づけられる．13～18歳の生涯有病率は女子1.3％，男子0.5％という報告があるが[7]，体重が正常域のため受診につながらないことも多い．BNのむちゃ食いは，通常2時間以内の短時間で詰め込むように食べ，また，食べることのコントロールができない感覚を伴う．ストレスによる不快気分がむちゃ食いに先行し，引き続いて代償行動につながる．代償行動は自己誘発嘔吐が一番多く，市販の下剤乱用も少なくない．彼らは自分の食行動を恥ずかしく思っていることが多く，自分をコントロールできない感覚は自尊心の低下や落ち込みにつながり，その不快気分はさらなるむちゃ食い，代償行動のサーキットを形成する（図2）．

DSM-5-TRでは，3か月間に平均週に1回以上のむちゃ食い・代償行動と体重・体型への強いとらわれを認めれば診断となり，治療が必要と考えられている．むちゃ食いによる胃の拡張や穿孔，嘔吐に伴う唾液腺腫脹，う歯，逆流性食道炎，低カリウム血症，不整脈を認めることがあり，体重が正常でも血液検査所見や心電図異常は注意す

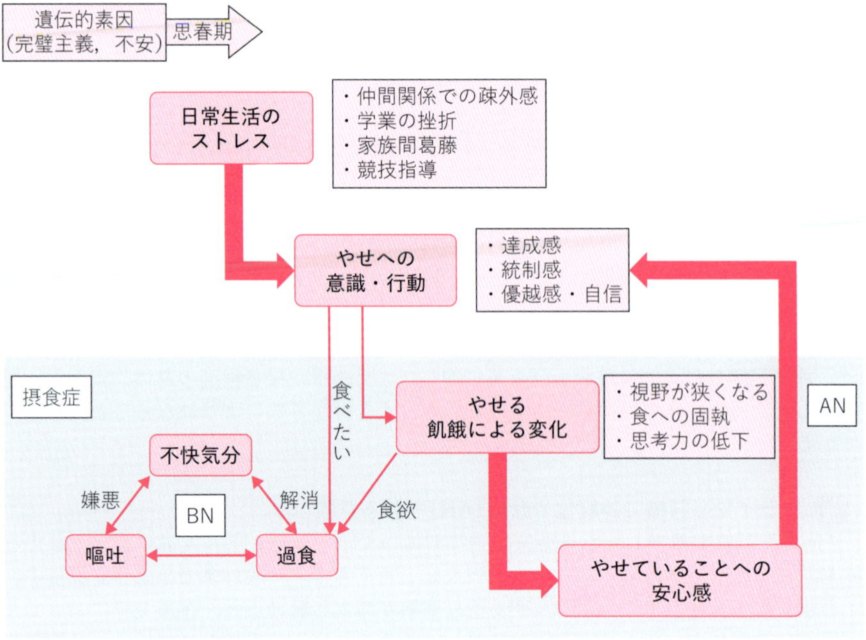

図2 AN/BNの病態

る．BNは精神疾患の併存が多く，抑うつ症群，不安症群(社交不安症)，パーソナリティ症群の頻度が高い．自殺の危険性はAN同様に高く，BNの約1/4～1/3が自殺念慮や自殺未遂の経験があるとされる[7]．

児童思春期BNのEBMに基づいた治療としては，家族療法，認知行動療法(CBT)，BNに焦点づけたガイデッドセルフヘルプがある．むちゃ食い・代償行動については慢性的に経過することが多いため，食行動異常をなくす，というより規則正しい食事や生活習慣を身につけ，本人のコントロール感を取り戻すことを目指す．つまり，生活パターンを記録してむちゃ食いや代償行動のきっかけに気づき(セルフモニタリング)，対処行動(コントロール)を治療者と一緒に考えていく援助をしていくことがガイデッドセルフヘルプのエッセンスである．BNでは，少なくとも数年間症状が持続することが多く，慢性的もしくは再発や寛解を繰り返すなど断続的であることもある．

文献

1) Fairburn CG, et al.: Eating disorders. Lancet 2003; 361: 407-416
2) 井口敏之，他：多施設共同研究による摂食障害症例131例．子の心とからだ 2020；29：2-7
3) 大谷良子：摂食障害－子どものこころ外来．小児科 2024；65：236-241
4) 生魚(澤村)　薫，他：学校保健における新しい体格判定基準の検討－新基準と旧基準の比較，および新基準による肥満傾向児並びに痩身傾向児の出現頻度にみられる1980年度から2006年度にかけての年次推移について．小児保健研 2010；69：6-13
5) 日本小児心身医学会摂食障害ワーキンググループ：小児摂食障害診療ガイドライン(改訂第3版)．子

6) 日本小児心身医学会(編)：小児心身医学会ガイドライン集．改訂2版，南江堂，2015；117-214
7) 米国精神医学会(原著), 髙橋三郎, 他(監訳)：食行動症及び摂食症群．DSM-5-TR™ 精神疾患の診断・統計マニュアル．医学書院，2023；360-385

（大谷良子）

研修医ノート No.1

暗中模索，五里霧中

　私は，小児科専門医取得後に当院の小児科から子どものこころ診療センターに所属するようになった．

　当センターのコンセプトである「小児科医が子どものこころとからだを診療する」ことは，自身が目指した小児科医そのものであり，非常にやりがいのある日々を過ごしている．

　当センターで取り扱う分野は心身症，摂食症，神経発達症，強迫症など一部の精神疾患などだが，小児科医が扱う身体疾患のようによい意味で画一化された診療を行うことは大切である．そのうえで子どもや家族のニーズ，背景にあわせた支援やプランを，オーダーメイドに提供する．そうしてその子に一番よい環境を作るお手伝いができたとき，子どもと家族が笑顔で生活できるようになるのだと思う．初診時に険悪なムードで来院された子－家族がしばらく通院するうちに和やかな表情になり，次第に理解を深め，困り感がなくなっていくのをみると，この分野をやっていて本当によかったなぁ，と感じる．

　もちろんうまくいくことばかりではないし，どこから介入してよいかわからないくらい困りごとが複雑に絡み合ったケースにもぶつかる．そんなとき，誰が諦めようと，主治医の自分だけは，どうやったらその子が一番笑顔になれるのか，考えていけたらな，と考えている．

　1人でも多くの子どもが笑顔になれるように，がんばります．

（深谷悠太）

3部 解説編
B 心身症

9 回避・制限性食物摂取症

　回避・制限性食物摂取症（ARFID）は，2013年に発刊されたDSM-5で初めて導入された疾患概念である．小児思春期の一般人口におけるARFIDの有病率は，台湾の小・中学生（7〜14歳）9,560人を対象とした面接調査では生涯有病率0.5％，6か月有病率0.3％[1]と報告されている．また摂食症に占めるARFIDの割合は5〜32％と報告され，神経性やせ症（AN）や神経性過食症（BN）と比較して，低年齢の割合，男性の割合が大きく，罹病期間が長いことが報告されている[2]．このような背景から小児科医が診療するケースが多く，また身体的安定化を目的に緊急入院が必要となることもあり，小児科医には必修の疾患である．

1 診断・評価

a. 診断
　ARFIDのDSM-5-TRの診断基準[3]に示される症状，すなわち「摂食または栄養摂取の障害」であり，この点においてはANと似るが，自分の体重または体型に対する感じ方に障害があるという根拠がないという点がANと異なる．「適切な栄養摂取ができない食行動」の結果，低体重もしくは体重減少を認めることが多いが，成長の過程にある子どもでは，体重および身長の増加が得られない「成長障害」も診断基準の1つであることに注意する．「成長障害」を早期に把握するためには成長曲線の確認が重要である．特にもともと身長が高い子どもの場合は，成長障害が見過ごされることがあり注意を要する．また，低体重，体重減少や成長障害を認めない場合も，心理社会的な問題を認める食行動は診断基準の1つとなり得る．たとえば，極端な偏食のために給食が食べられず帰宅後に必ず補食する必要がある，持参したお弁当を別室で食べる対応をしないと学校に行けない，など治療的介入が必要な食行動である．

b. 評価
　ARFIDの評価は，身体面と精神・心理面の評価に分けて考えると整理しやすい．まず身体面の評価として，やせの評価（3部B-8；157p），成長曲線を用いた成長障害の評価，栄養障害の評価を行う．栄養障害は，R-EDの評価と同様に，血液検査でRTP，甲状腺ホルモン，性ホルモンを評価することは有用である（3部B-10；168p）．しかし，年単位で推移した慢性的な栄養障害の場合には，標準体重比が70％を下回る中等症以上のやせであっても，血液検査結果が正常であったり，月経を認めたりすることもあり，やせと成長障害の評価とともに総合的に行う必要がある．そのほか，急激な摂食不能を呈する症例の場合は低血糖や脱水の評価も必要である．

精神・心理面の評価としては，ANとの鑑別に直結する，体型や体重に対するこだわりや，ボディイメージの障害の有無が重要である．体重増加への恐怖や身体認知を直接問診するほかに，摂食内容や量，ダイエット行動のエピソードの有無などの現病歴を丁寧に聴取することが大切であることはいうまでもない．

c. 鑑別診断

　鑑別診断としては，摂食量が減少する疾患として胃食道逆流症や機能性ディスペプシア，上腸間膜動脈(SMA)症候群，過敏性腸症候群(IBS)，炎症性腸疾患(IBD)などの消化器疾患，やせを呈する疾患として甲状腺機能亢進症や1型糖尿病，吸収不良症候群，悪性腫瘍，そして忘れてならない鑑別疾患として摂食行動に影響する脳腫瘍がある．過剰な検査は子どもと養育者の社会的な負担や医療経済的な観点から慎むべきであるが，これらの疾患は治療方針が全く異なり，緊急性が高い疾患もある．生来の偏食など病歴からARFIDが疑われたとしても，経過と矛盾する病歴や身体所見，検査所見を認めた場合は，精査を行う姿勢も忘れてはならない．また，たとえばIBSやIBDを認めたとしても，栄養摂取の障害の程度が関連する栄養障害の程度を超えていれば，ARFIDと診断されることがあることも忘れてはならない．

2 症状

a. 食行動

　前項で述べたとおり，ARFIDの中核症状は「摂食または栄養摂取の障害」である．このパターンとしてDSM-5-TRの診断基準には，食べることまたは食物への明らかな「無関心」，食物の感覚的特徴に基づく「回避」，食べた後嫌悪するべき結果が生じることへの「不安」の3つが示されている．

> **ARFIDの3つのパターン**
> 「無関心」：食事内容は栄養的に正常の範疇だが，摂食や食物への明らかな関心の欠如のために摂食量は年齢相応より明らかに少ない．
> 「回避」：視覚的な刺激や食べ物の匂い，口腔内の触覚などの感覚的な特性のために長期にわたる偏食と新しい食品の摂取の回避を示す．これらは長期間の低栄養を反映して，一般的には身長と体重は低値を示し，時に成長曲線から乖離する成長障害を伴う．
> 「不安」：嚥下時に食物を喉に詰まらせることによる窒息や嘔吐，嚥下時の違和感などを経験し，嚥下に対する不安や恐怖の結果として食物，時には水分も含めて摂取困難を示す．「無関心」や「回避」と比較して，期間は相対的に短いことが多い．また急激に摂取困難となるため，低血糖や脱水など緊急対応が必要となることが多いのもこのパターンである．

　これら3つのパターンはいわゆるサブタイプとは異なり，重複することが臨床的によく経験される．またANにしばしば認められる食物の破棄，盗食，排出行為(嘔吐や下剤の利用)，過食などはARFIDの症状として一般的ではない．

b. 身体症状

　低身長，低体重，低体温，低血糖，無月経，徐脈，電解質異常，肝機能障害，貧血などの徴候を認めることがある．これらは同じく低栄養と低体重が主要な徴候である

AN と同様であるが，前述のように長期間(年単位)で推移した場合には，これらの徴候は目立たず，血液検査も正常範囲であることが経験される．一方で，三次医療施設に来院した 31 名の ARFID 患者を後方視的に調べた報告では，半数以上に悪心や早期膨満感あるいは腹痛などの消化器症状を認めたと報告されており，高頻度に認める消化器症状は ARFID の特徴と考えてよいのだろう[4]．

c. 併存症

Bourne らによって報告された ARFID のシステマティックレビューによれば，ARFID は注意欠如多動症(ADHD)，自閉スペクトラム症(ASD)などの神経発達症や不安症，強迫症(OCD)などの精神疾患を高率に併存する[2]．ARFID の臨床経過を想像すれば，その背景に融通が利かずパターン化しやすい発達特性や不安や恐怖を感じやすい性格的特徴が存在しうることは想像に難くない．特に不安症の併存は顕著で，入院を必要とした 83 名の ARFID 患者を後方視的に調べた研究では 45 〜 80 % に併存したことが報告された[5]．さらに実臨床では不登校を伴うこともしばしば経験する．

❸ 治療・介入

a. 治療

ARFID は病態と状態によって，そのときに取るべき治療方針は様々である．嘔吐や窒息の不安のために経口摂取がほとんどできなくなり，身体的安定化を目的として「緊急入院」を要する場合，併存する不安症の影響が大きいため「薬物療法」が有効である場合，栄養状態はかろうじて保たれているものの給食忌避から不登校があり心理社会的な問題の是正のために「環境調整」と「家族療法」を行う場合，長期にわたる低栄養と成長障害を認めるため「経管栄養」を先行し続いて「認知行動療法」を行う必要がある場合，など例は枚挙に暇がない．

b. 介入

ARFID の患者のなかでも重症，深刻な患者に対応するために，これらの専門的な治療を理解し，行えることは重要である．一方で重症，深刻とまではいえないが，摂食または栄養摂取に問題があり，介入を必要とするより多くの患者に適切な初期対応ができることも同等に重要である．Academy for Eating Disorders のサイトにある Minimum standard of care – cross cultural action guidelines for Eating Disorders[6]では，ARFID の対応を行ううえで大切な考え方・かかわり方として以下の 5 つが示されている．

> **💡 ARFID の対応：5 つの考え方，かかわり方**
> ①過去の食事に関係する不安(喉に詰まる，嘔吐など)に対して，戦略的に患者と家族を支援する．
> ②栄養バランスと低栄養を是正し，もし存在するのであれば成長障害を改善させる．
> ③強制的に食べさせる，脅すなどの方法を取ることなく，構造化した食品へ触れる機会を作ること(曝露)を通じて，食べることのできる食品を増やすことにより，患者と家族を支援する．
> ④食事の際に食欲がなくならないように，たとえばおやつを自由に食べさせたりせず，規則的な食事のルーチンを心がけるように患者と家族を支援する．
> ⑤心理社会的な障害を最小限にする，もしくは発症する以前のように戻す．

これらはARFIDの病態と状態，外来・入院の治療場面，治療に参加できるチームのメンバーなどにかかわらず，すべての介入者が基本原則としてもつべき考え方・かかわり方である．

◎おわりに

　ARFIDの診断と症状に重点をおいて概説した．ARFIDの評価においては，ANとの異同を意識して丁寧に問診を行うことが大切である．比較的新しい疾患概念のため，特に介入については未解明なことも多い．病態と状態を見極め，基本原則をもって初期対応することが肝要である．

文献

1) Chen YL, et al.: Prevalence of DSM-5 mental disorders in a nationally representative sample of children in Taiwan: methodology and main findings. Epidemiol Psychiatr Sci 2019; 29: e15
2) Bourne L, et al.: Avoidant/restrictive food intake disorder: A systematic scoping review of the current literature. Psychiatry Res 2020; 288: 112961
3) 米国精神医学会(原著)，髙橋三郎，他(監訳)：食行動症及び摂食症群．DSM-5-TR™ 精神疾患の診断・統計マニュアル．医学書院，2023；360-385
4) Zickgraf HF, et al.: Further support for diagnostically meaningful ARFID symptom presentations in an adolescent medicine partial hospitalization program. Int J Eat Disord 2019; 52: 402-409
5) Cooney M, et al.: Clinical and psychological features of children and adolescents diagnosed with avoidant/restrictive food intake disorder in a pediatric tertiary care eating disorder program: a descriptive study. J Eat Disord 2018; 6: 7
6) Academy for Eating Disorders: Minimum standard of care – cross cultural action guidelines for Eating Disorders　https://www.aedweb.org/publications/minimum-standards-of-care? ［2024年7月31日閲覧］

〈井上　建〉

3部 解説編
B 心身症

10 制限型摂食症のプライマリ診療での身体治療

1 身体モニタリングの目的

　制限型摂食症（R-ED）の子どもや青年を診察するとき，認知面・行動面の症状や，背景にある心理社会的な要因に注目が集まり，身体面の評価が疎かになっていることがある．摂食症の治療における医師の役割の重要な点は，身体面のモニタリングで，他職種では担うことが難しい．R-EDにおける身体評価の目的は，大きく3つに分かれる．

身体評価の目的
①急性期の身体的安全度の評価
②慢性的な低栄養による身体面への影響の確認
③本来の成長と現状との乖離の評価

　なお，日本小児心身医学会発行の「小児摂食障害診療ガイドライン」[1)]には具体的な検査項目や栄養量などが詳細に述べられている．診療にあたってはガイドラインを参照し，本項はその内容を整理・補完するような内容としたい．

a. 急性期の身体的安全度の評価
　R-EDの急性期では，低栄養／脱水評価，代償行動に伴う合併症評価，再栄養に伴う合併症評価を主に行う．表1に身体診察および検査所見で主に評価する内容を述べる．診察は声かけをしながら行っていくほうがよい場合が多いため，子どもや家族へ説明しながら行う声かけの1例を付記した．本人や家族の不安を煽るばかりになることは避けたいが，客観的な所見から身体的な危険度を明確に伝えることが重要である．また，回復の過程で，これらの所見が回復していくことをともに喜ぶことも大切である．

b. 慢性的な低栄養による身体面への影響の確認
　慢性的な低栄養による身体面への影響として，思春期以降であれば，二次性徴とそれに伴う骨や脳の成熟への影響について評価・説明する．胸部や外性器の発育については診察で確認できると確実だが，Tanner分類の図を用いて本人や家族に選んでもらうと把握しやすい．初経の年齢と最終月経も確認する．実施可能なら骨年齢や骨密度を計測することで，低栄養とともに骨の成長が止まっていることを確認し，説明する．将来の骨粗鬆症のリスク等についても，骨粗鬆症の海綿骨の写真を実際にみせながら説明できるとよい．また，月経発来や二次性徴が進むことについての本人の特別な思いがあるか（月経がくるのがこわい，身長が伸びるのが嫌だ，など）も流れのなかで聴取する．R-EDを疑わせる病歴であっても脳腫瘍（特に視床下部－下垂体腫瘍）である場合もある

表1 R-EDでよく認める診察・検査所見と声かけ・説明

項目	R-EDで認める状態	声かけや説明の1例
顔色	蒼白	「もともとの顔色とは違いますか？ いつ頃から顔色が変わってきましたか？」
脈拍数	徐脈	「一般的なこの年齢の脈拍数/自分の脈拍数ってどのくらいか知っていますか？」
血圧	低血圧	「ふらついたりしないですか？（もしなければ）血圧が低いことにからだが慣れてしまっているのかもしれません．ふらつきなどを感じにくくなっているので，特に気をつける必要があります」
	起立性低血圧	
皮膚	乾燥	「乾燥し始めたのはいつ頃からですか？」
	産毛増生	「産毛が増えてきているのには気づいていましたか？」
	四肢末端の冷感	「とっても手足が冷たいですね．以前からですか？（違うとすれば）いつ頃からですか？」
	吐きだこ	「自分で吐こうと思って，指を使ったりして吐くことはありますか？」
	古いケガや打撲痕	「いつ頃ケガをしましたか？（時間の経ったケガであれば）栄養が足りずに打撲後の回復が遅れているようですね」
	皮下出血	「皮下出血がありますが，気づいていましたか？」
	浮腫	「栄養が極端に足りていないときには血管から水分が漏れやすくて浮腫みやすいんです．栄養状態が回復する過程で一時浮腫みが強くなることがありますが，そこで栄養を摂り続けられれば，その後浮腫にくい血管に戻っていきます」
毛髪	脱毛	「髪を乾かすときなどに髪の毛がよく抜けたりしませんか？」 〈低栄養期の場合〉「栄養が巡ってこないことで，毛根が弱くなりやすいんです」 〈再栄養期の場合〉「栄養がからだに巡ってきて，古い髪の毛が抜けて新しい毛と入れ替わっているんですよ」
胸部	心雑音	「低栄養で心臓の弁の閉まりが悪くなることがあるので超音波検査を行いましょう」
腹部	蠕動音の低下	「おなかが張ったり便秘はないですか？ 低栄養で腸の動きが悪くなるのですが，それによってさらに食べるのが難しくなることがあります．でも，お薬だけではあまりよくならず，ご飯が一番の薬です」
二次性徴の遅れ	月経停止 二次性徴が進まない	「初経はいつ頃ですか？ 最後の月経はいつ頃ですか？」 「二次性徴がくることに対して嫌な気持ちなどありますか？」
心電図	QTc延長	「家族で不整脈の人や突然死した人はいませんか？ 低栄養の影響で不整脈のリスクが高くとても危険です．入院の必要があります」
胸部X線	小心臓	「心臓は血液の袋のようなものですので，低栄養によって血液の量が減っていることを意味しています」
	気胸	「低栄養により組織が弱くなって気胸を生じやすくなります．肺の傷を治すために栄養の回復が必要で，入院の必要があります」

（次ページに続く）

表1 つづき

腹部X線	多量の宿便・便秘	同上（「蠕動音の低下」）
	小腸ガス	
腹部超音波検査	SMA症候群 ①十二指腸水平脚での to & fro ② Ao-SMA角度狭小化 ③十二指腸水平脚下端レベルでのAo-SMA距離短縮	「やせてきて血管が腸管を挟むような形になっている部位があり，腸の蠕動も悪くなっているため，通りが悪くなっています．食後におなかが張ったり痛くなるのはそのためです．体重を回復できるだけの栄養が摂れればよくなっていきます．液体のほうが通過しやすいので，しばらくは栄養剤を使ってみることも勧めますが，いかがでしょうか？　どうしても口から摂るのが難しいときは，経管栄養で少し栄養状態が回復すると痛みも和らいできます」
心臓超音波検査	心収縮能低下	「低栄養の影響で心臓の動きが悪くなっています．カロリーだけでなく特定の栄養素が足りないことでも生じるので血液検査結果も確認します」
	心嚢液貯留	「低栄養の影響で心臓の周りに水分が溜まりやすくなっています．栄養回復の際に多くなることがあるので，少し時間をおいて確認するようにしましょう」
血算	汎血球減少	「栄養が足りないため，骨髄で血球を作るスピードが低下しています」
	（見かけ上の）正常値	「濃度の数字のため，水分と栄養素どちらも同じくらい低下している所見です」
生化学検査	肝逸脱酵素上昇	「低栄養の強いときにも，栄養が回復するときにも数値が上がることがあります．食事量は最近変化していますか？」
	腎機能障害	「脱水により腎臓に流れる血液が少なくなることが主な要因ですが，低栄養が続くと腎臓自体にもダメージが残るといわれています．早期の栄養改善で，影響なく回復できます」
	低K血症/低P血症/低Mg血症	「強い低栄養状態から再栄養する段階でバランスが崩れることがあり，リフィーディング症候群といいます．時に急変の原因となるため，定期的なモニタリングが必要です」
	代謝性アルカローシス（±低K血症）	「頻回に嘔吐があるときにみられる所見です．よく嘔吐しますか？　頻度はどのくらいですか？　自分で吐こうとして吐いていることが多いですか？　吐こうとするときは，気持ち的な辛さと，身体的な辛さ（気持ち悪さや腹痛など）のどちらが大きいですか？」
	RTP低値	「数日〜1週間以内の栄養状態を反映しているものです．食事量が回復すれば必ず改善していきます．体重のほかに客観的な目安の1つになるので定期的に調べましょう」
	CK値	「筋肉量を反映するものなので，やせているときには数値が低めなのが正常です．年齢での正常上限や高いときには，からだに見合った量以上の活動量と考えます．筋肉は栄養が十分なときには壊れた後に強い筋肉が作られますが，足りないときには壊れるばかりでさらにやせてしまいます．栄養量に見合った運動を考えていきましょう」
	低血糖	「ふらつきや冷汗，ときどき意識が朦朧としているときなどはありませんか？（症候性低血糖の有無を確認）」

表1 つづき

内分泌学検査	甲状腺機能異常（FT_3↓，TSH→〜↓）	「FT_3 はからだが元気に活動するために必要なものです．栄養が足りないと値が下がり徐脈や手の冷たさにつながります．回復の指標にもなるので定期的に調べる必要があります」
	性腺機能低下 E_2↓，テストステロン ↓ LH↓，FSH↓	「性ホルモンは二次性徴に必要なものです．栄養が足りないと値が下がり身長の伸びが鈍化します．女性では無月経や骨粗鬆症，男性では二次性徴の遅れにつながります」

ため，頭部 MRI を一度は確認したい．この際，低栄養状態が続くと大脳の萎縮を認める．栄養状態の回復に伴い改善することが知られているが，長期になると脳への形態的・機能的影響が永続する可能性があり，早期の回復が望ましいことを伝える．

c. 本来の成長と現状の乖離の評価

R-ED の診療では，まず成長曲線を作成することが大切である．学校では年2〜3回は身体測定を行っており，その結果（成長の記録）は学校に保管してある．初診時，もしくは再診時に成長の記録を持参してもらい，できるだけ早期に成長曲線を作成する．というのも，問診だけではやせ始めた時期がわからないことが少なくないからである．成長曲線を用いることで早期に AN に覚知することができるという報告もあり[2]，疑ったタイミングで確認することを勧める．成長曲線を作成したら，発症前の成長の軌跡に沿った仮の成長曲線を引いてみて，現状の曲線との違いを親子と共有する．問診からの発症時期よりも前に体重の停滞を認めるときには，その頃に何か変わったことがあったかをたずねてみる．しばしば，「体重が維持できればよい」「標準体重の 80 ％を超えれば大丈夫」など治療ゴールが過少設定されており，再増悪のリスクが高いままになっている場合がある．短期的な治療目標は治療方法や子どもごとで異なるが，回復のゴールはもともとの成長の軌跡に戻ること（発症前に肥満がある場合は，身長の軌跡を参考にする）であることを明確に伝える．

2 プライマリ診療での栄養療法

a. 外来での栄養療法

外来での栄養療法は，まずは子どもや家族の食事について知ることから始まる．食事はどのような時間に，1日何回，誰と食べるのか．もともと好きだった食べ物と今は難しくなった食べ物，家族の食事の嗜好性などをきく．また，食事の記録を養育者に作成してもらう．食事を準備するだけでも十分忙しい親にたくさんの記載をお願いする必要はなく，食事前後の写真を撮ってもらうだけでもよい．数回の通院の後に専門医療機関へ紹介することになっても，この記録は非常に役立つ．摂取エネルギー量を栄養士に計測してもらえるとよいが，プライマリ診療の場では難しいことも多い．写真をみながら「ぱくぱく献立くん・簡単カロリー計算（https://www.kondatekun.com/recipe/calorie.php）」や「カロリー Slism（https://calorie.slism.jp/）」等のサイトや食品カロリー事典を用いて栄養量を一緒に計算して把握していくことができるが，必ずしも，厳密にカロリー計算して細かな指示を与えることは必要なく，具体的な食事に関する情報を診察室の場で話題にし，具体的に家族と話し合える環境を準備することが記録の目的であ

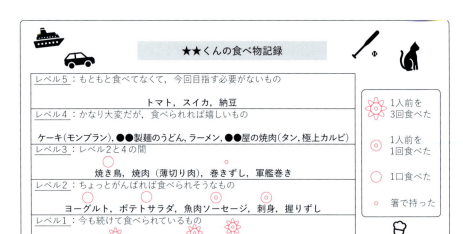

図1 食品に関する不安階層表（子ども向け）

る．何kcalを摂っているか以上に，体重が回復できるだけ摂れているかが大切である．順調に回復できていれば現状の栄養量以上を保つための方法を，体重が減少～横ばいの場合には，今よりも200～500 kcal/日程度増やすための方法を話し合い，次の外来でどうだったかを体重測定とともに確認し，策を練る．この際，家族から1つの案が出たときに，主治医が是非を判断しすぎずに，その方法についてどう思ったか，ほかの家族メンバーや子ども自身にたずねてみてもよい．もちろん病気の症状で「どうやったって食べないよ」という子も多いのだが，意外と「それだったらこうやったほうが食べやすい」など具体的な返答ができる子も少なくない．子どもが答えてくれれば，そのことに対する家族の感想もきいてみるとよい．うまくいけば親も子どもも自信をつけていける．うまくいかずとも，それだけ病気が勢いづいており最初からうまくいかないことはよくあることで，諦めずにトライ＆エラーを続けることが，病気から距離をおき，回復するためのコツであると伝える．大切なのは，摂食症から回復させる/するための勇気を，家族と本人にもってもらい続けることである．

　典型的なANでみられるような栄養量の要因ではなく，食事形態や味覚等による食事の困難さが強い場合には，食品の不安階層表（図1）を親子で作成してもらうとよい．そして，低い階層のものからチャレンジを続けていく（小さなスプーン1口から，できるだけ連日行う）ことを促す．摂食症の子どものいる家庭では，食事についての会話が減っていたり，「食べる・食べない」だけに終始したりすることも多く，こういった階層表を作成するなかで「これなら食べられる/食べられた」という会話を増やしていけることが大切である．

b. リフィーディング症候群

　リフィーディング症候群は再栄養時の合併症として重要だが，外来で診察できる身体状態で，現状の食事量よりも200 kcal/日増量という程度では生じないことがほとんどである．ただし，栄養療法を開始して体重維持量（1,200～1,400 kcal/日程度）を摂

取できるようになるまでは定期的な血清 P/Mg/K 値の確認を行うことは大切である．また，血清 P 値が 3.0 mg/dL を下回る場合などには，P 製剤の内服を行いつつ再栄養を進める．ルーチンでの P 製剤の予防内服は国際的なガイドラインでは推奨されていないが，腹痛や下痢などの消化器症状の副反応がなければ検討してもよい．

❸ 入院適応，専門医療機関への緊急紹介の適応

a. 入院適応

入院適応基準は先述のガイドライン[1]に示されている．これらの基準について患児や家族に伝えるタイミングは，筆者自身は少し注意をしている．というのも，「ここまで体重が下がったら入院が必要です」とあまりに初期から伝えると，家族は「そんなに悪くならないと入院できないのか」と不安になり，本人は「この体重までは減っても入院にならないから大丈夫」という思いをどうしても抱きやすい．すぐに入院適応を満たすタイミングでなければ，まずは自宅で様々な方法をトライしていってみようという姿勢をみせ，悪くなったときのことよりも，回復のための道筋を中心に伝えることも多い．同時に，「入院適応が近くなったら具体的な限界設定を設けます．栄養が足りない状況が続けば，予想外の急な血液検査の悪化や体調不良で緊急入院が必要になるので，まず今よりも食事量を増やすことを具体的に話し合っていきましょう」と入院目安を伝えることを急ぐよりも，きちんとモニタリングを行っている安心感をもってもらうことを意識する．

b. 専門医療機関への紹介

プライマリ診療の場では，入院適応に近づく手前で専門機関への紹介を検討する場合が多い．しかし，専門施設が限られているため，専門機関の受診まではしばらく期間ができてしまうことが国内の現状である．前述の入院適応の説明の「入院適応」の部分を「専門機関への緊急紹介が必要な状態」に置き換えて考えてもらうとよいかもしれない．

文献

1) 日本小児心身医学会摂食障害ワーキンググループ：小児摂食障害診療ガイドライン（改訂第 3 版）．子の心とからだ 2023；32：396-450
2) Marion M, et al.: Earlier diagnosis in anorexia nervosa: better watch growth charts! J Eat Disord 2020; 8: 42

（北島　翼）

3部 解説編
B 心身症

11 神経性やせ症の心理療法

　摂食症は生物学的要因，心理社会的要因などが複雑に絡み合って発症すると考えられ，特に神経性やせ症（AN）は，心理社会的要因が発症や経過に大きく影響を与えることが報告されている[1]．たとえば人間関係やストレス，トラウマなどの心理的原因，そしてマスメディアや周囲の人から押しつけられる，やせていることの美しさや健康の象徴であるという価値観など，心理社会的要因には様々なものが含まれる[2]．
　ANについての概説は 3部 B-8；157p を参照のこと．ANの心理・行動面の特徴としては，やせ願望や肥満に対する恐怖心が強く，やせていることを自覚できないボディイメージの障害と病識の欠如がみられる．気持ちがわかってもらえないという不安や抑うつ感を抱くことも多く，家族の食事状況への異常な関心や食べることへの強制，食べ物の調理方法や食べる時間のこだわりもみられる．
　これらの発症背景を考慮すると，ANの心理療法としては，子ども本人を対象とした治療法と子どもを取り巻く家族を含めた治療が必要になってくる．

1 主な心理療法

　ANに対する心理療法は，様々な知見が多岐にわたり試案されているが，現在の主たる介入方法としては，①家族をベースとする治療（FBT），②認知行動療法（CBT），③その他（支持的精神療法，芸術療法）が勧められている．

a. FBT

　FBTとは，治療の対象を本人だけにするのではなく，家族も含めてアプローチしていく心理療法である．FBTとは，家族をシステムの1単位とみなして，家族メンバーの相互作用を取り扱いながら，解決を目指すアプローチである．症状や問題の内容よりもそれらがどのように生じて維持されているかを重視し，原因を探求しない円環的な認識論が特徴である[3]．近年ではブリーフセラピーやナラティブ・セラピーなど様々に発展した家族療法の方法論があるが，そのなかでANにおいては，FBTが主な家族療法として行われている．様々な研究によってその効果が実証されているエビデンスに基づいた治療法である．詳細は 4部 2；254p を参照されたい．
　家族とともにアプローチする心理療法のうち，家族会（自助グループ）も大切な支援の1つである．子どもを一番近くで支える存在として，ともに生活をする家族は時にプレッシャーや葛藤を抱え，自責の念，接し方に不安を抱くこともある．子どもの食行動に対してどのように対応すべきだったのか，日々のかかわりのなかでどのような関係性を構築すべきなのか家族のあり方は非常に重要である．自助グループは，同じ悩みを

抱えたものが集まり情報交換することや悩みを共有することでお互いをエンパワーする機会となり，AN の子ども家族にとっても同様である．家族会のなかで抱えている問題を共有し，時に涙を流しながら神経性やせ症と戦っている子どもとその家族に対して，交流できる場は大きなサポート源の 1 つとして機能していることが考えられる．

b. CBT

摂食症に対する認知行動療法（CBT-E）は，過食症に対してはイギリスの国立医療技術評価機構（NICE）の発するガイドラインにおいて治療の第一選択として推奨されている．AN に対しても有効性は検討されており，疾患を持続させている精神病理を特定し，規則正しい食生活と体重の回復を目指す．CBT-E には 3 つのゴールが設定されている．

CBT-E の 3 つのゴール[4]
①摂食症の精神病理を取り除くこと
　→食事摂取の方法の問題や極端な体重コントロール，体形や体重への関心を取り除くことである．
②摂食症の精神病理を維持してきたメカニズムを修正すること
③変化の持続を確実に行うこと
　→治療はいつか終了するものなので，治療終了後も子ども自身が症状の再燃に対しても対処するスキルを身につけることである．

また，疾病教育も認知の変容につながることが示されており，「標準体重は太っている体重ではない」ことや「生命を維持し活動するためにはエネルギーが必要であり，食事は生きていくために必要である」ことなど食事摂取や身体機能に関して説明することも CBT として有効である．疾病教育に関しては，どの治療方法においても有益である．

c. その他

1）支持的精神療法

カウンセリングとは，様々な文脈で用いられることが多いが，Rogers が提唱した「非指示的」かつ「支持的」なカウンセリングを指すことが多い．支持的カウンセリング，支持的心理療法などとも呼ばれ，様々な心理療法の土台として使われることもあるが，本項では精神療法の 1 つとして紹介する．また，近年ではパーソンセンタードアプローチとも呼ばれる．治療者は，「患者の"人生の質"を向上させる，すなわち，患者がより生きやすくなり，生きることを少しでも楽しめるようになること」[5]を目的とし，子どもが子どもらしく生きていけるようにサポートしていく．セラピストは，子どもの生活環境，家族とのかかわりなど子どもを取り巻く外的な側面とメンタルヘルスや食行動への不安など子どもの内的な側面に意識を向け，子ども自身の抱えている様々な想いに寄り添いながら援助していく．セラピストは積極的傾聴の姿勢をもち，細心の注意・関心をもって子どもの語りに耳を傾ける姿勢が必要とされ，子どもに対して無条件に肯定的な関心を向けること，子どもが捉えている世界や状況などを正確に理解し，あたかも子ども自身であるかのような態度で共感的理解を行うこと，さらには，セラピスト自身の経験と自己概念が一致している状態にあり，純粋に子どもに対して受容的・共感ができる状態にいることが必要とされている．

子どもとともにいる「今，ここで」の状態に目を向け，子どもが安心しながら過ご

せる場所を提供する．

2）芸術療法

　芸術療法とは，子どもの内面にあるものを何らかの形で表現することによって，自己の内面に対する気づきを与えることや，ことばにならずに存在していた思いの再確認を行う心理療法である．ことばを用いない方法でのセラピーを選択することで緊張感の低減やストレス緩和などの効果も考えられている．一方で，言語化されていない感覚や感情を取り扱うため，思わぬ形で不安定になることや想いがあふれてコントロールすることが難しくなることもあり，心理的に安心できる空間として枠組みを作る必要がある．セラピストの意識として，ことばでは表現しきれないものをそのままに受け取り，評価や判断をせずにありのままの状態を受け入れることは大切である．当センターでは，描画療法，箱庭療法，コラージュ療法などを行っている（3部 B-3；140p）．

　子どもにとって芸術療法のなかでもどのようなアプローチを用いることが適しているのか，絵を描くことや作業を行うことなどの活動が抵抗や苦痛を伴うものでないかを考えることは重要であり，一人ひとりにあった方法でその人らしさを自由に表現できるようにサポートすることが大切である．

◎おわりに

　様々な方法論で心理療法が行われているが，家族とともに子どもを支えていく治療構造が何より重要であり，寄り添いながら子どもらやその家族にとって必要な心理的なアプローチを取捨選択していく必要がある．

文献

1）大谷　真：摂食障害と心理社会的因子．心身医 2017；57：812-816
2）日本小児心身医学会摂食障害ワーキンググループ：小児摂食障害診療ガイドライン 改訂第3版．子の心とからだ 2023；32：396-450
3）松本健輔：はじめての家族療法．北大路書房，2021
4）高倉　修：摂食障害に対する認知行動療法（CBT-E）概説．日摂食障害学会誌 2021；1：28-36
5）近田佳江：学生相談における支持的心理療法の活用．北星学園大社福北星論集 2011；48：43-58

（黒岩千枝）

3部 解説編
B 心身症

12 起立性調節障害

起立性調節障害(OD)は，起立時の循環動態の変動に対する生理的な代償機構の不全のために，めまい，倦怠感など様々な症状を呈する疾患である[1]．循環動態の生理的代償は自律神経系により調整されており，これは不安や緊張などの心理・情動の影響を受けるため心身症としての側面も併せもつ．睡眠障害や不登校が併存する場合は，心理社会的な評価と介入も重要となる．国内で定義される OD は，定義の詳細が異なる部分はあるものの海外では起立不耐症(OI)が相当する．

1 診断・評価

OD 身体症状項目(表1)[2]に沿って問診し，OD が積極的に疑われる場合であっても，貧血や内分泌疾患，脳腫瘍などの器質的疾患の可能性は常に頭の片隅におき，それらが否定的な場合，OD の診断には以下に沿って新起立試験を行う[2]．

使用する物品：手動血圧計，聴診器，ペアン，ストップウォッチ，ECG モニター

① 準備❶：マンシェット，ECG モニター等を装着し，物品を準備する．
② 準備❷：被験者は静かで刺激の少ない環境で，10 分間臥位で安静に過ごす．
③ 起立前測定：10 分経過したのちに，1 分ごとに心拍と血圧を 3 回測定する．
④ マンシェットの圧調節：コルトコフ音を聞きながらバルブを調節してマンシェット圧を徐々に下げ，コルトコフ音が聞こえるギリギリの圧のところでバルブを閉じ，さらにゴム管をペアンで閉じて，マンシェット圧を維持する．
⑤ 測定(血圧回復時間)：能動的に起立する．起立すると血圧が下がることでコルトコフ音がいったん聞こえなくなり，血圧が回復することにより再度聞こえるようになる．起立から再度聴取するまでの時間(起立直後血圧回復時間)を測定する．
⑥ 測定：1 分ごとの血圧と脈拍，頭痛や動悸などの症状を記録する．検査中は，足踏みや会話などはできる限り控える．10 分間経過したら坐位もしくは臥位で数分間安静とし，血圧と脈拍を測定して終了する．
※④と⑤の血圧回復時間の計測は手順がやや煩雑であり，この手順と 1 分ごとの計測が半自動化された自動血圧計が商用ベースで流通している．

検査は午前中に実施する．検査中に失神・転倒することもあり，検査者は注意して見守る必要がある．気分不快や顔色不良が顕著で検査を継続できないと判断した場合は検査は中断し，症状改善を確認して終了する．緊急対応が可能なように救急カートを準

177

表1 OD身体症状項目

1. 立ちくらみ，あるいはめまいを起こしやすい
2. 立っていると気持ちが悪くなる，ひどくなると倒れる
3. 入浴時あるいは嫌なことを見聞きすると気持ちが悪くなる
4. 少し動くと動悸あるいは息切れがする
5. 朝なかなか起きられず午前中調子が悪い
6. 顔色が青白い
7. 食欲不振
8. 臍疝痛をときどき訴える
9. 倦怠あるいは疲れやすい
10. 頭痛
11. 乗り物に酔いやすい

3項目以上当てはまる，あるいは2つであってもODが強く疑われる場合は新起立試験を実施する
〔日本小児心身医学会起立性調節障害ワーキンググループ：小児起立性調節障害診療ガイドライン 改訂第3版. 子の心とからだ 2023；32：42-87〕

表2 ODのサブタイプと身体的重症度の判定

	身体的重症度		
	軽症	中等症	重症
起立直後性低血圧（INOH）		起立後血圧回復時間≧25秒 かつ 血圧が回復する	起立後血圧回復時間≧25秒 かつ 血圧が回復しない（*と同義）
体位性頻脈症候群（POTS）		起立時心拍数＞115 bpm or 心拍増加＞35 bpm	起立時心拍数＞125 bpm or 心拍増加＞45 bpm
血管迷走神経性失神（VVS）		血圧低下と意識レベルの低下（INOHもしくはPOTSを伴わない）	血圧低下と意識レベルの低下（INOHもしくはPOTSを伴う）
遷延性起立性低血圧（delayed OH）		起立後3〜10分の収縮期血圧低下≧15％ or ≧20 mmHg *	
症状や日常生活状況	時に症状はあるが日常生活，学校への影響は少ない	午前中に症状が強く，しばしば日常生活に支障があり，週に1〜2回の遅刻や欠席がみられる	強い症状のため，ほとんど毎日，日常生活，学校生活に支障をきたす

※1：INOHに，起立時心拍数＞115 bpm or 心拍増加＞35 bpm，あるいは起立時心拍数＞125 bpm or 心拍増加＞45 bpmを伴う場合，それぞれINOH中等度，INOH重度と判定する
※2：delayed OHの重症度を判定できる新起立試験の基準はまだない
※3：起立血圧回復時間が20〜25秒の場合は，INOH疑いと判定し治療ガイドラインに進む
※4：POTSとdelayed OHはINOHを認める場合はINOHの診断を優先，VVSはほかのサブタイプと併存可
〔日本小児心身医学会起立性調節障害ワーキンググループ：小児起立性調節障害診療ガイドライン 改訂第3版. 子の心とからだ 2023；32：42-87 より改変〕

備しておくと安心である．新起立試験は，外来で実施可能である．評価可能なODのサブタイプと重症度を**表2**[2)]に示すので参照されたい．

2 症状

　仰臥位から立位になると重力により約500〜800 mLの血液が下肢や腹部内臓系へ移動しcentral blood volumeが減少する．その結果，心臓への静脈還流量が約30％減少し，心拍出量は減少，血圧が低下する．この変動に対して圧受容器反射系が賦活されると脳幹の心臓血管運動中枢が活性化され，交感神経が興奮することで心拍数，心収縮

力，末梢血管抵抗の増加，末梢静脈の収縮を生じる．この自律神経系の機能不全や循環血液量の減少に関連する体位変換時の循環動態変動の代償不全が基本的な病態であり[3]，脳灌流圧の低下によって脳血流が低下することで多彩な症状を呈すると考えられている．

　ODと診断された子どもによく認められる症状には，頭痛，立ちくらみ，めまい，動悸，悪心，倦怠感，起床困難，集中力低下，イライラ，食欲低下などがあり，非常に多彩である．これらの症状は，一般的に午前中に程度が強く，午後以降改善傾向を示すことが多い．また土日や長期休暇中は症状が比較的落ち着くことがよく経験され，登校等に関連する心理社会的要因の評価も必要である．一方で症状のすべてがODの直接的な症状でなく，併存する精神疾患の症状である可能性も念頭におく．

3 治療・介入

a. 心理教育（psychoeducation）
　心理教育とは，疾病の臨床経過，原因，対処法などの知識を提供することで，疾病の理解を深め，前向きに取り組むための教育的支援のことである．緊張やストレスなどの心理社会的要因が身体症状と関連する心身症としてのODの側面を説明し，本人に負担の少ない環境調整や支援的かかわりが進むことは大切な治療的要素である．学校の教員や養護教諭，友人に対して行われる心理教育も有用だろう．限られた時間のなかで本人と援助者の理解を深めるためには，心理教育用の資料や患者・家族会の利用も検討する．

b. 睡眠と概日リズム
　良質な睡眠と安定した概日リズムはODの治療において重要である．睡眠と概日リズムの乱れは自律神経系の機能不全をきたし[4]OD症状の悪化につながるため，睡眠衛生指導によってよい睡眠習慣を確保することを心がける．1日の睡眠時間が8時間未満の子どもは，8時間以上の子どもに比べ，体位性頻脈症候群（POTS）の発症リスクが約6倍高いという報告もあり，睡眠の量も大切である．不眠障害や概日リズム睡眠・覚醒障害群（CRSWD）などの診断基準を満たすこともあり，その場合は睡眠日誌の使用や薬物療法も検討する（⏱3部C-4；201p）．

c. 水分および塩分の摂取
　適切な水分および塩分の補給は症状の管理において重要である．わが国のガイドラインでは40 kg未満の子どもは1,500 mL/日，40 kg以上の子どもは2,000 mL/日の水分を摂取することを推奨しており[2]，アメリカでは3,000 mL/日を推奨するものもある．塩分は子どもでは8〜10 gの摂取が推奨されている．しかし，総血液量減少ではなく血液量の再分布によるcentral blood volumeの減少が主な病態の場合は，水分摂取による改善は限定的な場合もある．

d. 運動
　中等度以上のODでは，長期間にわたる運動不足や活動の低下，臥床の多い生活により，筋力や心肺機能の低下，OIなどのデコンディショニングを生じる[1]．これに対して運動は，下肢の筋力改善による血液循環の促進，心肺機能の強化，自律神経機能の改善によって症状を改善する．運動療法の内容や実施する時間帯を工夫し，徐々に運動量を増やすことで心身への負担が過度にならないように配慮しつつ，継続的に実施する．

e. その他の非薬物療法
　起立時や長時間の立位保持時にめまいや立ちくらみ，気分不良，失神をきたす場合は，足踏み，脚組み（下肢をクロスして足とお尻に力を入れる），頭を下げてゆっくり立

つなどの工夫によって，症状を改善・予防することができる[2]．また弾性ストッキングの着用により同様の効果が期待できる[2]．デコンディショニングの予防として，臥位でなく坐位もしくは半坐位を積極的に保つことは重要であり，そのために大きなクッションや電動ベッドを利用することも有用である．

f. 薬物療法

前述のように OD の治療では非薬物療法の重要性が国内および国外から示されており，薬物療法は非薬物療法に代替されるものではない．非薬物療法を行っても改善がない場合に薬物療法が検討されるべきである．

> 💡 **処方：国内のガイドライン**[2]
> ・塩酸ミドドリン（2 mg）1 日 1～3 錠，1～2 分服
> ・硫酸アメジニウム（10 mg）1 日 0.5～2 錠，2 分服
> ・プロプラノロール（10 mg）1 日 1～2 錠，1～2 分服

硫酸アメジニウムは頻脈を認めることがあり POTS には基本的に用いない．
国外のステートメント[5]では，フルドロコルチゾンやピリドスチグミンもグレードは高くないが症状の改善に推奨されている．プロプラノロールは喘息の患者やリザトリプタンとの併用は禁忌であり注意する．睡眠障害や抑うつ症群，不安症群等の併存症に対する薬物療法は適宜行われる．

g. 生理食塩水静注療法

生理食塩水静注療法によって循環血液量が増加することで，一時的ではあるが心拍数の低下，血圧の上昇，症状の軽減が報告されている．国外のステートメント[5]でも弱い推奨に位置づけられている．実際の方法は，生理食塩水 1～2 L を 1～2 時間かけて点滴静注することで実施する．重症例の一時的な改善を目的とした単回投与のみでなく，週単位の間欠的な投与を行うこともある．

◎ おわりに

心理社会的要因や併存症のため，OD の評価と対応は一元的なアプローチが難しいことがある．家族関係の問題や不登校など社会的な課題がある場合は，治療者が頭を抱えることもあるだろう．家族と治療者のほうが子どもを支えることが重要である．

📚 文献

1) 石崎優子：起立性調節障害．小児内科 2022（増刊号）；54：822-826
2) 日本小児心身医学会起立性調節障害ワーキンググループ：小児起立性調節障害診療ガイドライン 改訂第 3 版．子の心とからだ 2023；32：42-87
3) 伊藤妙子：起立性調節障害とめまい．MB ENTONI 2020；249：111-117
4) Kim H, et al.: Autonomic Dysfunction in Sleep Disorders: From Neurobiological Basis to Potential Therapeutic Approaches. J Clin Neurol 2022; 18: 140-151
5) Raj SR, et al.: Canadian Cardiovascular Society Position Statement on Postural Orthostatic Tachycardia Syndrome（POTS）and Related Disorders of Chronic Orthostatic Intolerance. Can J Cardiol 2020; 36: 357-372

（井上　建）

3部 解説編
B 心身症

13 過敏性腸症候群

過敏性腸症候群(IBS)は，明らかな器質的異常がないにもかかわらず反復性の腹痛，便秘，下痢が生じる機能性消化管疾患である．症状により便秘型(IBS with constipation：IBS-C)，下痢型(IBS with diarrhea：IBS-D)，混合型(IBS with mixed bowel habits：IBS-M)，分類不能型に分類され，男性は IBS-D，女性は IBS-C が多い．

歴史的には心因性の病態と考えられていたが，現在は心理社会的要因に加え遺伝等の生物学的要因も関与することがわかっている．子どもにおける有病率は年齢とともに増加し，わが国では中学 3 年生～高校 1 年生で 5.5 %，高校 2 ～ 3 年生で 9.2 %に達する[1]．本項では，小児思春期の IBS を中心に概説する．

1 診断・評価

Rome Ⅳ基準[2]では，子どもの IBS は以下にて診断される．

子どもの IBS の診断(Rome Ⅳ基準)[2]
過去 2 か月間に，繰り返す腹痛が月に 4 日以上あり，さらにその腹痛は，
①排便に関連する
②排便頻度の変化を伴う
③便形状の変化を伴う
のうち 1 つ以上の特徴を満たす．

ただし，この基準は器質的疾患が除外されていることが前提としてあることに注意が必要である．問診で排泄の話題を扱うことに羞恥心が強い場合は日誌などの記録表の利用や分離での面談も検討する．
病型分類には Bristol 便形状尺度[3,4]を用いる(Type4 が健常便)．

Bristol 便形状尺度の病型分類[3,4]
・便秘型(IBS-C)：Type1 または 2 が 25 %以上かつ Type6 や 7 が 25 %未満
・下痢型(IBS-D)：Type6 または 7 が 25 %以上かつ Type1 や 2 が 25 %未満
・混合型(IBS-M)：Type1 または 2 が 25 %以上かつ Type6 や 7 が 25 %以上
Type1　小塊が分離した木の実状の硬便・通過困難
Type2　小塊が融合したソーセージ状の硬便
Type3　表面に亀裂のあるソーセージ状の便

Type4	平滑で柔らかいソーセージ状の便
Type5	小塊の辺縁が鋭く切れた軟便・通過容易
Type6	不定形で辺縁不整の崩れた便
Type7	固形物を含まない水様便

重症度評価にはIBSSI-Jを，生活への影響の度合いはIBS-QOL-Jをそれぞれ用いて経時的に評価する．

病態把握には心理社会的要因の評価も重要なため，現病歴，既往歴，家族歴に加えて，集団適応，生育歴，睡眠や食事などの生活習慣についても確認する．生活習慣は生活記録表(🔍**4部3；図1**；258p, **付録**；285p)などを用いると把握しやすい．また，併存する問題として，機能性頭痛，起立性調節障害(OD)などの機能性疾患，不登校などの不適応，神経発達症，うつ病などの精神疾患等がある．腹部症状のみではなく，随伴する症状や患者背景，環境要因についてBio-Psycho-Social(BPS)モデルを用いて包括的に把握し治療方針を方向づける(🔍**3部B-5**；148p)．

腹部診察では蠕動音の聴診，疼痛部位・性状を確認する．その他眼球結膜蒼白の有無や胸部聴診など一般的な診察を行う．血液検査では血算，肝・腎機能，電解質，炎症反応，甲状腺機能等を確認する．画像検査は腹部X線撮影を行い，尿検査，便潜血，便中カルプロテクチンを必要に応じて実施する．慢性腹痛のred flag signである，炎症性腸疾患(IBD)の家族歴，右上下腹部痛，嚥下困難，持続性嘔吐，肛門病変，関節炎，下血，発熱，体重減少，成長障害などが認められる場合や，検査結果で貧血，低蛋白血症，炎症反応高値，便潜血陽性の場合は身体疾患を鑑別するため下部消化管内視鏡検査等の適切な検査を追加する．

鑑別疾患としては，IBD，好酸球性胃腸炎，消化管アレルギー，乳糖不耐症，リンパ腫などがあげられる．

❷ 病態・症状

IBSは多様な病態が関連し腹痛，腹部膨満，ガス，便秘，下痢の症状が出現する．典型的には食後に下腹部の腹部不快感を訴え，持続性または発作性に腹痛が出現し，排便で改善する．排便回数はIBS-Cで減少，IBS-Dで増加する．便の性状は腹痛と相関があることが多い．

IBS患者がストレスを感じると，小腸に対するセロトニンの作用により，腹痛，悪心，腹部膨満感をきたす．視床下部からは副腎皮質刺激ホルモン放出ホルモン(CRH)が分泌され，不安行動や食欲低下，胃排出低下，大腸の蠕動亢進を起こし，肥満細胞を介して腸管知覚の過敏性が増強する．IBS患者では副腎皮質刺激ホルモン(ACTH)によるCRHのネガティブ・フィードバック機構が破綻しており，腹部症状が増悪・維持されやすく，実際にストレスを感じたときだけでなく，IBS症状が起こるのではないかという予期不安がさらなる腹部症状につながる．また慢性的にACTHが分泌されると腸管粘膜の免疫低下，炎症，透過性亢進，腸内細菌叢の変化が起こり感染性腸炎のリスクとなる．感染性腸炎はIBSの発症にも関係しており，感染性腸炎後IBSはIBS患者の23％との報告もありその理解は重要である[5]．

3 治療・介入

IBS の治療・介入は，薬物療法と非薬物療法に分けて理解すると実践しやすい．機能性消化管疾患診療ガイドラインを参考に，IBS の非薬物・薬物療法をまとめ，表を作成した（**表1**）[4]．

IBS と診断した場合は，初めに疾病教育などの非薬物療法を行う．さらに病型や症状にあわせた薬物療法を併用する．IBS の治療経過は長くなることも多いため，前回受診以降の症状や生活の改善点を評価し，次回受診の行動目標や治療方針をもつことで，縦断的なかかわりを意識するとよい．

a. 疾患教育・環境調整

患者，家族に対して，IBS の症状，病態，経過，心身相関についての疾患教育を行い，支持的なかかわりを促す．腹部症状は「気の持ちよう」で改善するものではなく，対処すべき困りごとであると認識することが大切である．

不安やストレスが少なくなるような環境調整は初めに実施すべき介入である．腹痛が生じた際に周囲に目立たぬようトイレへ離席できるように配慮する，からだが冷えないよう暖房に近い席にする，などによって症状出現の予期不安を軽減する．一方で，程度が異なる症状と付き合いつつ学校などの活動に参加することは，患者のレジリエンス獲得につながるため，症状の有無だけで活動の可否を判断しないことも大切である．

b. 食事指導

食物繊維は便の水分を増やし柔らかくすることで排便を促し，S 状結腸の膨満を改善することが期待される．そのため IBS-C では食物繊維を多く摂取するように指導し，IBS-D では摂取を控えるように指導する．

FODMAP とよばれる腸内発酵の強い糖類の含有量が多い食品を日常的に摂っている場合には，低 FODMAP 食を勧める．その際には，すべての高 FODMAP 食を除去するのではなく，いくつか除去して症状の推移を確認していく．また香辛料，脂質，カフェインなどは IBS の症状を悪化させる可能性があるため，食事内容を確認し，症状との関連が疑われる場合は指導を行う．

c. 生活習慣

食事は，まとめ食いを避け，定期的・小分けに食べることが推奨される．さらに，腸蠕動は自律神経が関与するため，規則正しい睡眠や生活リズム，適度な身体活動についても指導する．適切な生活習慣によって，腹部症状だけでなく随伴する概日リズム睡眠・覚醒障害（CRSWD）や機能性頭痛の改善につながる．不登校があり社会参加が難しく，日中の活動が少ない場合には，本人が楽しく参加できるような習い事や放課後等デイサービスなどの利用も検討する．

d. 心理療法

IBS に行われる心理療法としては，リラクセーション，ストレスマネジメント，力動的精神療法，マインドフルネス，認知行動療法（CBT）などがある．また傾聴や共感など日常診療で行われるかかわりも支持的心理療法の技法の 1 つと考えてよいだろう．海外では質の高い研究報告も多く，わが国のガイドライン[4]でも強く推奨されており，有害事象が少ないことも鑑みて積極的に行われることが期待される．

e. 薬物療法

初期治療として IBS-C には粘膜上皮機能変容薬，IBS-D には 5-HT$_3$ 拮抗薬に加えて，高分子重合体，消化管運動機能調整薬，プロバイオティクスのいずれかを投与す

表1 IBSの非薬物療法と薬物療法

	種類	推奨文	推奨強度	エビデンスレベル
非薬物療法	食事指導	IBS症状を誘発しやすい食品(脂質,カフェイン類,香辛料を多く含む食品やミルク,乳製品)を控えることは有用であり,提案する.	弱	B
	生活指導	IBSに運動療法は有効であり,行うよう提案する.その他の生活習慣を改善・変更することによるIBS症状の改善に関しては明瞭なエビデンスがない.	弱	B
	心理療法	IBSに心理療法は有用であり,心理療法を実施することを推奨する.	強	B
	補完代替療法	ペパーミントオイルは有用であり,使用することを提案する.	弱	A
薬物療法	高分子重合体	IBSに高分子重合体,食物繊維は有用であり,投与することを推奨する.	強	A
	プロバイオティクス	IBSにプロバイオティクスは有用であり,治療法として用いることを推奨する.	強	A
	消化管運動機能調整薬	IBSに消化管運動機能調整薬は有用であり,投与することを提案する.	弱	B
	抗コリン薬	IBSの腹痛など腹部症状に有効であり,投与することを提案する.	弱	B
	漢方薬	IBSに対して一部の漢方薬は有用であり,投与することを提案する.	弱	C
	5-HT$_3$拮抗薬	IBS-Dの治療に5-HT$_3$拮抗薬は有用であり,投与することを推奨する.	強	A
	止痢薬	IBS-D患者の一部に止痢薬は有用であり,投与することを提案する.	弱	C
	粘膜上皮機能変容薬	IBS-Cに粘膜上皮機能変容薬は有用であり,投与することを推奨する.	強	A
	胆汁酸,胆汁酸トランスポーター阻害薬	IBS-Cに胆汁酸,胆汁酸トランスポーター阻害薬は有用であり,投与することを提案する.	弱	B
	5-HT4刺激薬	IBS-Cに5-HT4刺激薬は有用であり,投与することを提案する.	弱	B
	非刺激性下剤	IBS-Cに非刺激性下剤は有用であり,投与することを提案する.	弱	C
	刺激性下剤	IBS-Cに刺激性下剤を投与する際,原則として頓用で使用することを提案する.	弱	D

〔日本消化器病学会(編):機能性消化管疾患診療ガイドライン2020−過敏性腸症候群(IBS)(改訂第2版).南江堂,2020をもとに作成〕

る．その後，症状・病型により追加治療を行う．IBS-Cには下剤を，IBS-Dには止痢薬を追加する．腹痛に対しては抗コリン薬を使用する．また，上記で選択されなかった薬剤や，抗アレルギー薬，漢方薬を症例に応じて追加してもよい[4]．

処方の注意点として，刺激性下剤は腹痛・乱用の原因となるため定時使用せず，頓用で使用するにとどめる．抗コリン薬は便秘のリスクとなるため漫然と投与しない．高分子重合体は効果発現に8週間程度かかることもあるほか高カルシウム血症，結石症のリスクになる．5-HT$_3$拮抗薬のラモセトロンは即効性のある薬剤だが性別により投与量が異なることに注意する．漢方薬は症例に応じて使用する．IBS-Dには半夏瀉心湯，IBS-Cに大建中湯，虚弱なIBS患児に桂枝加芍薬湯などが有効であるとする報告は多数あるが，さらなるエビデンスの集積が待たれる[6,7]．

心理的要因が強い症例では，抗うつ薬や抗不安薬等も使用されるが，子どもでは適応外薬が多く，投与の必要性，副作用等，十分検討し，本人・家族へのインフォームドコンセントを必ず取る．安易な投与は行わない．

◎おわりに

本人は慢性的に症状に苦しんでいる一方で，心理社会的要因が大きく関与するため「気の持ちよう」と周囲から扱われ辛い思いをすることもある．児童・思春期のIBSでは，本人への治療とともに，養育者や教員などの周囲の疾患理解を促すことが大切である．IBSは経過が長くなることが多く，本人，家族，治療者が疲弊し焦りやすい．限られた診療時間のなかでも心理教育を行い，うまくいったことをエンパワーメントし続け，ゆっくりでも進み続けることが重要である．

文献

1) 日本小児心身医学会(編)：小児心身医学会ガイドライン集．改訂第2版，南江堂，2015
2) Koppen IJ, et al.: The pedie pediatric Rome IV criteria: what's new? Expert Rev Gastroenterol Hepatol 2017; 11: 193-201
3) Lacy BE, et al.: Bowel Disorders. Gastroenterology 2016; 150: 1393-1407
4) 日本消化器病学会(編)：機能性消化管疾患診療ガイドライン2020－過敏性腸症候群(IBS)(改訂第2版)．南江堂，2020
5) Kanazawa M, et al.: Patients and nonconsulters with irritable bowel syndrome reporting a parental history of bowel problems have more impaired psychological distress. Dig Dis Sci 2004; 49: 1046-1053
6) Alyasi AS, et al.: Pharmacological Management for Pediatric Irritable Bowel Syndrome: A Review. Cureus 2023; 15: e49197
7) 富永和作：機能性消化管障害(FDとIBS)に対する漢方療法．Current Therapy 2023；41：561-566

〈深谷悠太〉

C 注意が必要な精神疾患と諸問題

1 一般診療で役立つ6つのポイントと思春期のメンタルヘルス

❶ 注目すべき患者の背景：6つのポイント

厚生労働省の報告では，年齢階層別受療率（人口10万人に対する推計患者数）は入院，外来ともに65歳以上が多く，15〜34歳が最低である．年齢階級別の外来受診率も，15〜19歳が最低である．小児科医にとって思春期の子どもの診療機会は少なく，一般的に不慣れであろう．たとえば「腹痛」「朝の体調不良」「食欲がない」などを主訴に初診した患者の「こころの叫び」に気がついて診療を行うのは容易なことではないはずだ．そこで，一般外来で役立つ6つの診療ポイントと[1]，図1にその要点を図示した．

💡 6つのポイント

①からだ（心身症，身体症状症・身体的苦痛症）：頭痛，腹痛，めまい，起立性調節障害（OD），過敏性腸症候群（IBS），摂食症など．ストレスを感じた子どもの最初の訴えは身体症状である．その訴えのなかから，心理社会的要因が関与しているかどうか，その点に着目する．

②不登校：最近の学校生活について，患者を責めるような聞き方は避け淡々と状況を確かめる．

③生活リズム〔概日リズム・睡眠覚醒障害（CRSWD），ゲーム行動症（GD）〕：朝起きられない．決まった時間に眠れない．体調が悪く不登校状態が長期化すればするほど，ゲームやインターネット・スマートフォンの使用がやめられず睡眠相が遅れ，朝起きられない状態に陥る．

④ひと（神経発達症）：生物学的な本人の特性である．すべてではないが，コミュニケーションの困難さのある子どもでは，不適応を生じやすい．言語や運動発達，学習の問題も確認する．

⑤環境（学校，家庭）：いじめ，非行，虐待，経済的貧困，両親の離婚や不仲，などの問題があるかもしれない．ただし，初診時にすべて確かめることは難しいので，診療経過のなかで頭にとどめておくことも大切である．

⑥こころ（不安症，抑うつ症）：不安感や恐怖感，外出を拒む，イライラ感が強い，不眠が続いているなど．特に思春期年齢では精神疾患の発症に常に留意すべきである．

以上の6つ以外にも，患者を取り巻く因子は複雑に絡み合っていると考えられるが，一般外来で，もし，「こころの叫び」に気がついたら，どの項目が現在の患者に

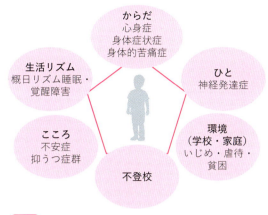

図1 子どもを取り巻く6つのポイント

とって最も焦点を当てて診療すべきなのか？　治療初期段階の方針をバランスよく見立てるうえで参考にされたい．さらに心身症として診断を進めるならば，🔍 3部 B-5；148p を参照にされたい．

2 思春期のメンタルヘルス

　ここで，思春期の子どもの診療について取り上げる．思春期は二次性徴に伴い大きな身体的変化が生じ成長の過程において，からだとこころのバランスをうまく取ることが難しくメンタルヘルスを崩しやすくなる．自己認識が急速に変化する時期でもあり，何らかのストレス状況下では自己評価や自己肯定感が低下，いっそうストレスやトラブルが蓄積してしまう．メンタルヘルスに問題を抱える子どもの多くは，養育者や教員など周囲の大人への相談をためらうので，精神症状や問題行動が表面化するまでに時間を要し重大な問題となってしまうことが少なくない．

　興味のある人はアメリカの疾病対策予防センター(CDC)が発表している「子どものメンタルヘルスサーベイランス，2013－2019年」[2]を検索してほしい．アメリカの調査なので，文化や人種の差はあるもののわが国においても十分役立つ情報がみつかるであろう．少し内容を紹介する．

　メンタルヘルスには，精神的，感情的，社会的，行動的な様々な機能が含まれ，よいものから悪いものまで連続して生じる．思春期のメンタルヘルスは，即時的および長期的な身体的健康と慢性疾患，健康リスク行動，社会的関係，教育，雇用と関連している．アメリカの3～17歳の小児～青年期にみられた一般的な障害は，注意欠如多動症(ADHD)と不安症であった(11人に1人)．12～17歳で5人に1人が大うつ病エピソードを経験していた．2019年の調査では，高校生は，36.7％が過去1年間に悲しみ，絶望感を持続的に感じ，18.8％が自殺未遂を真剣に考えた．2018～2019年，10～19歳の10万人に7名が自殺で死亡した．3～17歳の約10％がメンタルヘルスサービスを受けた．

　このような知見は，子どもの精神障害が公衆衛生の重大な懸念事項であることを裏づけている．わが国でも，自殺の問題が大きく取りあげられるが，自死には至らないが

表1 コロンビア大学 Center for the Advancement of Children's Mental Health「アクション・サイン・プロジェクト」より

- 2週間以上，非常に悲しくなったり，引きこもりがちになったりする
- 本気で自分を傷つけたり，自殺しようと試みたり，その計画を立てたりする
- 突然で理由もなく圧倒的な恐怖を感じ，時に激しい動悸や呼吸が速くなる
- 多くのケンカに巻き込まれたり，武器を使用したり，他人をひどく傷つけたいと思ったりする
- 自分や他人を傷つけようとする強い制御不能な行動
- 食べない，嘔く，下剤を使用して体重を減らす
- 日常生活に支障をきたす強い不安や恐怖
- 集中したり，じっとしていることが困難になり，身体的な危険にさらされたり，学校に行かなくなったりする
- 薬物またはアルコールを繰り返し使用する
- 人間関係に問題を引き起こす重度の気分変動
- 行動や人格の急激な変化

〔The "Action Signs" Project. The REACH Institute. https://up2riverside.org/wp-content/uploads/2024/4/action-signs-toolkit.pdf［2024年5月5日閲覧］より引用改変〕

苦しんでいる子どもたちが誰にも気がつかれず，街中を歩いていることを，われわれは肝に銘じておかなければならない．

だからこそ，われわれは，思春期の子どもたちに医療としてかかわる機会がないと考えず，われわれのほうから，子どもたちへ歩み寄ることが重要と考えられる．Bright Futures は，アメリカのかかりつけ医を中心とし子ども（出生前から21歳まで）を対象とした健康促進戦略であり，日本でも同様のガイドラインを作成しwell care visit が実践できることを目指している[3]．

プライマリ医として知ってもらいたい思春期メンタルヘルスの評価，特徴と対応を簡単に解説する．

a. 思春期のメンタルヘルスの評価・スクリーニング

コロンビア大学 Center for the Advancement of Children's Mental Health「アクション・サイン・プロジェクト」（**表1**）作成の問いが有用である[4]．また，HEADSS（家庭，教育，活動，薬物，セクシュアリティ，自殺/うつ病）インタビューガイド（**表2**）は，思春期の子どものスクリーニングでしばしば用いられる[5]．

b. 思春期の子どもの特徴

こころの発達の観点から，思春期は小学校高学年から高校生前半の年代に当たる．学童期になると「9歳の壁」といわれる「様々な場面での壁」を経験する．抽象的思考が発達し自分を客観的に捉えるようになり，死生観や友人関係が深まっていく．自己肯定感が確立し，その反面，発達途上の未熟性や発達の個人差も関連して自己肯定感が育たず劣等感をもちやすくなる．思春期はからだとこころのバランスがうまく取れず，特に両価性の問題（アンビバレンツ）と自我同一性の獲得の問題がある．

1）両価性（アンビバレンツ）

1つの事象に対して，相反する感情を同時にもつこと．悩みを抱えるときに両価性が強まった状態となりやすく，親に反抗的な態度を示す一方，甘えた態度をとるような行動を示す．

表2 迅速な心理社会的病歴をとるための HEADSS スクリーニング・インタビュー

親への インタビュー	1. Home(家庭)：家族はうまくやっていますか？ 2. Education(教育)：お子さんの学校の成績はいかがですか？ 3. Activities(活動)： 　・お子さんは何をするのが好きですか？ 　・お子さんはあなたが心配するようなことをしていますか？ 　・お子さんは仲間とどのように付き合っていますか？ 4. Drugs(薬物)：お子さんは薬物やアルコールを使ったことがありますか？ 5. Sexuality(性的なこと)：性や性行動で何か気になることはありますか？ 6. Suicide/Depression(自殺/うつ病)： 　・お子さんは精神的な問題で治療を受けたことがありますか？ 　・お子さんは故意に自分を傷つけようとしたり，他人を脅かしたりしたことはありますか？
思春期の 子どもへの インタビュー	1. Home(家庭)：ご両親とうまくやっていますか？ 2. Education(教育)： 　・学校や先生は好きですか？ 　・学校の成績はどうですか？ 3. Activities(活動)： 　・あなたは親友や仲のよい友だちグループがいますか？ 　・何をするのが好きですか？ 4. Drugs(薬物)：薬物やアルコールを使ったことがありますか？ 5. Sexuality(性的なこと)：性や性行動で何か気になることはありますか？ 6. Suicide/Depression(自殺/うつ病)： 　・誰でも悲しんだり怒ったりすることがあります．あなたはどうですか？ 　・生きていなければよかったと思うほど動揺したり，誰かをひどく傷つけたいほど怒ったりしたことはありますか？

〔Cohen E, et al.: HEADSS, a psychosocial risk assessment instrument: implications for designing effective intervention programs for runaway youth. J Adolesc Health 1991; 12: 539-544 より引用改変〕

2）自我同一性の獲得

　思春期に生じる悩みは自分を確立するための自我体験となる．「どうして私は私なのだろうか」という自我に関する問いかけから，「私は他でもない私なのだ」という意識が獲得され，自分の生きる価値観，将来への夢が生まれる．

c. メンタルヘルスが不調のときの問題

① 身体的問題：ホルモンバランスの変化，月経不順，肥満，やせ，自律神経系調節障害などの身体的な問題が発生しやくなる．
② ストレス：学校の成績，友人関係，部活動など，様々なストレスが発生し不登校状態に陥り，抑うつ状態や，不安症，パニック症などを認める．
③ いじめ：性的ハラスメント，差別，家族からの虐待など，身近に起こるハラスメントが原因でメンタルヘルスが悪化する．
④ SNS：SNSを介して他人からの批判やバッシングを受けることがある．
⑤ 家庭内の問題：親の離婚や死別，家族の病気，貧困などが原因で，不安症や抑うつ状態を認める．

d. メンタルヘルスを保つための対処法

① 自己肯定感を高める．自分の得意なことをみつける，成功した経験を振り返える．

②コミュニケーションを取る．友人と遊ぶ，家族と一緒に食事をするなど，コミュニケーションを取る機会を増やす．
③ストレスを解消する．自分にあった方法，たとえば，音楽を聴いたり，好きなスポーツをするなど，自分がリラックスできる方法をみつけることが重要．
④睡眠を十分にとる．
⑤健康的で楽しい食生活を維持する．

e. 子どもに伝えることば

　子ども本人の気持ちを尊重し，主体性の回復を目指して(エンパワメント)，子どもが本来もち得ている「回復力」(レジリエンス)を支えることが大切である．

> ①イライラ感：理由はないがイライラする．
> →静かな場所に移動する，静かな音楽を聴く，深呼吸などリラクセーションを試みる，心を落ち着ける方法を考える．
> ②反発感：大人はうざい，大人のいうことなんて聞いたら恥ずかしい．
> →二次性徴が進み，大人に近くなってきた証拠だがこころはまだ子どもの自分もいる．誰かに相談してみよう．
> ③劣等感：友だちが羨ましい，私はダメな子だ．
> →自分中心の見方から，他者からみた自分を意識するようになったことを意味している．人はすべて同じではなく多様性に富んでいる．自分の得意，不得意をみつけ，たとえ失敗しても，人生の大切な経験と捉えてみる．
> ④自己否定：やる気がでない，生まれてこなければよかった．
> →自分の力で解決しなければならない課題が増えてくる．疲労感を覚えたら，誰かにそのことを伝え自分のサポーターをみつける，自分を労り休む時間も作る．
> ⑤パートナーシップ：
> →子どもにとって，家族の存在は重要．問題解決に際して，本人と家族の協働がうまくいくように努める．家族以外でも，サポートしてくれる人々(医師，心理士，教員，養護教諭，友人，塾教師，部活顧問，ケースワーカーなど)と，サポートシステムを構築するようにマネージメントすること．

文献

1) 作田亮一：小児科医にとってこころの診療とは？小児診療 2019；82：1239-1244
2) CDC: Mental Health Surveillance Among Children — United States, 2013–2019. 2022; 71: 1-42 https://www.cdc.gov/mmwr/volumes/71/su/su7102a1.htm ［2024年7月31日閲覧］
3) 日本医療研究開発機構(AMED)/成育疾患克服等総合研究事業(永光信一郎)：こどもたちのためのWell-Care Visits マニュアル．2024
4) The "Action Signs" Project. The REACH Institute. https://up2riverside.org/wp-content/uploads/2024/04/action-signs-toolkit.pdf ［2024年7月31日閲覧］
5) Cohen E, et al.: HEADSS, a psychosocial risk assessment instrument: implications for designing effective intervention programs for runaway youth. J Adolesc Health 1991; 12: 539-544

（作田亮一）

3部 解説編

C 注意が必要な精神疾患と諸問題

2 うつ病

　日本では子どものうつ病が診断される頻度は低い[1]．子どもにおける精神疾患有病率は思春期以降に上昇し，10〜14歳で12.4％，15〜19歳で14％[2]，児童思春期の抑うつ症群の有病率は2.6％と報告されている[3]．おおまかに考えるとメンタルヘルスの問題で受診した子どもの約20％はうつ病の診断を受ける可能性があるということになるが，日本の統計では精神科受診のうち「F3：気分障害」（ICD-10）と診断されたのは男子1.5％，女子5.8％であり（図1）[4]，日本では子どものうつ病が過小評価されているかもしれない．まして小児科医が，プライマリ診療で「うつ病」の診断を行うことは少ない．しかし，子どもにおいても早期発見，早期対応により未治療期間を短縮するこ

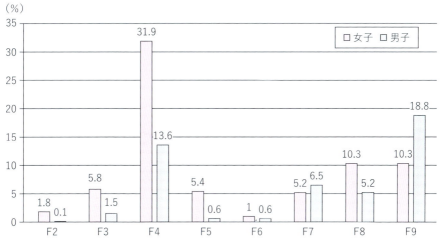

図1 2020年度の初診外来における疾患の割合（ICD-10コード病名）
F2：統合失調症，統合失調症型障害および妄想性障害，F3：気分［感情］障害，F4：神経症性障害，ストレス関連障害および身体表現性障害，F5：生理的障害および身体的要因に関連した行動症候群，F6：成人の人格および行動の障害，F7：知的障害〈精神遅滞〉，F8：心理的発達の障害，F9：小児〈児童〉期および青年期に通常発症する行動および情緒の障害
〔子どもの心の診療ネットワーク事業：子どもの心の診療ネットワーク事業指標調査結果 2020年度 https://storage.googleapis.com/seiiku-kyoten-map/1/2022/06/kokoro_shihyo_2020.pdf［2024年7月31日閲覧］より抜粋〕

表1 うつ病の可能性を考える受診理由や状態

受診理由	特徴
思春期年齢	うつ病の初発エピソードは12歳以降に急速に増加する
集中の低下，または／かつイライラなど攻撃性の増加	幼児期から持続する行動，コミュニケーション困難，睡眠障害のエピソード明らかではない場合はより注意する しかし，ASD，ADHDの併存の場合はその限りではない
対人交流の減少	
睡眠障害（不眠，過眠）	
多彩な身体愁訴	愁訴と所見の程度が合致しない，治療反応性が乏しい
不登校などの社会的孤立	併存が多い病態のため背景にあるうつ病に注意する
ネット・ゲームへの依存	
自傷	
不安・PTSD	

とは成人と同様に重要と考えられている．一般診療では，子どものうつ病への「気づき」「初期対応」「つなげる」ことが大切である．

1 気づき

欧米のプライマリ診療では，思春期健診というすでに確立した概念があり，インタビュー項目に「希死念慮と抑うつ気分」が含まれる．また小児科学の成書[5]では，診察時ルーチンで，思春期年齢には，本人に対して抑うつ気分を質問すべき，年少児には，親に対してイライラ，涙もろさなどうつ病徴候を質問すべきである，と記載されている．しかし，実際には小児科医が抑うつ症状をルーチンで問診することは難しいかもしれない．

表1にうつ病の可能性を考える受診理由や状態についてまとめた．当てはまる場合はうつ病の可能性も考えて診療を進めていくとよいが，当てはまらない場合にうつ病が除外されるわけではないことには注意する．

2 診断

DSM-5-TR[6]によると，うつ病は「9つの症状のうち5以上が同じ2週間の間に存在し，病前の機能からの変化を起こしている．これらの症状のうち少なくとも1つは，抑うつ気分，興味または喜びの喪失である」ことで診断される．成人と同様の診断基準を用いるが，子どもでは年齢により症状が異なる．成人よりも自覚するうつ症状を自ら訴えることは少なく，思春期では易怒的な気分が多く，低年齢では身体症状を訴えることが多い．また幻聴を中心とした精神病様症状を伴うことも少なくない[7]．そのため，診断基準の9つの症状について子どもの臨床的特徴を中心に記載する．また，「死についての反復思考，反復する自殺念慮」以外の症状は「ほとんど毎日存在する」ことが前提である．

a. 抑うつ気分

子どもでは，いつもイライラして怒りっぽい，倦怠感や頭痛・腹痛などの身体症状として表れやすい．そのため一見抑うつ症状として理解されにくい．本人の訴えとして

は，「悲しい」「落ち込む」と表現したり，周囲からは「今にも泣きだしそうな表情や憔悴しきった様子」で気づかれたりする．一般的には朝に症状が強い．

b. 興味・喜びの喪失
　これまで楽しめていた趣味や活動が楽しめなくなる．習い事への意欲や友人との交流が減り，家にいることが増える．家では漫画，ゲーム，動画視聴はできているかもしれないが，発症以前より楽しめなくなっている．ゲームやスマートフォンに依存的であることはうつ病の症状かもしれないことに注意する．

c. 有意な体重減少，または体重増加（1か月で5％以上の変化）
　食欲低下に伴う体重減少に加えて，子どもの場合は期待される体重増加がないことも症状とされる．小児科では子どもの発育を通してメンタルヘルスに留意すべきであり，診察時は必ず体重のみならず身長も計測することが望ましい．一方で過食に伴う体重増加となることもある．

d. 不眠または過眠
　不眠は中途覚醒か早朝覚醒が一般的だが，入眠困難も起こる．そのため朝の体調不良にもつながる．一方で，日中寝てばかりなど過眠症状となることもある．

e. 精神運動の焦燥または制止
　焦燥とは，じっとしていられない，落ち着きなくからだのどこかが動いている，イライラしているなどの状態である．一見活動的なため抑うつ症状と気づかれにくい．「抑うつ気分」同様，子どものイライラはうつ病の可能性を考える必要がある．
　一方で，精神運動の制止とは単に主観的なものではなく，発話や声量が他者から観察されるほど減少し，応答が緩慢になる．極端な場合は家でほとんど寝たきりで過ごしたりする．

f. 疲労感，気力の減退
　疲れやすさや気力の低下はほとんどの子どもで認める．「だるい」は子どもの返答で一般的かもしれないが，今までできていた入浴，歯磨きなどの一般的な清潔保持すらできなくなる場合は注意が必要である．

g. 無価値観，過剰で不適切な罪責感
　自己評価が極端に低い．過剰な罪責感では，世の中で起こっていることの不運なこと，些少なことも自分のせいであると感じている．周りからの声かけに極端に，繰り返し謝るなどの行動は抑うつ症状かもしれない．

h. 思考力や集中力の低下，決断困難
　子どもでは学業に対する集中力の低下は自覚されやすい．また，思考力低下は対人交流にも影響を及ぼす．他者と会話する能力を低下させるため，周囲が期待するリアクションが取れなくなり，いじめにつながる場合もある[1]．

i. 死についての反復思考，反復する自殺念慮
　「死にたい」といった認識された自殺念慮，具体的な自殺計画や自殺企図だけではなく，「朝になって目覚めなければよいのに」という受動的な願いまで死についての考えは幅が広い．子どもではしばしば「消えたい」と表現されることもある．

❸ リスク因子と予防因子
　第一近親者におけるうつ病発症は4～5倍増加するとされ，親の精神疾患はリスク因子となる．ほかには，虐待，学校の問題（いじめ，学業不振），社会的孤立（不登校），家

表2 重症度と治療方針

	症状の数	状態	治療
軽症	必須症状と4つ以上	学業や対人交流など日常生活は何とか行えている	セルフヘルプ含めた心理教育 学校・家庭の環境調整
中等症	必須症状と5〜6つ以上	日常生活に支障が出始めている	薬物療法 認知行動療法,対人関係療法などの精神療法
重症	必須症状と7つ以上	日常生活が行えなくなっている	

庭内暴力,夫婦不和,慢性疾患がリスクとしてあげられる.予防因子としては,良好な親子関係(親が子に肯定的にかかわること),仲間の存在,高い知能水準や教育意欲と考えられている.

4 鑑別疾患と併存症

身体的鑑別疾患としては,貧血,起立性調節障害(OD),内分泌疾患(甲状腺機能低下症,Addison病),感染症や自己免疫性脳炎が含まれる.またステロイド,β遮断薬,向精神薬など,薬物療法の副作用として抑うつ症状を認めることがある.代表的な精神的鑑別診断は,不安症,自閉スペクトラム症(ASD),注意欠如多動症(ADHD),心的外傷後ストレス症(PTSD),摂食症などだが,これらは併存症にもなる.ODを代表とする心身症においても抑うつ症状を呈しやすい.若年者の抑うつ症群は40〜90%にほかの精神疾患を併存し,最大50%に2つの併存症を認めるとされる[5].つまり子どものうつ病は,小児科医にとってなじみある神経発達症や心身症と診断することで見落とされているかもしれない.

5 重症度と治療方針

表2は,重症度と治療方針である.軽症のうつ病はプライマリ診療で対応可能である.NICEガイドラインでも軽症例に薬物療法は推奨しておらず[8],本人,家族,必要時には学校への心理教育が治療の基本となる.心理教育には,病態の説明と理解の促し,前述したリスク軽減(いじめや夫婦不和の対処など)と予防因子強化の励行が含まれる.重要なのは子どもへの共感的な姿勢である.そのうえで軽症うつの改善に有効なセルフヘルプとしては,運動,リラクセーション,規則正しい睡眠を勧めることである[5].さらに,地域の支援機関(学校のスクールカウンセラーや子ども家庭支援センター)の紹介も選択肢となる.2か月程度のフォローアップでも改善が得られない,初診時から中等症以上,明らかな希死念慮があれば専門医の紹介を検討する.

6 予後

5年の予後調査では,9割以上が一度は寛解するなど成人と比較して予後がよいとされる[9].一方で約5割が再発したとされ,子どものうつ病は再発が多い.

文献

1) 稲垣貴彦, 他：小児・思春期のうつ・気分障害の気づき（発祥の契機）と診断. Prog Med 2021；41：979-984
2) Kieling C, et al.: Worldwide Prevalence and Disability From Mental Disorders Across Childhood and Adolescence: Evidence From the Global Burden of Disease Study. JAMA Psychiatry 2024; 81: 347-356
3) Polanczyk GV, et al.: Annual research review: A meta-analysis of the worldwide prevalence of mental disorders in children and adolescents. J Child Psychol Psychiatry 2015; 56: 345-365
4) 子どもの心の診療ネットワーク事業：子どもの心の診療ネットワーク事業指標調査結果 2020 年度 https://storage.googleapis.com/seiiku-kyoten-map/1/2022/06/kokoro_shihyo_2020.pdf［2024 年 7 月 31 日閲覧］
5) 五十嵐　隆（総監訳）：気分障害. ネルソン小児科学原著第 21 版（日本語版）. エルゼビア・ジャパン, 2023
6) 米国精神神経学会（原著）, 髙橋三郎, 他（監訳）：うつ病. DSM-5-TR™ 精神疾患の診断・統計マニュアル. 医学書院, 2023；176-185
7) 館農　勝：臨床の場でうつ病の子どもはどのように見えるのか. 精神医 2023；65：1000-1005
8) NICE: Depression in children and young people: identification and management.2019 https://www.nice.org.uk/guidance/ng134［2024 年 7 月 31 日閲覧］
9) Curry J, et al.: Recovery and recurrence following treatment for adolescent major depression. Arch Gen Psychiatry 2011; 68: 263-269

〈大谷良子〉

3部 解説編
C 注意が必要な精神疾患と諸問題

3 不安症・強迫症

プライマリ診療を行う小児科医は，不安症や強迫症（OCD）という疾患そのものよりも，不安や強迫症状を抱える子どもとその家族についてどのように考え，接するとよいかが重要である．

1 症状・診断分類

不安も強迫観念・強迫行動も，一般の子どもでも認めることの多いものである．初めて登園するときには親から離れることを泣きながら嫌がるものであるし，何度も鍵を確認したり，自分や大事な人が病気になるのではないかと不安になったりすることは，自分や身近な人で経験があるだろう．

不安を感じるとき，その状況や行動などを整理すると，図1のようになる．

誰もが同じくらい不安に感じて然るべきストレスや命を脅かすような出来事（事故や

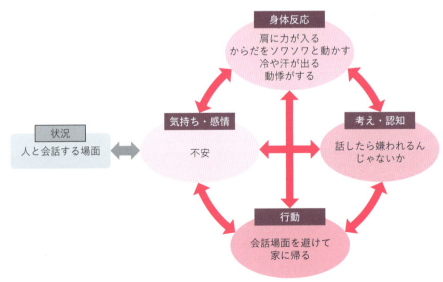

図1 不安を感じる場面を分解してみると

天災，戦争など）へ不安を感じることについては，不安症の範疇には含まれない．しかし，一度その状況がトラウマとして脳とからだ，こころの記憶に残り，それに反応した症状が持続する場合には，急性ストレス症や心的外傷後ストレス症（PTSD），適応反応症といった診断に当てはまり，DSM-5以降，「心的外傷及びストレス因関連症群」として不安症からは独立した疾患群として分類されるようになった．

a. 不安症

不安症は，不安や恐怖を感じる対象や特徴によっていくつかに分類される．ICD-11，DSM-5-TR両者とも社交不安症，分離不安症，広場恐怖症，限局性恐怖症，場面緘黙，パニック症，全般不安症と分類される．それぞれ対応が異なる部分はあるが，共通していることは，不安の程度の強さや持続の長さが，通常子どもで認められる範囲を超えていることである．また，不安のきっかけとなる場面を頻回に回避する場合や，それに伴う二次的な機会の喪失などから社会機能への影響が大きい場合に診断を必要とする．

b. 強迫症（OCD）

強迫症状は，obsession（強迫観念）とcompulsion（強迫行為）の要素からなる．強迫観念は，繰り返し持続的に頭に浮かび，拭い去ろうとしても拭い去れず，多くが先述した不安の感情を伴っている．強迫行為は強迫観念に基づいて行われる反復的な行動（身体的行動だけでなく，こころのなかでの活動も含む）で，完璧にやることなど，自ら定めた厳格なルールに従っている．OCDの好発年齢は男性では10歳以前，女性では思春期が最も多い．

自閉スペクトラム症（ASD）でみられる反復的な行動や融通の利かなさについては，不安を軽減することや完璧さを追求するという強迫観念によるものか（この場合はOCD）どうか，社会的コミュニケーションの困難さや他者との社会的な相互的やり取りが困難か（この場合はASD）どうかで鑑別が可能とされているものの，実際には鑑別が困難な場合が多い．臨床場面では，反復行動や融通の利かない思考により生活にどの程度持続して認められるか，支障をきたしているか，本人の苦痛が強いか，によってOCDの併存としての治療を開始するかどうかを判断している場合が多い．

子どものOCDでは，強迫観念に対して本人が感じている違和感（「こんなこと考えるのは変だと思うのだけれど」という感覚；自我違和感）や病識（「こんなにこだわり続けるのは病気だと思う」という感覚）があまりないことが成人と比較して多いといわれている．症状への違和感がない場合には，治療意欲を高めるための作業を最初に行う必要があるため，治療開始前にこの2点を把握しておくことは重要である．治療は決して「楽になる」ばかりではなく，「辛いけれど取り組む」段階が必要なものである．症状に苦しんでいる意識が強い場合は，症状が軽減すること自体が喜びとなりうるため，治療者－子どもの関係性を築きやすい．

しかし，病識がない場合には，「感染防止なのだから頻回のアルコール消毒は至極当然のことで，減らしていいとか何をいってるんだ」と，症状がなくなることをともには喜びづらいかもしれない．その場合にも，「勉強したり，友だちと遊んだりする時間が減るのは確かに困る」などといった子ども自身にとってのモチベーションになることがあれば，治療を通して症状が減ることよりも，遊ぶ時間が増えて楽しめていることを一緒に喜ぶことで，子どもや家族とともに治療に取り組めるかもしれない．

2 検査

　心理状態についての問診に慣れていない臨床家にとって，客観的な評価として質問紙検査を用いることは有用である．不安に関する自記式質問紙検査としてはスペンス児童用不安尺度(SCAS；小学3年生〜中学3年生；🔴3部B-4；144p)，児童用不安尺度(CMAS；小学4年生〜中学3年生)，状態・特性不安検査(STAI；中学生以上)などが使用できる．対して，国内ではOCDに関する自記式質問紙検査は一般的にあまり用いられておらず，小児用Yale-Brown強迫尺度(CY-BOCS)という半構造化面接によって評価されることが多い．プライマリ診療の場でCY-BOCSを行うことは難しい場合がほとんどのため，問診等から疑うことが大切である．急激に強迫症状や摂食制限・チック等が出現している場合には小児急性発症神経精神症候群/溶連菌感染に伴う小児自己免疫性神経精神疾患(PANS/PANDAS)を鑑別するための検査を行う．

3 治療：支援方法の1例

　不安症についての心理的治療方法としては認知行動療法(CBT)と呼ばれる心理療法が最もエビデンスが確立している．OCDについては曝露反応妨害法という，より行動療法的な介入が最も一般的である．プライマリ診療でこれらの心理的治療を行える施設は限られているが，基本的な考え方について知ることは，子どもとかかわる臨床全般において有用である．

a. CBT

　子どもが不安を感じたり，強迫的な行動を繰り返したりしているとき，そのような症状が出る状況から距離をおいて守ろうとするのは自然な親心である．普段から子どもとかかわっているかかりつけ医としても，まずは不安になる状況を避け，"こころもからだも休める"という対応を勧めることが多いのではないかと思う．しかし，不安症・OCDの診断に至るほどの状態のときには，回避するだけでは解決にならないことが多い．つまり，強い不安や強迫観念/強迫症状を引き起こすような場面を回避するだけでなく，切り抜ける方法をみつけていくことが治療の一環となる．

1) 治療の最初のステップ

　不安や強迫症状を惹起する状況に立ち向かうには，子どもや家族がもっている力を発揮しやすい状態でいることが大切になる．誰しもこころ此処にあらずの状態ではうまくいくものもうまくいかない．そのため，リラクセーションやクールダウンの方法を練習することを最初のステップとして行うことは多い．深呼吸や漸進的筋弛緩法といった方法が用いられることが多いが，家族と一緒に，その子にあったリラクセーションの方法をみつけていけるとよりよい．お守りのお人形をハグしたり，親子でマッサージをやりあったり，音楽を聴いたり，好きな香りを嗅いだりすることが役立つ子どももいる．

2) 曝露反応妨害

　気持ちやからだの感覚のモニタリングの練習をすることも大切である．気持ちを感じたりことばにしたりすることが苦手な子ども(アレキシサイミア)は少なくなく，このような子どもでは，しばしば身体感覚を訴えることも苦手で(アレキシソミア)，抽象的な概念を言語化すること全般が苦手な場合も多い．子どもが気持ちを表現し，親がその気持ちをキャッチできるように支援できることは，不安や強迫の治療において大切なプロセスになる．インターネットで「気持ちカード」「気持ち　温度計」と検索すると，表情や色と気持ちをリンクさせるようなツールがたくさんあり，有用である．また，ど

のような場面でそのような気持ちを感じやすいかをモニタリングできるとよい．その際に不安や強迫症状を引き起こす状況について，その強さに応じて順位を整理して表を作成してみることは有用である（不安階層表）．辛い状況に順位をつけることで，「まだトライしなくてよいランク」なのか「今はちょっとがんばってみるランク」なのかを区別することができる．曝露は大切なプロセスであるが，高すぎるランクの曝露は不安を強めてしまうため，適切なランクについて取り組むことがコツとなる．不安の高い子どもにとっては不安になる状況について話すこと自体が不安を惹起することになるため，このような表を作成できるようになること自体が曝露の第一歩となる．インターネットで「不安階層表」と画像検索すると，参考になる表がみつかりやすい．曝露反応妨害を行ううえで大切なことは，「不安は忌むべき悪いものではなく，がんばっている過程で生じるもの」ということである．筆者は不安や強迫症状に取り組む際に，「ケガをした後に痛いから動かないでいると，いつまでも痛みが続いて動けない．"ちょっと痛いけどがまんできる"運動を続けることで少しずつ動けるようになって，痛みも減っていく．治療中の不安や強迫観念はこの痛みに似ていて，がんばっている証なんです」とリハビリテーションを例にして心理教育を行うことがある．

こういったプロセスを体系だって行うことができるという点は専門機関のメリットであるが，専門機関に通っている間にも，体調を崩しかかりつけ医を受診することがある．このようなときに，「無理をしないように」と一様に状況回避を勧める声がけをするのではなく，小児科医としてからだの安全を保証し，不安を乗り切るためのがんばりを続けていっても大丈夫であることを応援できると，子どもや家族にとってもセラピストにとっても心強いだろう．

b. 薬物療法

心理的治療と並行した薬物療法，特にセロトニン再取り込み阻害薬（SSRI）の有効性は，社交不安症やOCDについては有効性が報告されており，CBTと組み合わせて用いることが推奨されている[1]．国内で子どもに対してSSRIの保険適用とされているのはOCDのみで，ほかの抗不安薬や漢方薬等を使用する場合もあるが，プライマリ診療の場での積極的な使用が勧められるものではなく，専門機関と連携しながら使用することを推奨する．

c. 生活習慣への介入

睡眠，食事，適度な運動といった小児科医が一般的に行う生活習慣の改善も重要である．特に，（夜になると不安になるなどの影響もあり）眠れず睡眠時間が短くなっているときには，並行して睡眠習慣の改善に努め，必要に応じてメラトニン等を使用することもある．また，摂食症／食行動症など低栄養状態となっている場合には栄養状態の改善とともに症状が軽減することが多く，逆に栄養状態が改善しないと難治であるため，まず摂食症への治療を優先して行う．

◎おわりに

人は成長するなかで様々な壁にぶつかる．インターネットで「エリクソン　発達課題」と検索するとその1例を知ることができる．これらの課題に取り組んでいる最中には，不安を抱きやすいし，その反応としての強迫症状が出現することもある．つまり，不安や強迫症状は必ずしも病的なものではなく，成長過程のなかであって発生しているものもある．その一部が時間的・程度的に重症度が高い場合のみ，診断し治療する

必要がある．こういった症例のなかには成長するうえでの壁を乗り越えるために手伝いが必要な状態の場合もある．本項では脳機能的な解説は省略したが，このような状態のときには脳機能としても自分 1 人では乗り越えることが難しい状態となっている，という生物学的な理解が背景にあることを最後に付け加えておきたい．不安については OCD の脳機能的研究に興味のある読者のために以下に参考文献をあげる．

文献

1) 五十嵐　隆（総監訳）：不安障害．ネルソン小児科学原著第 21 版（日本語版）．エルゼビアジャパン，2023

参考文献

1) Goodman WK, et al.: Harmonizing the Neurobiology and Treatment of Obsessive-Compulsive Disorder. Am J Psychiatry 2021; 178: 17-29
2) Loosen AM, et al.: Towards a computational psychiatry of juvenile obsessive-compulsive disorder. Neurosci Biobehav Rev 2020; 118: 631-642

（北島　翼）

COLUMN

『子どものこころ診療と僕』

　本書の著者は，獨協医科大学埼玉医療センター子どものこころ診療センターの仲間で構成されている．言い回しや細かな意見は著者ごとに異なり，何も知らずに手に取る人にとってはやや統一感が欠けたように感じられるかもしれない．逆に，センターのメンバーを知っている人が読むと，著者一人ひとりの顔が浮かび，人柄を思い出し，何とも感慨深い．そしてついでに，すべてのセンタースタッフを支える秘書さんの書類が積み上がった机も思い出される．内輪ウケの本にならないことを祈るばかりだが，そういえばセンターの診療もこの本と近いように感じる．統一感はあるようでないようで，でも何だか一貫性はあり，（一応ちゃんと根拠をもとうと議論はするのだが）何が正しく，どうすべきかよりも，診察室の内輪で信頼し合って "これでいいじゃない" と思えれば，それがいいんじゃないかという温かさがあった．

　今回数名にコラムのお題が出たのだが，私には『子どものこころ診療と僕』という意地悪なお題が回ってきた．お題にこういう変化球を返しても「いいんじゃないか」と言い合えるような子どものこころ診療チームを，私を含めた本書の読者が作っていくことを祈っている．

（北島　翼）

3部 解説編
C 注意が必要な精神疾患と諸問題

4 睡眠障害

　睡眠不足は肥満や抑うつのリスクを上げ，学業成績や幸福感の低下につながるといわれている[1]．わが国では2013年の小中学生および高校生の平均睡眠時間はそれぞれ8時間27分，7時間19分，6時間35分となっており[2]，いずれも厚生労働省[1]の推奨睡眠時間を下回っている．また，未就学児においても，日本は3歳未満の睡眠時間が欧米やアジア17か国のなかで最短の11時間30分である[3]．そのため，子どもの十分な睡眠時間の確保は積極的に考えなければいけない問題である．

1 分類・症状

　睡眠時間の低下につながる睡眠障害は症状から以下の4種類に分かれる．①不眠，②過眠，③適切な時刻に寝起きできない，④睡眠中の行動異常である．睡眠障害の分類は睡眠障害国際分類（ICSD）第3版[4]とDSM-5-TR[5]から出ており，本項では後者に準じて記載する．

a. 不眠

　不眠症状（入眠困難，中途覚醒，早朝覚醒）と，日中の機能障害（社会生活，学業などへの影響）を認める状態であり，ほかの睡眠障害や併存する精神疾患，薬物などの物質使用によるものではないとDSM-5-TRで定義されている．小児の不眠障害で最も多いのはICSD第2版で行動性不眠症に分類されていた病態であり[6]，小児の10～30％に生じる．行動性不眠症には，入眠時や夜間覚醒後の再入眠時に養育者に負担のかかる特定の条件（長時間揺り動かすなど）が必要になる「入眠時関連型」と，養育者のしつけが不十分または不適切なために就寝前にぐずったり就床を拒む「しつけ不足型」がある．

b. 過眠

　代表的な疾患はナルコレプシー（NT）であり，覚醒を維持するオレキシン神経系の機能障害が原因の，日中の過度の眠気，情動脱力発作（カタプレキシー），入眠時幻覚，睡眠麻痺（金縛り）を4徴とする疾患で，前2者の特徴は診断基準に入っている．有病率は欧米で5％である一方で，日本では16％と世界で最も高い[6]．発症年齢は10代半ばがピークである．過度の眠気は危険な作業中にも起こり，10～30分居眠りをすると爽快感をもって覚醒する．情動脱力発作は，笑ったときや驚いたときなど強い感情の動きを契機に突然生じ，膝がカクンとするなどが典型的症状である．適切な治療によりほとんど支障なく社会生活が送れるため早期診断と早期治療が重要である．鑑別すべき疾患は過眠障害がある（過眠障害に関して詳細はDSM-5-TRを参照されたい）．

c. 適切な時刻に寝起きできない

体内の概日リズムが24時間周期に同調できず社会・日常生活に支障をきたす障害を概日リズム睡眠・覚醒障害群（CRSWD）という．中高生に好発しやすいのが睡眠相後退型であり，本人の体内リズムにあった時間帯であれば入眠や睡眠の持続に問題がないが，年長児や思春期においては不登校，欠席や遅刻の反復，学業不振が主訴となることも多い．有病率は思春期から若年層で3〜5％といわれている．朝の時間帯における光曝露の減少，カフェインの過剰摂取などが誘因となりうる．鑑別疾患としては不眠障害やほかのCRSWDがある．併存として抑うつ症，注意欠如多動症（ADHD），自閉スペクトラム症（ASD）との関連が指摘されている．

d. 睡眠中の行動異常

睡眠時随伴症群，呼吸関連睡眠障害群がある．

1）睡眠時随伴症群

多くみられるのは睡眠時遊行症（いわゆる夢遊病）と睡眠時驚愕症（夜驚），レストレスレッグス症候群（RLS）である．

睡眠時遊行症の特徴はベッドから起き上がって歩き回るなどの睡眠中に始まる複雑な運動行動のエピソードであるが，トイレ以外の場所に放尿するなどの不適切行動がみられることもある．睡眠時間の前半1/3〜1/2にみられることが多く数分〜30分継続する．行動中には目を開けていることが多いが呼びかけに無反応のことも少なくなく，記憶がないことが多い．6〜16歳の40％にみられ[4]，遺伝性が多い．通常思春期初期に自然消失する．発熱，心理・身体的なストレス，鎮静薬使用，騒音や光などの刺激が原因になることがある．ほかの覚醒障害，前頭葉てんかん，閉塞性睡眠時無呼吸低呼吸（OSAH）などが鑑別すべき疾患である．

睡眠時驚愕症の特徴は恐怖の叫び声，泣き声で始まり，頻脈，呼吸促迫，皮膚紅潮などの強い自律神経系の興奮がみられることであり，小児では1〜6.5％にみられ[4]，夜間の発現時期，誘因などは睡眠時遊行症と同様である．10分以内で収まることが多いが，エピソード中は落ち着かせたりすることが困難である．

RLSは特徴として，四肢に不快な異常感覚を伴い，四肢を動かさずにはいられないこと，安静時に症状が増悪すること，運動中は症状が改善または消失すること，1日のうち夕方や夜間に発症または増悪することがあげられ，これらの症状による不眠が主訴として医療受診するケースが多い．また，覚醒中に症状があることで学業成績への影響があることがある．子どもの診断では本人のことばで述べた記述が必要であり，通常6歳以上の子どもであれば症状を適切に述べることができるといわれている．周期性四肢運動（反復性の常同的四肢の運動）が睡眠時または覚醒時にみられるとRLSの診断補助となる．学童期〜思春期の2〜4％に認められ，子どものRLSでは家族性が多く第一度近親者にRLSが存在すると診断がより確実となる．子どもでは鉄欠乏症が原因のRLSも多く，鉄欠乏症の改善により劇的に改善されうる．鑑別疾患は下肢けいれん，貧乏ゆすりなどであるが成長痛と誤診されていることも少なくない．また，ADHDと誤診されることもあるが適切な治療によりADHD様の症状は消失する．

2）呼吸関連睡眠障害群

代表的な疾患はOSAHである．日中の眠気を認めるものもあるが，多動や不注意などのADHD様行動，学業不振などの問題が出ることが多い．新生児期から思春期まで認められ，有病率は1〜4％といわれており，主な誘因はアデノイド・扁桃肥大と肥

満である．また，親に OSAH がある場合，確立が上がる．鑑別すべき疾患には，無呼吸はなく症状もない一次性いびき，また，中枢性睡眠時無呼吸がある．

❷ 評価

評価のアルゴリズムを図1[7]に示す．まず睡眠障害の期間，頻度，経過，日ごとの変化，今まで行われた介入法，日中の症状について問診を行う．本人および養育者が症状をうまく説明できない場合は睡眠ダイアリーや子どもの睡眠習慣質問票日本語版(CSHQ-J)[8]の記入や睡眠時ビデオの撮影を，日中の眠気評価には日本語版エプワース眠気尺度(JESS)[9]を活用するとよい．また，気管支喘息や先天性心疾患などの基礎疾患，知的発達症(IDD)や ASD・ADHD などの神経発達症，不安症やうつ病などの精神疾患の有無や向精神薬，抗ヒスタミン薬，カフェイン飲料などの常用も聴取する．身体診察で成長障害や肥満の有無，小顎症や頭顔変形，口蓋扁桃肥大の有無も確認する．

OSAH，RLS，睡眠時随伴症群，NT が疑われる場合は終夜睡眠ポリグラフィ(PSG)により評価を行う．そのほか RLS には血清鉄やフェリチンの測定を，睡眠時随伴症群には脳波，NT には睡眠潜時反復検査(MSLT)および必要時脳脊髄液オレキシン測定を行い評価する．診断基準は成書を参照されたい．生活リズムの異常があれば CRSWD を疑う．最低 7 日間連続した睡眠ダイアリーまたはアクチグラフ検査の記録により診断可能である．

❸ 治療・介入

OSAH の治療法について明確な指針は確立していない．アデノイド・口蓋扁桃肥大が原因と考えられる場合はアデノイド切除，口蓋扁桃摘出術が選択され，それ以外の場合の治療としてあげられるのが経鼻持続陽圧呼吸療法(nCPAP)である．RLS では，非薬物療法としては生活リズムの改善，就寝前のカフェイン摂取の中止，抗うつ薬・抗ヒスタミン薬など誘因となりうる薬物の減量または中止を行う．薬物療法として，血清フェリチン値が 50 ng/mL 以下の場合は鉄剤投与を行う．成人ではドパミン作動薬が第一選択であるが小児では保険適用がないため重症例の場合に少量投与を検討するのみにとどめる．睡眠時随伴症群は自然消失が多いことを家族に伝えて不安を取り除く．前述したような誘因があれば取り除き，エピソード中は危険に配慮したうえで見守る．

NT には非薬物療法として十分な夜間睡眠と 15 分程度の計画的昼寝，薬物療法として過眠にはドパミン再取り込み阻害と放出促進を主作用とするモダフィニル，メチルフェニデート，ペモリンなどが，カタレプシー，入眠時幻覚，睡眠麻痺に関してはレム睡眠抑制作用のある少量の三環系抗うつ薬(クロミプラミン，イミプラミン)やセロトニン再取り込み阻害薬(SSRI；パロキセチン，フルボキサミン)，セロトニン・ノルアドレナリン再取り込み阻害薬(SNRI；ミルナシプラン)が有効である．CRSWD の基本治療は睡眠衛生指導である．朝に太陽の光を浴びる，日中昼寝しないようにする，午後のカフェイン摂取を控える，規則正しい食事，ほどよい運動，就寝前はブルーライトを避ける，などである．また，高照度光療法や就寝前のメラトニンやラメルテオン内服がある．不眠障害に関しては身体疾患や物質使用によるものであればその調整を行う．非薬物療法としては睡眠衛生指導を行い，それだけでは不十分な場合の一次性不眠障害，神経発達症や精神疾患，身体疾患患者においては薬物療法を補助的に使用する．メラトニンやラメルテオン，オレキシン受容体拮抗薬(レンボレキサント，スボレキサン

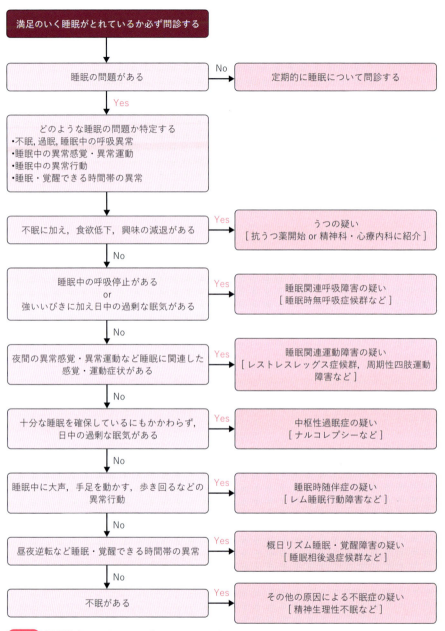

図1 睡眠障害スクリーニングフローチャート
〔日本睡眠学会：睡眠障害のスクリーニングガイドライン　https://jssr.jp/files/introductory/kit-2.pdf [2024年7月31日閲覧]〕

ト），抑肝散などの漢方薬などが使用される．なお，本項で出た薬剤のうちメラトニンは6歳以上16歳未満の神経発達症の入眠困難，抑肝散は小児夜泣き，小児疳症に適応があるが，それ以外の薬剤は小児適応外である．

◎おわりに

　十分な睡眠は子どもの健やかな成長を促すものであることは認識されつつも，IT化が進むなかでその確保は困難である．もともと睡眠不足の子どもが多いわが国においては，子どもの身近にいる存在として小児科医の立場からも，子どもたち自身や彼らを取り巻く大人たちに対し睡眠の大切さを啓蒙し注意喚起していくことが必要である．

文献

1) 厚生労働省：健康づくりのための睡眠ガイド2023．令和6年2月　https://www.mhlw.go.jp/content/001282101.pdf［2024年7月31日閲覧］
2) ベネッセ教育総合研究所：第2回放課後の生活時間調査―子どもたちの時間の使い方［意識と実態］速報版．2014　https://berd.benesse.jp/up_images/research/2014_houkago_all.pdf［2024年7月31日閲覧］
3) Mindell JA, et al.: Cross-cultural differences in infant and toddler sleep. Sleep Med 2010; 11: 274-280
4) 米国睡眠医学会：睡眠障害国際分類．第3版，グランマガジン社，2018
5) 米国精神医学会(原著)，髙橋三郎，他(監訳)：睡眠・覚醒障害群．DSM-5-TR™精神疾患の診断・統計マニュアル．医学書院，2023；393-461
6) 大川匡子：睡眠障害の子どもたち．合同出版，2015
7) 日本睡眠学会：睡眠障害のスクリーニングガイドライン　https://jssr.jp/files/introductory/kit-2.pdf［2024年7月31日閲覧］
8) 土井由利子，他：子供の睡眠習慣質問票日本語版 the Japanese version of children's sleep habits questionnaire(CSHQ-J)の作成．睡眠医療 2007；2：83-88
9) Takegami M, et al.: Development of a Japanese version of the Epworth Sleepines Scale(JESS) based on item response theory. Sleep Med 2009; 10: 556-565

（椎橋文子）

3部　解説編

C 注意が必要な精神疾患と諸問題

5 ゲーム行動症

　病的なゲーム行動の問題は，2019年にICD-11にゲーム行動症（GD）の名称で「物質使用および嗜癖行動による障害」に分類された．2021年に報告されたStevensらによるシステマティックレビューでは，世界全体のGDの有病率は3.05％（信頼区間：2.38－3.91）と報告され[1]，比較的頻度の高い疾患であることが示された．GDは若者に多く，7割は未成年者であるという統計があり，さらに近年は低年齢化が問題となっている．

1 診断・評価

a. 診断
　GDは，ICD-11のGDの定義，もしくはDSM-5-TRにおけるインターネットゲーム行動症の基準案のいずれかを参照して，経験のある医師が面接を行うことによって診断する．ICD-11の定義とDSM-5-TRの基準案の比較を表1に示す．両者の基準に共通するのは「コントロール困難」と，「問題のある使用」，12か月以上続く「機能障害」である．ただし，ICD-11の定義では，「コントロール困難」「優先度の高さ（顕著性）」「問題のある使用」「機能障害」のすべての項目が存在し重症である場合には，12か月より短い場合も診断可能と記載されている．またICD-11では，GDの定義は満たさないが，健康への危険な結果を著しく増大させるゲーム行動を「危険なゲーム行動（hazardous gaming）」と明記している（⏱4部4；図1；261p）．

b. 評価
　評価やスクリーニングには，質問紙が用いられることが多い．近年は，GDの概念的観点，臨床での実用的な視点，ICD-11およびDSM-5-TRの基準との整合性などから，評価ツールの開発が加速しており毎年2種類以上のツールが発表されている．2020年にKingらが発表したシステマティックレビューによれば，GAS-7，IGDT-10，IGDS9-SF，Lemmens IGD-9の各評価ツールがより多くのエビデンスを有していたと報告している[2]．なかでもIGDS9-SFは最も多くの言語に翻訳されており，多文化間のゲーム行動を調査・比較した報告も多く，2023年にはIGDS9-SF日本語版の翻訳と標準化を当センターで実施した．さらに原版は10歳以上を対象としており，近年のゲーム行動の問題の低年齢化を背景として，6～9歳を対象とした低年齢版の開発を行い，標準化の作業も完了した．最新の情報は当センターのHP（https://dept.dokkyomed.ac.jp/dep-k/ccdpm/）を参照されたい．

表1 ICD-11 と DSM-5-TR の診断基準の比較

項目	ゲーム行動症(ICD-11)	インターネットゲーム行動症(DSM-5-TR)
コントロール困難	1. ゲームのコントロール困難	4. コントロールの不成功
優先度の高さ(顕著性)	2. ゲームの優先度が他の興味や日常生活よりも高い	
問題のある使用	3. 否定的な結果にもかかわらずゲームを継続またはエスカレート	6. 心理社会的問題の認識があるにもかかわらず過剰に使用
没頭		1. オンラインゲームへのとらわれ
離脱症状		2. 離脱症状(精神的)
耐性		3. 耐性(使用時間が増える)
他の興味の喪失		5. 以前の趣味・楽しみへの興味喪失
使用に関する嘘		7. オンラインゲームの使用に関する嘘
逃避的使用		8. 否定的な気分から逃避するための使用
使用による社会的危機		9. オンラインゲームによる社会的危機・喪失
診断	重要な機能分野において著しい障害 すべての項目が12か月以上継続	臨床的に意味のある機能障害や苦痛 12か月で9項目中5項目以上を満たす

2 症状

　ゲーム行動の問題を有する子どもが養育者とともにプライマリ診療の医療機関を受診する場合,その主訴がゲームの「コントロール困難」や「優先度の高さ(顕著性)」であることは少なく,睡眠障害や頭痛等の身体症状,もしくは不登校を主訴として受診することが多い.Higuchi らは,ゲーム行動の問題を主な問題として初診した241名を,ICD-11の定義を満たした GD 群189名と満たさなかった52名 non-GD 群に分け,問題を認める割合について群間比較をした.結果,起床困難(80.4%),昼夜逆転(62.4%),成績低下(56.6%),50%以上の欠席(50.8%),不規則な食事(49.7%)の項目について有意に群間差を認めたと報告した(括弧内は GD 群で認めた割合;**表2**)[3].GD では,睡眠や社会機能の問題が認めることは多くの先行研究で報告されているが,これらは GD の狭義の症状ではない.

　狭義の GD の症状は,**表1** の左側の列に記載したゲーム行動に直接的に関連するものである.これらの症状のなかで,どの症状がより GD の中核的な症状であるのかについての結論はまだ出ていない.ICD-11 と DSM-5-TR の定義に共通する,「コントロール困難」と「問題のある使用」は,物質使用症群の症状と類似しており,中核的な症状であることが推定されているが,GD では典型的には週当たり30時間以上がゲーム行動に費やされ,ゲーム時間が増える「耐性」こそ中核的な症状であるという意見もある.現在 WHO のもとで疾患分類の専門家,精神医学,臨床心理学,神経生物学,公衆衛生学などの専門家らによって部会が組織され,診断ガイドラインなどの試案の作成が進んでおり,中核的な症状に関する取り決めも今後示されるだろう.

表2 過度のゲームに関連する問題を有する割合（ICD-11のGD定義別での比較）

項目	GD群(%) (*n*=189)	non-GD群(%) (*n*=52)	*p*値
起床困難	80.4	58.8	0.0014
昼夜逆転	62.4	37.3	0.0013
不規則な食事	49.7	31.4	0.0195
引きこもり	30.9	21.6	NS
友人関係の悪化	31.8	19.6	NS
家庭内の暴力	29.7	19.6	NS
物にあたる・壊す	54.5	60.8	NS
課金	13.2	21.6	NS
学校や仕事での成績低下	56.6	37.7	0.0140
学校や仕事の50％以上の欠席	50.8	27.5	0.0030
遅刻	18.6	11.8	NS

〔Higuchi S, et al.: Application of the eleventh revision of the International Classification of Diseases gaming disorder criteria to treatment-seeking patients: Comparison with the fifth edition of the Diagnostic and Statistical Manual of Mental Disorders Internet gaming disorder criteria. J Behav Addict 2021; 10: 149-158 より編集・翻訳〕

3 治療・介入

　ゲーム行動の問題に対する治療と介入は，問題が表面化した時点で早期に行われるべきである．GDのディメンション診断と治療/介入の開始の関係については🔖4部4；図1；261pを参照されたい．

a. 心理教育

　心理教育とは，知識を提供することにより正しい理解を深め，前向きに取り組むための教育的支援のことであり，子どもの場合は養育者の心理教育も重要となる．たとえば，ゲームは楽しく刺激的で多幸感をもたらすように作られているため依存的な性質があること，コントロールできないのは個人の性格や弱さではなくゲームの性質によるとろこが大きいこと，未成年は脳機能の発達が途上のためにコントロールができないことがあること，コントロールを成功するためには上手な約束（ルール）が重要なこと，などを図解やイラストを用いながら説明する（**付録；ゲームと動画について考えてみよう；285p**）．

b. 環境調整

　支援的なかかわりや環境調整などの介入については，依存症対策全国センターが発行する「ゲーム依存相談対応マニュアル」に詳しい[4]．具体的には，一緒にルール（使用時間，使用場所，課金，守れなかったときの対応，家族も一緒にルールを守ることなど）を決める，ゲーム機器の片付け方やペアレンティング（見守り設定など）の設定などの助言，ゲームの過剰使用に対人関係や家族機能などは関係していないかを確認し，認める場合はそれらに対する助言や介入，などがある．

c. 心理療法

　GDと診断される場合には，上記の介入に加えて心理療法や薬物療法など治療が行わ

れる．心理療法に関しては，認知行動療法(CBT)，行動療法，家族療法などの報告があり，そのなかでも最も広く行われているのはCBTである．近年はランダム化比較試験(RCT)を含むエビデンスレベルの高い臨床研究も報告されており治療の選択肢として期待される(⏱4部4；261p)．

d. 薬物療法

薬物療法は，CBTと比較するとエビデンスレベルの高い報告は少なく，現時点ではGDの治療としてコンセンサスは得られていない．インターネットゲーム障害とインターネット依存を対象とした治療に関するシステマティックレビューでは，2000～2016年の期間中に報告された46件の研究について調査が行われた[5]．薬物療法に関する報告は，症例報告1件を含む5件のみであり，そのうち4件は抗うつ薬，1件はADHD治療薬(メチルフェニデート)に関する報告で，いずれもうつ病やADHDなどの併存症に対する治療の報告であった．

◎おわりに

GDは2019年にICD-11に明記された比較的新しい疾患概念であり，診断基準や治療法などコンセンサスが得られていないことが多い．一方で，未成年者に多く，睡眠障害や不登校などの関連もあり，子どものこころに関する診療では今後も相談を受ける場面が増えることが想定さる．本項では，症状の考え方と「対応」に焦点を当てて概説した．

文献

1) Stevens MW, et al.: Global prevalence of gaming disorder: A systematic review and meta-analysis. Aust NZ J Psychiatry 2021; 55: 553-568
2) King DL, et al.: Screening and assessment tools for gaming disorder: A comprehensive systematic review. Clin Psychol Rev 2020; 77: 101831
3) Higuchi S, et al.: Application of the eleventh revision of the International Classification of Diseases gaming disorder criteria to treatment-seeking patients: Comparison with the fifth edition of the Diagnostic and Statistical Manual of Mental Disorders Internet gaming disorder criteria. J Behav Addict 2021; 10: 149-158
4) ゲーム依存相談対応マニュアル作成委員会：ゲーム依存相談対応マニュアル．令和4年3月 https://www.ncasa-japan.jp/pdf/document45.pdf［2024年7月31日閲覧］
5) Kuss DJ, et al.: Internet addiction and problematic Internet use: A systematic review of clinical research. World J Psychiatry 2016; 6: 143-176

（井上　建）

3部 解説編

C 注意が必要な精神疾患と諸問題

6 不登校

文部科学省(以下,文科省)は,不登校を以下のように定義している.

> 「何らかの心理的,情緒的,身体的,あるいは社会的要因・背景により,児童・生徒が登校しない,あるいはしたくともできない状況にあるために年間30日以上欠席したもの(ただし,病気や経済的理由によるものを除く)をいう」

しかし,現実的には,午前のみ登校など部分登校の子もいる.また,不登校の定義に当てはまるが,放課後に登校,相談室や適応指導教室に参加,フリースクールの利用など不登校状態であっても子どもの居場所の選択は以前よりも多様であり家庭でのみ過ごしているとは限らない.海外では,不登校は複合的な要因(本人,環境,学習など)によって生じる状態であり,不登校,登校拒否,登校恐怖症などの概念を含む包括的な用語として登校拒否行動(SRB)と表現されることもある[1].

子どもは成人よりも生活環境の変化に影響を受けやすい.不登校となっている子どもの状況も文化や社会情勢によって状態が変遷する.最近では,コロナ禍の影響が大きかった.ソーシャルディスタンス,マスク,集団行動や課外活動の制限,予定された行事の中止,など学校生活や生徒同士の人間関係の変化がストレス要因となる.コロナ感染を回避するため登校しない選択をした生徒も一定数存在した.登校せずICTを利用したオンライン学習を出席扱いにする学校も現れ,GIGAスクール構想と相まって学習機会の多様性が進むかもしれない.ヤングケアラーの問題も見逃すことができない.法令上の定義はないが,本来大人が担うべきケア責任を引き受け,家事や家族の世話,介護,感情面のサポートなどを日常的に行っているような子どもの存在が社会的問題となっている.このなかには登校機会を失っている子どもが存在する.

不登校は,小中学校時代の子どもにとって,最も重大な問題であり,小児科医に課せられた責任は大きい.

1 不登校の現状

わが国の不登校の現状はどのように推移したのだろうか？

文科省は「令和3年度 児童生徒の問題行動・不登校等生徒指導上の諸課題に関する調査結果の概要」において,小・中学校における長期欠席者は413,750人,このうち不登校は24,4940人であり急激に増加したことを報告した[2].同じ報告によると,2001～2021年小中学校における児童・生徒の不登校数の推移は,2013年から増え続

け，2021年は児童・生徒1,000人当たり25.7人となり，不登校数は9年連続増加し過去最多であった．また，不登校児の割合は，小学生1.3％，中学生5.0％であり特に中学生の増加が目立つ．

2 不登校を教育と医療の立場からどのように捉えるか

a. 教育現場

前述のとおり，教育の側も教育を受ける側も多様化している．文科省の「不登校児童・生徒への支援の在り方について(通知)」(令和元年10月25日)[3]では，「学校に登校する」という結果のみを目標とするのではなく，児童・生徒が自らの進路を主体的に捉えて，社会的に自立することを目指す必要がある．教育は，必ずしも学校で授業を受ける必要はない(不登校特例校，ICT活用学習支援，フリースクール，中学夜間学校，相談室，適応指導教室，場合によって放課後等デイサービスなど地域資源を最大限に利用)としている．コロナ禍は日本のデジタル教育環境を一遍させた．わが国では2020年初頭，コロナ禍による全国一斉休校の際，デジタル化の大きな遅れが顕在化し，GIGAスクール構想の実施が前倒しされた．その後，急激にデジタル機器の整備が進み，2021年3月までに97.6％の自治体がICT整備済みとなり，小・中学生1人1台教育用端末の整備がほぼ完了した[4,5]．GIGAスクール構想の進展が追い風となり，自宅で授業を受ける希望のある生徒が，オンラインで自分の教室の授業に参加できることとなった．しかしながら，オンライン授業の整備，質の向上は現在も進まず，決して不登校児への新たな環境設定というまでには至っていない．このような，教育環境の変化に対し，医療者は不登校児に対して，既存の先入観をもたずに子どもの多様な生き方を見守る対応が求められる．

b. 医療の立場

医療として「不登校児」にかかわるときに，「不登校＝登校していない子」が治療対象となるのか．筆者は，プライマリ医も，不登校児への支援に十分貢献できると考えている．登校しないことによって，こころも生活の面でも安定を得ることができる子どもも存在する．逆に，少し後押ししてあげるだけで，普段の学校に戻り豊かな学校生活を送るだけでなく，教育のなかで得られるたくさんの経験を得て成長する子もたくさんいる．不登校支援にかかわる者が，その子の不登校の意味＝その子の長い人生のなかのわずか数年間の意味，を知ろうとするだけでも，何らかの助けになるだろう．家族の焦りもある．いったん，不登校児の相談に乗ることにしたのであれば，腰を据えて，子どもの目線で向き合っていくしかない．子どもにとって，外来で身体診察と少しでも声をかけてくれる小児科医の存在に安堵感を覚えるであろう．今できることを整理しながら外来診療を続けてほしい(⏱1部2；10p，2部B-1；46p，2部B-9；62p，2部B-11；66p，2部C-5；78p，2部C-9；86p，2部C-11；90p)．

3 不登校の評価と治療の流れ

不登校は複合的な要因によって生じる状態であり，不登校の状態を客観的に評価するのは難しい．日本小児心身医学会の「小児科医のための不登校診療ガイドライン」[6]では，不登校の状態評価を「登校できるから登校できない」まで，状態0～6に分類している．不登校対応ガイドブックでは，不登校の多軸評価(第1軸：背景疾患の診断，第2軸：発達障害の診断，第3軸：不登校出現過程による下位分類の評価，第4

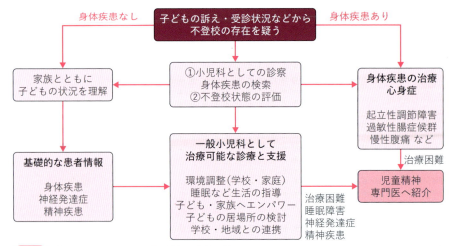

図1 プライマリ医における不登校の診療の流れ
〔日本小児心身医学会(編):小児科医のための不登校診療ガイドライン.小児心身医学会ガイドライン集.改訂第2版,南江堂,2015;55-84を参考に筆者作成〕

軸:不登校の経過の評価,第5軸:環境の評価)を提唱している[7].海外では不登校機能的アセスメントとして,SRAS-Rがある[1].不登校を4つのカテゴリー(ネガティブな感情を喚起する刺激の回避,対人・評価場面の回避,注目の獲得,学校外での強化子の獲得)に分類し評価する.

日本小児心身医学会の「不登校診療ガイドライン」のフローチャートを参考に,プライマリ医で診療するときのフローチャートを作成した(図1).プライマリ医にとって大切なのは,不登校という問題を自分の外来で扱うか,扱えるのか,扱えないのか,の判断である.患者家族の「不登校」にまつわる診療ニーズの確認,医師自身の経験や練度,勤務している医療施設の事情,など様々な診療環境によって不登校であっても扱える問題と困難な問題があるだろう.その点を十分考慮のうえ,患者・家族とうまくコミュニケーションを取りながら診療を進めると患者にも安心感を与えることができるであろう(⏱3部B-5;148p).

4 不登校児とメンタルヘルス

先に述べた,令和3年度不登校調査[2]において,不登校の小・中学生が,不登校となったきっかけをまとめると,小学生は主に家庭要因(生活環境の変化,親子のかかわり,家庭内不和),中学生は主に学校要因(いじめ,友人関係,教職員との関係,学業不振,進路の不安,部活動,学校のルール,入学・転校の不適応)だった.ここで特筆されるのは,小・中学生ともに,本人の要因が共通して多く,無気力・不安が約50%であった.このように,不登校状態にある子どもの多くは,何らかの不安感を伴っていることが多いと考えられる.子どもは不安をことばで表すことが苦手であり,腹痛や頭痛など身体症状を伴いプライマリ医を受診する機会も多いはずである.子どもを見守る大人は,子どもの「不安」のサインを見落とさず,彼らに耳を傾けるべきだ.欧米の報告では,不登校児は,状態不安および特性不安ともに高く,社会不安,登校不安と直接的

かつ密接に関連するとされ[8]，精神疾患とも関連し，不安型不登校児は「うつ病」「分離不安」に関連，非不安型は，反抗挑発症，素行症，うつと関連していた[9]．また，不安のほか，多彩な学習ニーズがある[10]．注意欠如多動症（ADHD）など神経発達症をもつ子どもは登校拒否行動を起こすリスクが高い[11]．

以上のように，背景に精神疾患や神経発達症があることはまれではなく不登校児への医療支援の必要性は高い．

❺ 不登校の診療のゴール

本人と家族に，不登校は「特別な問題行動ではない」という共通認識をもってもらうことが大切である．不登校の子どもは罪悪感に苛まれ，家族も子どもや自身を責めてしまいがちである．登校させることだけを目標とせず，本人の心理面を配慮して学校を休む「休養の必要性」を認めることや，家庭，学校の次の第3の居場所作り（多様な教育機会の確保）を検討してみる．オンライン授業が「家庭にいても学校の授業に参加できる」という教育の新規システムとして充実すれば，そのような教育形態も認知される可能性があるかもしれない．

最後に，不登校は決してその子と家族にとって無駄な経験ではない．不登校という人生で初めて苦い不可解で理不尽な時間を子どもと家族がともに過ごしたとしても，ただ，子どもは常に成長する．ともに生きることに価値がある．未来に向けて親子相互の化学反応が生じ，新しい前向きな希望が生まれるであろう．学校へ復帰できるかできないかは別として．何よりも子どもを責めず家族の気持ちを支えることが，小児科医にとって求められる姿勢ではないかと筆者は考えている[12]．

📖 文献

1) Kearney CA: School absenteeism and school refusal behavior in youth: a contemporary review. Clin Psychol Rev 2008; 28: 451-471
2) 文部科学省：令和3年度　児童生徒の問題行動・不登校等生徒指導上の諸課題に関する調査結果の概要　https://www.mext.go.jp/content/20221021-mxt_jidou02-100002753_2.pdf［2024年7月31日閲覧］
3) 文部科学省：不登校児童生徒への支援の在り方について（通知）．令和元年10月25日 https://www.mext.go.jp/a_menu/shotou/seitoshidou/1422155.htm［2024年7月31日閲覧］
4) 作田亮一：不登校．小児診療 2024；87：345-350
5) 文部科学省：GIGAスクール構想の実現に向けたICT環境整備の進捗状況について（速報値）．令和3年3月　https://www.mext.go.jp/content/20210315-mxt_jogai01-000009827_001.pdf［2024年7月31日］
6) 日本小児心身医学会（編）：小児科医のための不登校診療ガイドライン．小児心身医学会ガイドライン集．改訂第2版，南江堂，2015；55-84
7) 齊藤万比古（編）：不登校対応ガイドブック．中山書店，2007
8) Tekin I, et al.: School refusal and anxiety among children and adolescents: A systematic scoping review. New Dir Child Adolesc Dev 2022; 2022(185-186): 43-65
9) Egger HL, et al.: School refusal and psychiatric disorders: a community study. J Am Acad Child Adolesc Psychiatry 2003; 42: 797-807
10) Leduc K, et al.: School Refusal in Youth: A Systematic Review of Ecological Factors. Child Psychiatry Hum Dev 2022; 24: 1-19
11) Orm S, et al.: Confirming the Validity of the School-Refusal Assessment Scale-Revised in a Sample of Children With Attention-Deficit/Hyperactivity Disorder. Front Psychol 2022; 13: 849303
12) 作田亮一：不登校になった子どもとの関わり．心とからだの健康 2019；23：12-18

（作田亮一）

3部 解説編
C 注意が必要な精神疾患と諸問題

7 虐 待

　全国の児童相談所における虐待相談対応件数は2020年に年間20万件を超え，増加の一途をたどっている[1]．相談内容は心理的虐待の割合が60％と最多で，次いで身体的虐待が23％である．被虐待児の年齢は3歳が最多であるが，近年は就学前の比率が減少し12歳以上の相談が増えている[2]．また，年齢が上がるにつれて身体的虐待と性的虐待の割合が多くなっている[1]．主たる虐待者は実母が49％，実父が43％である．虐待を受けた子どもは様々な精神疾患の罹患率が上がるとされ[3]，看過してはならない問題である．2023年4月にこども家庭庁が発足し，虐待を始めとした逆境体験を防ぐための対策作りが期待される．

1 定義・対策

　子ども虐待については，2000年に制定された児童虐待防止法第2条において「児童虐待とは保護者がその監護する児童について行う以下の行為」として身体的虐待，性的虐待，ネグレクト，心理的虐待の4つが定義されている．2004年の法改正で面前DVも心理的虐待に含まれること，児童虐待を受けていると思われる子どもに関しても通告義務を拡大することが明記されている．

　なお，児童虐待防止法第3条では「何人も，児童に対し，虐待をしてはならない」としており，養育者以外の者からの虐待を受けている児童についても「要保護児童」に該当し通告および保護の対象になることに留意すべきである．また，2019年には親権者の体罰禁止が加えられた．児童虐待に対する行政の取り組みとしては，2004年から要保護児童などへの適切な支援を図ることを目的に関係者で構成される要保護児童対策協議会（要対協）の市町村への設置が法定化，2008年から児童相談所虐待対応ダイヤルの開始（2015年から「189」にダイヤル短縮化），2016年から妊娠期から子育て期にわたる切れ目のない支援を行う子育て世代包括支援センターの市町村への設置が法定化されている．

2 症状

　まず，身体的暴力により頭部外傷や腹部臓器損傷などの致死的外傷を負うことがある．最近20年間，年間50名の子どもが心中以外の虐待死をしており，そのうち半数が0歳児，主な原因は身体的虐待およびネグレクトとなっている．致死的外傷を負わなくても，大半のケースで神経学的，認知的，感情的発達に影響を及ぼしている．非性的虐待（身体的虐待，心理的虐待，ネグレクト）に関するメタ解析では非性的虐待とうつ

病，薬物使用，自殺未遂，性感染症，危険な性行為とは明確な関係があるといわれている[3]．また，性的虐待に関するアンブレラレビューでは，性的虐待と機能性神経学的症状症，ボーダーラインパーソナリティ症，不安症，うつ病はエビデンスレベルが低から中であるものの高い関連性があり，心的外傷後ストレス症（PTSD）や統合失調症，物質使用症群は高いエビデンスレベルで関連があるといわれている[4]．

a. 反応性アタッチメント症，脱抑制型対人交流症

反応性アタッチメント症，脱抑制型対人交流症は生後5歳未満までに親やその代理となる人とアタッチメント関係がもてず，人格形成の基盤において適切な人間関係を作る能力の障害が生じている状態であり，虐待を受けている子どもの40〜50％程度にみられる[5,6]．反応性アタッチメント症は，①大人の養育者に対する抑制された情動的に引きこもった行動，②持続的な対人交流と情動の障害を主とする．そのため，苦痛があっても安楽を求めず抑制された行動を示す．一方，脱抑制型対人交流症は，見慣れない大人に積極的に近づき交流する行動がみられる．なれなれしい態度がみられる．反応性アタッチメント症では自閉スペクトラム症（ASD）と，脱抑制型対人交流症では注意欠如多動症（ADHD）と類似の症状を呈し，経過を年単位でみていくなかで鑑別可能になることも多い．そのため，虐待症例においては診断を特に慎重に行う必要がある．

b. PTSD

虐待は脳にも影響を与える．PTSDの診断基準を満たす被虐待児では前頭前野で[7]，また幼少時の虐待既往のあるPTSD患者では海馬で，それぞれ体積の減少が報告されている[8]．そのほか性的虐待既往のあるPTSD患者において虐待体験を想起させる単語のペアを聞かせる課題を行った場合に前頭前野・前帯状回・側頭回・海馬に血流低下がみられるという報告や，解離症状がある性的虐待既往のあるPTSD患者でフラッシュバックが生じたとき，健常対照群では右海馬や左前頭回の賦活がみられた一方で，PTSD群では右島皮質，左側頭回，左前頭回の賦活が認められた[5]．これらの報告より，虐待経験をもつ場合，普段働くべき脳機能と異なる経路で情報処理が行われ，機能が低下することで，実行機能や感情・衝動抑制の障害，解離症状の出現などに関連している可能性が考えられている．

❸ 評価・介入

日本小児科学会からの提言[9]にあるとおり，小児科医は「子どものアドボケイト」として子どもの権利を守るという重大な使命を強く意識して，子ども虐待を子どもの側から判断することを常とする必要がある．介入の第一歩は，まずは常に虐待の可能性を念頭において早期発見することである．日本小児科学会以外に厚生労働省子ども家庭総合研究事業[10]からも虐待対応の手引きが出ているので詳細は参照されたい．

日常診療のなかで，以下にあげる気になるサインを見逃さないことが重要である．

💡 身体面のポイント
①外傷・骨折

頭部外傷は身体的虐待を受けた子どもの死因のなかで特に多いものである．特に硬膜下血腫は虐待例に多くみられる．そのほか皮膚変色や熱傷などの皮膚損傷では，体幹・耳介・頭部・外性器・臀部など事故では起こりにくい場所にある，手形痕やループコード痕などのパターン痕，新旧混在するなどの点がみられる場合は虐

待を疑い診察を進めていく必要がある．それ以外であっても，養育者が受傷機転を説明できない，養育者の説明では受傷の説明ができない（発達年齢と受傷起点の不一致も含む），受傷から受診までの時間が経過している，外傷を反復している場合も同様である．生後9か月未満の子どもの外傷はすべて虐待を鑑別にあげる必要がある．骨折では，骨幹端・肋骨・肩甲骨・棘突起・胸骨骨折は強く虐待を疑う所見である．

②**心身に対する不適切な管理**

ネグレクトは「子どもの心身の正常な発達に必要なケアを与えないこと」と定義されており，乳児の放置・飢餓・車中放置など重篤なものは致死的になりうる．同居人が同様の行為を行っているにもかかわらず放置している場合もネグレクトとなる．体重増加不良／減少，低身長，給食のむさぼり食いなどの食行動異常，不衛生，アトピー性皮膚炎や気管支喘息などの慢性疾患に対する不適切な管理などがあげられる．

💡 行動面のポイント

前述したように，虐待経験のある子どもは反応性アタッチメント症や脱抑制型対人交流症を生じやすく，その臨床症状はASDやADHDに類似している．養育者へのまとわりつきが年齢相当でない，癇癪やイライラが強い，落ち着きがなく周囲にあるものにすぐに手を伸ばす，大きな音や声を極度に嫌がるなどの症状などがある場合は，虐待の可能性も念頭に生育歴を聴取する必要がある．また，子どもは心理社会的ストレスが身体症状化しやすいため，頭痛・腹痛・歩行困難・視力障害など様々な心身症症状が出ることも多い．

以上のように虐待を疑う症状がみられた場合，まず医学的に緊急度が高いかどうか判断する．行動の原則は子どもの安全確保の最優先である．次に，その症状に対し養育者に「このケガ（もしくは傷，あざなど）はどうしたのですか」と問いかけをする．虐待が強く疑われる場合でも養育者を非難する気持ちを前面に出したり，養育者に対し虐待ということばを使うことはなく，「状況をよく理解したいので詳細を知りたい」という態度で接することが重要である．3歳以上の，自身で話のできる子どもの場合にはケガの処置などで養育者と分離した際に問診を試みる．

重篤な意図的外傷，心中未遂，脱水や低栄養による衰弱，重度の急性・慢性疾患の放置など生命が危ぶまれる場合は必ず入院が必要になる．性虐待，医療を必要とする外傷，極めて不良な養育環境，乳児への身体的虐待などの場合も原則入院が望ましい．入院同意が得られた場合，入院後に必要な検査（採血採尿，全身骨撮影や眼底検査など）を行いながら児童相談所へ通告を行う．入院同意が養育者から得られない場合であっても同様に緊急で児童相談所への通告が必要である．

外傷を伴わない程度の身体的虐待，健康問題を起こさない程度のネグレクトなど入院を要さない程度の虐待では外来を継続していくことが重要であるため必ず再診日を設定する．同時に市町村の子ども虐待対応窓口へ通告する．養育者への告知（虐待の可能性を考え児童相談所に通告をしたことを伝えること）は医療者の義務ではないが，児童相談所や市町村など多機関が関与するためにも告知できることが望ましい．あらかじめ

児童相談所や市町村と告知の仕方について相談してから行う．

◎おわりに

　虐待は早期発見・対応も大事であるが，同様に重要であるのはその予防である．小児科医として，乳幼児健診や受診の場を通して子育てに困難感がある養育者に気づき，寄り添い，支援していくことが何より大事な一歩になる．

文献

1) 厚生労働省：令和3年度福祉行政報告例の概況．令和5年1月19日　https://www.mhlw.go.jp/toukei/saikin/hw/gyousei/21/dl/gaikyo.pdf ［2024年7月31日閲覧］
2) 東京都：児童相談所のしおり．2023年（令和5年）版　https://www.fukushi.metro.tokyo.lg.jp/jicen/others/insatsu.files/shiori2023.pdf ［2024年7月31日閲覧］
3) Norman RE, et al.: The Long-term health consequences of child physical abuse, emotional abuse, and neglect: a systematic review and meta-analysis. Plos Med 2012; 9: e1001349
4) Hailes HP, et al.: Long-term outcomes of childhood sexual abuse: an umbrella review. Lancet Psychiatry 2019; 6: 830-839
5) 杉山登志郎：子ども虐待という第四の発達障害．学研プラス，2007
6) Zeanah CH, et al.: Reactive attachment disorders in maltreated toddlers. Child Abuse Negl 2004; 28: 877-888
7) Morey RA, et al.: Amygdala, hippocampus, and ventral medial prefrontal cortex volumes differ in maltreated youth with and without chronic posttraumatic stress disorder. Neuropsychopharmacology 2016; 41: 791-801
8) Woon FL, et al.: Hippocampal and amygdala volumes in children and adults with childhood maltreatment-related posttraumatic stress disorder: a meta-analysis. Hippocampus 2008; 18: 729-736
9) 日本小児科学会こどもの生活環境改善委員会：子ども虐待診療の手引き．第3版　http://www.jpeds.or.jp/uploads/files/20220328_g_tebiki_3.pdf ［2024年7月31日閲覧］
10) 厚生労働科学研究費補助金子ども家庭総合研究事業：子ども虐待対応医師のための子ども虐待対応・医学診断ガイド．「子どもの心の診療に関する診療体制確保，専門的人材育成に関する研究」分担研究 虐待対応連携における医療機関の役割（予防，医学的アセスメントなど）に関する研究（主任研究者：奥山眞紀子）　https://storage.googleapis.com/seiiku-kyoten-map/1/2022/06/03_h20-22guide_3.pdf ［2024年7月31日閲覧］

〈椎橋文子〉

3部 解説編
C 注意が必要な精神疾患と諸問題

8 マルトリートメント

　子どもの健全な発達を阻害するものの1つとしてマルトリートメントがある．マルトリートメント自体は，診断を伴うものではない．しかし，マルトリートメントが様々な身体・精神疾患の要因となることから見逃すことができない．マルトリートメントは，狭義的には身体的虐待・心理的虐待・性的虐待・ネグレクトなどの児童虐待を意味し，広義的には，逆境的小児期体験(adverse childhood experience：ACE)[1]を含む，子どもの健全な発達を妨げる大人からのかかわりを意味する．たとえ大人側がよかれと思ってしたことであったとしても，子ども側がそのように受け取っていなければ，それはマルトリートメントになる．大人の加害の意図ではなく，それが子どもにとって有害か，どうかで判断する．

　小児科外来でマルトリートメントを診るのはなぜか．マルトリートメントは，子どもとマルトリートメントをしている当事者および，その子どもを取り巻く環境に与える影響が甚大なものとなるからである．また，マルトリートメントのダメージは，出来事が起こっている瞬間だけでなく，その後の人生に長期的に様々な弊害をもたらし，健康を害すリスクも高くなり，結果として早世に至ることもある[1]．虐待を含むマルトリートメントは，個人だけでなく，社会にも大きなダメージをもたらす．世界保健機構(WHO)によると，マルトリートメントは，生涯にわたる身体的・精神的健康が損なわれるだけでなく，個々人の就労活動を含めた社会構造としても，国の経済的・社会的発展を遅らせる結果をもたらす，とある．そのため，マルトリートメントの予防，同定，治療を行うことは道徳的観点と経済的観点からも非常に重要となる[2]．

1 診断・要因・影響

　マルトリートメントに関連する医学的な疾病として，心的外傷及びストレス因関連症群[3]などがあげられる．たとえば，反応性アタッチメント症，脱抑制型対人交流症や心的外傷後ストレス症(PTSD)などは，マルトリートメントや虐待の関与が大きい．また，最近では，摂食症や依存関連疾患の背景にネグレクトなどを含むマルトリートメントの影響が指摘されている．マルトリートメントはトラウマのリスク因子であり，その後の個人の身体・精神疾患発症要因となる可能性が非常に高い．

　臨床像の類似性から注意欠如多動症(ADHD)と脱抑制型対人交流症や，自閉スペクトラム症(ASD)と反応性アタッチメント症の鑑別などには注意が必要になる．典型的な神経発達症様の症状の背後にマルトリートメントの影響が潜むこともあり，服薬を伴う医療介入を開始したものの改善が認められず，改めて養育者からエピソードを時系列で

丁寧に聴き直してみると養育者によるマルトリートメントがあったことに気づくこともある．

a. 親の子育て困難

マルトリートメントは，単一の要因によって生じるものではなく，複合的な要因によって引き起こされる．たとえば，マルトリートメントをしている養育者自身に，マルトリートメント経験者の可能性や，家庭内の事情として経済的貧困問題や，DVを含む夫婦間の問題が存在する．また，地域の文化的価値観の影響も受ける．

ここで明らかなのは，子どもがマルトリートメントによって生じている出来事に対して抗うことが難しいこと，その一方で，マルトリートメントをする大人側も子どものペースを尊重しながら，子どもを育てることが難しい状況であり，双方が非常に苦しんでいることが少なくないということである．

さらに，親が子育てに困難を抱えていても，そのことを周囲が気づけるかということもある．外来で，子どもの養育者が，「子育てが苦しい」とか「子育てに困難を抱えている」と素直にいえる状況や雰囲気があるかどうかも課題である．

b. マルトリートメントの影響

成人を対象としたfMRI研究[4〜6]では，幼少期にマルトリートメントを経験した場合，経験した出来事（厳格な体罰，暴言虐待，性的マルトリートメントなど）によって脳内の前頭前野，側頭葉，後頭部などの特定領域の容積が健常成人と比較して，減少あるいは肥大していたと報告されている．脳の発達は，出生後1年で7割近くが形成され成人期にかけて完成するといわれているが，脳のシナプスが刈り込まれる時期よりも前にマルトリートメントを経験している場合，行動や感情の抑制機能が適切に働かなくなるリスクが高まる[7,8]．

マルトリートメントは，人の安心感や安全感にも影響を与える．マルトリートメントによって子どもの安全が脅かされ，養育者と一緒にいても安全でない，そばにいると落ち着かないと感じた場合，子どもは自分の安全を自力で守ろうとするようになる．常に状況に対してアンテナを張り巡らすため，不安や危機感を感じやすくなる．このような緊張状態や不安を感じ続けることはストレスを抱えることにつながり，ストレスは様々な疾患の要因となる．ストレス状態が続くと，副腎皮質刺激ホルモン放出ホルモン（CRH）が過剰生産され，視床下部−下垂体−副腎皮質（HPA）系の過剰な活動が引き起こされ，副腎皮質ホルモン（グルココルチコイド：コルチゾール）が分泌される．過剰なコルチゾール分泌は，脳の海馬機能に影響を与える．マルトリートメントを受けた子どもの環境差に関する研究[9]からも，マルトリートメント経験後に，安定した環境で子どもが生活している場合，コルチゾール値は定型発達児とほぼ変わらなかった．しかし，不安定な環境下で生活している場合，子どもの不安とコルチゾール値のどちらも高くなった．

❷ 治療・介入

治療・介入において，子どもだけにアプローチすることは効果的ではない．マルトリートメントは，関係性の病理であるため，まずはマルトリートメントを行っている大人側に対し，子どもを改めて捉え直し，かかわり方を変えるためのサポートをする．それと同時に子どもが経験した出来事に対する理解を適応的なものに修正していくことが必要になる．

a. 子どもと大人の絆を深めるプログラム(CARE)

養育者の子育てスキルや，子どもとの関係を改善するためのペアレンティングプログラムとして，子どもと大人の絆を深めるプログラム(CARE)[10]がある．現在，国内の医療機関，児童相談所などで広く活用されている．このプログラムは，次に述べる親子相互交流療法(PCIT)やそのほかのペアレンティングプログラムの考え方に現場の声を取り入れ，短時間で子どもとかかわるスキルを養育者が習得できるよう開発されたプログラムであり，心理療法やセラピーではない．2部構成で，子どものペースやリードにあわせるやり取りを養育者が習得し，そのうえで子どもの行動や注目を意図的に選択して対応し，適切な指示を出すことで子どものよい行動が生まれるメカニズムを理解することが含まれる．

b. 親子相互交流療法(PCIT)

PCITは，アメリカのEybergによって考案・開発された2〜7歳の行動の問題がある子どもと，その養育者を対象に行動科学に基づく遊びを用いた心理療法である．PCITセッション中，養育者は遊び場面でセラピストからライブコーチングを受け，その場での実践を通して養育スキルを獲得していく[11]．PCITは，子ども指向相互交流と，親指向相互交流の2段階で構成され，セッションは1回60〜90分，おおむね12〜20回で終了する．最終的に養育者はPCITを通して子育てに自信がもてるようになる．

c. トラウマ・フォーカスト認知行動療法(TF-CBT)

子どものトラウマ症状が強い場合は，トラウマ・フォーカスト認知行動療法(TF-CBT)[12]を適用する．TF-CBTは，トラウマに関与しない養育者を治療構造のなかに位置づけ，3〜18歳までの子どもとその養育者を対象に，段階的曝露を伴いながら治療プロトコルに沿って行う心理療法である．週1回60〜90分，おおむね12〜25回で終了するため，3〜6か月の短期間でトラウマ症状やうつ症状の改善が期待できる．子どもは，物語や文章制作を通して，自分のトラウマ経験の意味を捉え直し，養育者は，自責感や子育て困難感ではなく，健康的な視点で子どもとかかわるようになる．

* * *

CARE, PCIT, TF-CBTこれらはすべてトラウマインフォームドなアプローチであり，マルトリートメントを経験した子どもとその養育者に効果的なサポートを提供する内容となっている．マルトリートメントは，他者とのかかわりの原型となる個人のアタッチメント形成を歪めてしまう．だからこそ，支援者がまず養育者をエンパワーしながら肯定的なかかわりを提供し，そのよい循環が子どもに確実に届くようにサポートすることが必要になる．

◎おわりに

子どもが成長過程で安心感を得られないこと，これが様々な問題を引き寄せる．マルトリートメントの支援は，関係性への介入である．マルトリートメントの構造で改めて理解しておきたいこととして，マルトリートメントをしている大人側は，それによって子どもがどれほど傷ついているかを理解していないことが少なくない．そして，子どもの物事の理解は，子どもの性質・性格・受け止め方・感じ方によって構成される．だからこそ，子どもの視点に立って状況を説明し，相互に理解可能なところまで支援していく必要がある．

文献

1) Felliti VJ, et al.: Relationship of childhood abuse and household dysfunction to many of the leading causes of death in adults: The Adverse Childhood Experiences(ACE) Study. Am J Pres Med 1989; 14: 245-258
2) Danese A, 他(著), 長尾圭造, 他(監訳):子どものマルトリートメント. ラター児童青年精神医学. 原書第6版, 明石書店, 2018；455-469
3) 米国精神医学会(原著), 髙橋三郎, 他(監訳):心的外傷及びストレス因関連症群. DSM-5-TR™ 精神疾患の診断・統計マニュアル. 医学書院, 2023；285-318
4) Tomoda A, et al.: Reduced Prefrontal Cortical Gray Matter Volume in Young Adults Exposed to Harsh Corporal Punishment. Neuroimage 2009; 47: T66-T71
5) Tomoda A, et al.: Childhood Sexual abuse is associated with reduced gray matter volume in visual cortex of young women. Biol Psychiatry 2009; 66: 642-648
6) Tomoda A, et al.: Exposure to Parental Verbal Abuse is Associated with Increased Gray Matter Volume in Superior Temporal Gyrus. Neuroimage 2011; 54(Suppl1): S280-S286
7) 友田明美：子どもの脳を傷つける親たち. NHK出版新書, 2017；72-107
8) ドナ・J・ナカザワ(著), 清水由貴子(訳):小児期トラウマがもたらす病. PanRolling, 2018；79-93
9) Mizushima SG, et al.: Effect of the Nature of Subsequent Environment on Oxytocin and Cortisol Secretion in Maltreated Children. Front Psychiatry 2015; 6: 173
10) Gurwitch RH, et al.: Child–Adult Relationship Enhancement (CARE): An evidence-informed program for children with a history of trauma and other behavioral challenges. Child Abuse Negl 2016; 53: 138-145
11) 加茂登志子：1日5分で親子関係が変わる！育児が楽になる！PCITから学ぶ子育て. 小学館, 2020
12) Medical University of South Carolina: TF-CBT Web2.0 e-book(IFCA: 日本語補助資料) 2023

（水島　栄）

3部 解説編

C 注意が必要な精神疾患と諸問題

9 自 傷

　小中高生の自殺は最近20年間増加傾向であり，2022年には過去最多の514人となった[1]．自殺は2020年から連続で10〜14歳の死因1位，2012年から連続で15〜19歳の死因1位[2]となっており子どもの自殺予防は喫緊の課題といえる．自傷の定義はここではDSM-5-TRの基準案をもとに「自殺の意図なく故意に自分を直接的に傷つける行為」と定義する．自傷と自殺に関するレビューによれば，10代のときに自傷や過量服薬を行った子どもはそうでない子どもに比べて10年以内に自殺により死亡する確率が数百倍に上がることが明らかになっている[3]．そのため，自傷への対応は自殺予防の一歩になると考えられる．

❶ 疫学・病態

　いわゆる自傷は，DSM-5-TRでは非自殺的な自傷行為（nonsuicidal self-injury）の名称で基準案として記載されている．自殺以外の目的から故意に非致死性の損傷を自らのからだに加える行為，として定義され，前腕や大腿にカミソリなどを使用して付けられた切り傷が最もイメージされやすいだろう．しかし，自傷は切創のみならず，熱傷，打撲，ひっかき傷，過度の摩擦，突き刺すなど，あらゆる損傷を含める．一方で，知的発達症（IDD）や自閉スペクトラム症（ASD）や向身体性反復行動症，皮膚むしり症に関連した自傷はこの基準には含まれない．

a. 疫学

　わが国の自傷に関する報告では，中高生で約1割に自傷経験がみられ，最初に自傷に及ぶ年齢は平均13.9歳であった[4,5]．Foxらのメタ解析によれば，自傷のリスク因子として高い関連性があるものとして，自傷の既往，ボーダーラインパーソナリティ症を始めとしたB群パーソナリティ症，絶望感の3つがあげられている[6]．そのほか，虐待（特に性的虐待），希死念慮の既往，仲間の自傷行為への曝露，うつ病，摂食症，女性，非行などの行動上の問題，衝動性，家族機能の障害なども自傷との関連性が指摘されている．

b. 病態

　病態は主に2つの要素から構成される．

　1つ目は陰性感情の軽減を目的とした行為という点である．自傷の動機は10代の自傷経験者を対象とした研究では「イライラを抑えるために」が48％，「気分がスッとするから」が9〜27％，「死にたいから」が18〜27％，「他者に気持ちの辛さを伝えるために」が9〜18％となっており[5,7]，前者2つのような不快感情の軽減が50〜

70％を占めていた．アピールとして自傷を行う割合は低く，実際，自傷経験者のうち周りに援助を求めたのは20％弱，病院受診したのは12％であった[2]．援助を求めた相手は最多が友人(35％)，2番目が家族(7％)であった．

2つ目に嗜癖性としての側面があげられる．自傷は多くの例で反復性であり，前述の研究では平均自傷回数は6.3回，49％の経験者が複数回自傷を行っていた[5]．オタワ自傷質問票を自傷入院患者に行った研究でも耐性や自制心の喪失などの依存的要素に関する質問と自傷との適合性が認められており，依存性要素が高いほど自傷の回数が増加していた[8]．自傷期間の長さと過量服薬には関係があることが示唆されており，自傷と過量服薬では「死にたい」という気持ちが後者で有意に高いといわれている[2]．

以上より，自傷は周囲へ援助希求することなく，こころの痛みに対して1人で行う一時的な対処法であり，根本的な問題が解決しない限り徐々にエスカレートし，過量服薬，自殺と致死性の高い行為につながる可能性をもつ病態であるといえる．

❷ 評価・介入

a. 関係作り

自傷に介入する際にまず求められるのは患者との関係作りである．自傷の傷や自傷したという告白に対しては，アピール的な意図への変容を避けるために落ち着いた対応が求められる．また，一番大事なことは治療を継続させることであるため，自傷を止めることを第一に伝えるのではなく，治療の場にきたこと自体を支持できるとよい[2]．また，自傷により辛い気持ちが収まるという行動パターンを受容すると同時に，自傷は繰り返されると自殺に進展する可能性がある病態であるという懸念を伝えられると「自傷はやってよいことなのだ」という患者側の誤解を避けることができる．なお，高頻度に子どもから「自傷について親に内緒にしてほしい」といわれることがあるが，このように子どもがいう背景を思案しつつ，自傷の治療には継続的な治療と家族の理解と協力が必要であるということを子どもに話し，親子間で齟齬がないように子どもの前で養育者に伝えていく必要がある[2]．なお，基本姿勢としては「精神科救急医療ガイドライン2022年版」に書かれている「TALKの原則」も参照されたい[9]．

b. 包括的アセスメント

2番目に自傷に関する包括的アセスメントを行う．具体的には自傷期間，自傷行為の発現年齢，自傷の手段，本人の認識している重篤度，自傷がもたらす効果，解離症状や薬物乱用など自傷以外の故意に自分を害する行動の有無などについて情報を得る必要がある．質問紙のうちISASは日本語版が出ており大学生を対象とした研究では信頼性と妥当性が確認されている[10]．10分以内で完了でき実臨床においても有用である．解離症状や自傷以外の故意に自分を害する行動がある場合はほかの精神疾患合併の可能性もあるため，早めに精神科へつなげることが望ましい．また，そもそも自殺の意図があり行っている場合も早急に精神科を受診する必要がある．精神科へつなげる際には，可能な限り，精神科での治療継続ができていることの確認ができるまでは診療を続けられるとよい．

c. 自傷のモニタリング

3番目に行動記録表を用い，自傷のモニタリングを行う[11]．起床や学校などの行動，一緒にいた人物，自傷の内容もしくは自傷したい気持ちの出現をそれぞれ時間ごとに記載し振り返る行為を継続していくうちに自傷のトリガーが明確になっていくことが

多い．ここで大事な点は，自傷したことを非難・追求するのではなく，自傷を正直に伝えられたことを支持していくことである．

d. 置換スキルトレーニング

4番目に置換スキルトレーニングを行う．詳細は成書[11]を参照されたい．「誰かに話す」という置換スキルを用いる際には，話をされた側にもスキルが求められるため，家族や友人など身近にいる人には，自傷に対する対応の教育が必要である．自傷は決してアピールとして行われているのではないこと，自傷に関して感情的に反応することも無視することも有害であることを伝えたうえで，自傷したいという患者のことばを冷静に受け止めつつ，置換スキルを提唱する態度が求められることを伝えていく．

また，置換スキルも行動記録表に記載し，置換スキルを実行したときにはたとえ自傷を回避できなくても置換スキルの獲得をしていることに対する肯定的なメッセージを送り続けることが自傷頻度減少への重要な行程である．

◎おわりに

自傷は継続すると自殺につながる可能性のある病態であるが，誰にも助けを求めず1人で行われることが多く，支援の手が届きづらい．より多くの自傷患者への介入を可能にするには，まず病院受診をしてくれた子どもたちの診療継続に注力するとともに，いまだ受診できていない子どもたちを治療に導けるよう，学校や家族のみならず，最初の相談相手になりうる小児科医は子どもたち自身への啓蒙活動が必要不可欠であると考えられる．

NOTE

TALKの原則

Tell：言葉に出して心配していることを伝える
Ask：「死にたい」という気持ちについて，率直に尋ねる
Listen：絶望的な気持ちを傾聴する
Keep safe：安全を確保する

いま，10代の若者たちの中で，市販薬を乱用し死亡する事例が社会問題化している．市販の感冒薬，鎮咳薬には，麻薬や覚醒剤と同じような成分，カフェインなど興奮作用を引き起こす成分が含まれる．そのため，市販薬でも大量に服用すれば，副作用が出て感覚が鈍くなり，気を失う．エナジードリンクも大量摂取は危険である．思春期の子どもは，自分が抱えている辛い気持ちを和らげたい，現実逃避したい，などの理由でのオーバードーズに至る．国立精神・神経医療医療研究センターの2022年調査では，薬物乱用の治療を受けている10代の65％が市販薬の乱用だった．専門家の松本俊彦医師は，「オーバードーズに気づいた周囲の人は，本人を一方的にしかったり責めたりせず，その大もとにある生きづらさや気持ちに寄り添い，信頼できる大人への相談を促したり付き添ったりすることを考えてみてください」と述べている．

(参考：NHK Tokyo youth healthcare：https://www.youth-healthcare.metro.tokyo.lg.jp/sos/719)

文献

1) 厚生労働省：自殺の動向について．令和5年3月30日　https://www.mhlw.go.jp/content/12201000/001079455.pdf ［2024年7月31日閲覧］
2) 松本俊彦：自傷・自殺する子どもたち．合同出版，2014
3) Owens D, et al.: Fatal and non-fatal repetition of self-harm.Systematic review. Br J Psychiatry 2002; 181: 193-199
4) Matsumoto T, et al.: Self-injury in Japanese junior and senior high-school students: Prevalence and association with substance use. Psychiatry Clin Neurosci 2008; 62: 123-125
5) 山口亜希子，他：大学生の自傷行為の経験率-自記式質問票による調査．精神医 200；46：473-479
6) Fox KR, et al.: Meta-analysis of risk factors for non-suicidal self-injury. Clin Psychol Rev 2015; 42: 156-167
7) Matsumoto T, et al.: Patterns of self-cutting: a preliminary study on differences in clinical implications between wrist-and arm-cutting using a Japanese juvenile detention center sample. Psychiatry Clin Neurosci 2004; 58: 377-382
8) Nixon MK, et al.: The Ottawa Self-Injury Inventory: Evaluation of an assessment measure of non-suicidal self-injury in an inpatient sample of adolescents. Child Adolesc Psychiatry Ment Health 2015; 9: 26
9) 日本精神科救急学会：自殺未遂者対応．精神科救急医療ガイドライン2022年度版．2022；167-219　https://www.jaep.jp/gl/gl2022_all.pdf ［2024年7月31日閲覧］
10) 飯島有哉，他：日本語版Inventory of Statements About Self-Injuryの開発と機能に基づく青年期における自傷行為の分類．J Health Psychol 2021；33：103-114
11) バレント・W・ウォルシュ（著），松本俊彦（訳）：自傷行為治療ガイド．金剛出版，第2版，2018

（椎橋文子）

3部 解説編
C 注意が必要な精神疾患と諸問題

10 機能性神経症状症 / 変換症

1 背景：変換症

　15歳の真面目な思春期女子．夏にソフトボール部の部活中に熱中症症状で強いめまいがあり早退し，2日間は体調が悪く寝込んだ．その後，何かをしようとするとめまいが出て，部活に参加できなくなった．1か月ほどでめまいはいくらかよくなってきたのだが，ある日体育の授業中に転倒し，その後から立てなくなってしまった．

＊＊＊

　このような経過の子どもと出会った経験のある小児科医は多いだろう．そして「これはメンタルからの症状だ」という印象をもった人も多いのではないだろうか．こう感じる医師が多いのには，ヒステリーに関する19世紀～20世紀初頭の歴史的背景の影響もあるだろう．変換症（転換性障害；conversion disorder）は心理的抑圧等が身体症状に変換したものであるとして命名されたものであり，診断名そのものに「心因」の要素が色濃く入っている．しかしながら変換症の診断に至る人のすべてで心理的背景因子が存在するわけではなく，てんかんや片頭痛，成人におけるParkinson病など身体疾患を背景にもっていても発症することが知られている．このような経緯から，DSM-5からは機能性神経症状症（FNSD）が併記され，誘因となるストレス因子を特定する必要性がなくなった．変換症の患者で特定のストレッサーがない場合が多いことは，メタ解析でも確認されている[1]．神経内科領域では機能性神経障害（FND）として，心理的要因は準備因子・誘発因子・持続因子のなかのあくまでも一要因に過ぎず，Bio-Psycho-Social（BPS）なフレームワークでの概念が再整理されつつある．支障をきたしている神経機能は運動機能，感覚，歩行や姿勢保持，発語など様々で，心因性非てんかん発作（PNES）を含む発作性のものから，持続的に症状を呈するものまで様々である．

2 病態生理

　残念ながらFNDは詐病と誤解されることが多いが，神経生理学的研究や機能的脳画像研究などから両者が異なることが示されている．FNDの病態生理については，感覚処理の機能障害，運動や思考出力の機能障害，もしくは両方だと考えられている．端的にいうと，からだに対する随意的なコントロールを失っている状態である．近年，随意的なからだのコントロール感（sense of agency）に関する認知科学的な研究が進歩してきており，この過程に障害をきたしていると考えると理解しやすい．実際，FNDでは運動主体感にかかわる神経ネットワークの異常や感覚情報処理が遅い傾向があることなどの研究結果が出てきている[2]．考えてみれば，からだを意識的に動かしているのは当

然のことではなく，複雑なプロセスを経ている．われわれは，少なくとも「意図的」にこのプロセスを変化させることはできない．

❸ 評価と対応

　FNDの診療では，器質的疾患がないことや精神的な影響が疑われることを伝え，曖昧に治療に入っている場合が多いのではないかと思われる．しかし，先に述べたように子どもが精神的ストレスを実感していない場合も多く，精神的といわれてもピンとこず，当事者にとって診断に疑問を抱いたままになっていることは少なくない．

　まずは機能性の症状であることを示唆する理由を正直に述べ，除外診断ではなく「機能性神経症状症/変換症」という状態であることを明確に伝える．Hoover signや回内のないBarre徴候，近くでも遠くでもみえる範囲が変わらないない("Tunnel vision")などの診断を支持する陽性神経所見はこの際に有用である[3]．診断を伝えるなかで，本人や家族が疑問を感じるようなことがあれば真摯に向き合い，丁寧に説明する．「動かない状態」などの説明は当事者にとっては非難的に感じることもあり，「動き方（見え方）をからだが忘れてしまっている状態であり，少しずつ感覚を取り戻していくための治療である」などと伝えるほうが本人としても受け入れやすい．

　治療では，子ども自身が前向きに変化する意欲をもてるようにエンパワーしていくことが重要である．PNESのように発作性に生じる場合などには，どのような場面や気持ちのときに生じやすいか，予兆などがあるかをセルフモニタリングするように促す．そして，どのようにしたらその後に発作が生じることを防ぐことができるかを話し合う．より体系だって行うためには認知行動療法（CBT）などがあるが，現時点で児童思春期FNDにエビデンスの確立した心理療法があるわけではなく，エッセンスを取り入れながら対応することで十分な場合も多い．

　運動機能に支障をきたしている場合（motor FND）には理学療法の有効性が報告されている[2,3]．この際，具体的に障害されている機能へ注目するよりも，歩行などの活動や自動運動に意識を向けるほうがコツとされている．意識を運動そのものに向けるよりも，ベッドから椅子への移動，など運動の目標へ子どもの意識を向けると症状を軽減させやすい．注意すべきなのは，症状が軽減してきたときに，「やっぱり動ける/みえる/発作を止められるじゃない」などという感覚を周りがもたないように支援することである．症状への対処に一緒に取り組む，症状が軽減し再び機能を取り戻してきていることをともに喜ぶ，その過程のなかで，心理的要因が絡んでいる場合であっても，自ずと変化を生じる場合は多い．「クララが立った」のは，偏見をもたずにともに喜んでくれるハイジがいてくれるからこその変化なのかもしれない．

📖 文献

1) Ludwig L, et al.: Stressful life events and maltreatment in conversion (functional neurological) disorder: systematic review and meta-analysis of case-control studies. Lancet Psychiatry 2018; 5: 307-320
2) Hallett M, et al.: Functional neurological disorder: new subtypes and shared mechanisms. Lancet Neurol 2022; 21: 537-550
3) Espay AJ, et al.: Current Concepts in Diagnosis and Treatment of Functional Neurological Disorders. JAMA Neurol 2018; 75: 1132-1141

〈北島　翼〉

COLUMN

不登校の診療で思うこと

　私は，何十年間か，子ども医者として子ども達にかかわってきたが，今，いえることはこういうことかと思う．「子どもが，まずまずの自己像をもち，社会のなかで居場所があり，その子なりに家族や周囲との関係を築けること」，「私は，そのお手伝いをしたかったのだ」ということだ．

　たとえば，一般外来で子どもの主訴（身体症状，予防接種など）に沿って診療中に，子どもの様子（辛そうにしている，イライラしている，無視している，フリーズしている，服装や髪の手入れがされていない，など）から，「ちょっと生活の様子を聞いてみよう」と気がつき母に問診する．母は「実はもう2か月学校にほとんど行けてないんです」と，困惑し少々諦めの表情で伝える．子どもは母を無視している．読者にとって，このような経験は少なくないだろう．あなたは，この子の「不登校」について今後どのようにかかわるだろうか．かかわらない，という選択もある．

　医療で「不登校」を扱うことは，私自身難しいと感じることも多い．その理由は，医療では不登校（学校に行っていない子，と定義した場合）を治すことができないからである．なぜか？「不登校」は病気ではないのだから．私の外来でも，この問答を患者の両親と何度もしたことがある．「診断名：不登校」とだけ記載した紹介状をお持ちの患者さんにありがちだ．いつもではないが，初診の際に，ご両親が横に座っている子どもをそっちのけにして話し続けるのをじっと聞く．

　「子どもが学校に行かなくなった顛末（教員の態度が悪い，いじめにあった，勉強が嫌いで遅れている，部活の顧問が嫌いだ，理由がわからない，など），家でゲーム三昧，昼夜逆転，部屋に閉じこもり家族とろくに会話もしない，ゲームを取り上げたら物を投げつけ危険，きょうだいゲンカ，勉強しない，結局サボりたいだけなんです」など，いくつでも親からみた子どもの問題が噴出してくる．

　さらに，「他の病院でADHDと診断されたので，きっと発達障害のせいで不登校という病気になったのだ」ともおっしゃる．ご両親が子どもへの愛情をもっているのはとても感じ取れる．何とかして「普通」の中学校生活に戻したい，「普通」に高校に進学し，大学や自立した社会人になって欲しい．親として当然の気持ちなので，私も否定せずじっとうかがうことにしている．ただ，私と一緒にこの話をじっと聞いていた子どものことを思うと，少し悲しい気分にもなる．なんとか嫌々ながら病院にきたのに．私は，両親だけで先に話をうかがうべきだったと反省する．今，彼は，どれほど打ちのめされているのか，傷を深めてしまった．子どもには，受診してくれたことを心から労う．そのうえで，ちょっと意地悪だが，ご両親に一言申し上げる．「病院では"不登校"は治すことはできないんですよ」という．ご両親は，椅子から落ちそうになる

ほど驚き，みるみるうちに怒りの表情がこみあげてくる．「何か月も待って，専門だからと思い受診したのに，それじゃ意味がないじゃないですか」．私は，笑顔で答える．「不登校は病気じゃないのでね．でも，お子さんと今後よくお話をしてみようと思います．医療としてこころやからだの診察は必要がありますから」．診療できると聞くとご両親もクールダウンしてくれる．再診につなげるための子どもの心理検査等の説明にようやく移る．「また，次回来てね」というと，子どもの顔に一瞬あどけない微笑がこぼれた．次回は子どもの話を先にたくさん聞こうと思う．

(作田亮一)

3部 解説編

D 連携・福祉

1 学校との連携

　神経発達症や心身症，不登校状態の子どもについて学校と連携を取ることは多々ある．

　「連携」は「同じ目的を持つものが互いに連絡をとり，協力し合って物事を行うこと」（広辞苑 第六版）と述べられている．学校と医療との連携（医教連携）では，医療・学校・家族三者で連携の目的を共有できていないと実のある連携になりづらい．うまく目的が共有でき，効果的な連携を繰り返していると地域ネットワークへと発展する．機能する地域ネットワークを作るには，まず目の前の子どものための連携から始まる．

1 連携の担い手（図1）

　教育機関内で連携役となる職種として，担任教諭や通級指導教室教諭・教頭・校長や養護教諭のほかに，スクールカウンセラーやスクールソーシャルワーカー，特別支援教育コーディネーターなどがある．医療側は医師が自ら連携することが基本だが，ソーシャルワーカーや地域連携室が協同する施設もある．課題が多く複雑な場合は長期の連携が必要となることもあるだろう．そのようなケースでは情報共有のエラーを防ぐために各機関の窓口（担い手）を定めておくことは重要である．顔のみえる関係性が築けられればなおよい．

教育
- 担任，学年主任
- 教頭，校長
- 養護教諭
- スクールカウンセラー
- スクールソーシャルワーカー
- 特別支援コーディネーター
- 栄養教諭　　　　　　　　等

⇔ 連携

医療
- 医師
- ソーシャルワーカー
- 地域連携室スタッフ
　　　　　　　　　　等

ポイント
- 具体的な検討事項をもつ
- 教育と医療それぞれの機関の窓口（担い手）を決める
- お互いの専門性をリスペクトする

図1 連携の担い手の候補とポイント

❷ 具体的な検討事項をもつ

　医教連携の事始めでは「この子の健やかな成長ために」「安心安全のために」などあまりに広く曖昧な目的でないほうがよいように筆者は感じている．もちろん大切なスローガンだが，連携の目的が曖昧だと，異なる職種間・家族との間で認識のズレが生じやすいし，そもそも価値観は職種にかかわらず人それぞれである．医師は，外来で本人や家族と話すなかで「学校で過ごしやすい場所の確保について学校ともよい方法がないか話し合ってみようか」などと具体的な検討事項について本人や家族に打診してみる．また，学校側から連携の打診があった際には，どういった具体的な内容について話し合いたいのかを整理したうえで連携を始める．この際，情報共有について本人および家族の同意が必要である．

❸ リスペクトをもち相談から始めよう

　時に医療から学校へ意見することを連携と述べている場面に出会う．こういったことは，いじめへの対応が不適切，指導内容が明らかに不適切など，子どものアドボケーターとして小児科医が意見する場面に限られ，医教連携とは区別される．連携はあくまで協力し合って物事を行うためのシステムで，医療が学校を評価する，またはその逆では成り立たない．お互いがお互いの専門性を理解し，リスペクトし合う姿勢が大切だろう．

　定期的に学校を訪問して連携の機会を設けている地域も複数あるが，誰とどのように連携できるかは地域差が大きい．地域のネットワークを作ろうという広い視点も大切だが，眼の前の子どもや家族に対し，診察室のなかだけではできないが学校と一緒になれば実現できそうなことについて，勇気をもって相談することから始めてほしい．

〔北島　翼〕

D 連携・福祉

2 成人移行支援

　子どものこころ診療では神経発達症や心身症を対象疾患としており，経過が慢性となることも多い．そのため，治療者の所属施設にもよるだろうが高校以降を目安に成人科への転科が段階的に行われていく．日本小児科学会は2014年に移行期医療の基本的な概念と方向性を初めて提言として示し[1]，さらに2022年に「小児期発症慢性疾患を有する患者の成人移行支援を推進するための提言」を発表した[2]．

　成人移行支援では，その人なりの自立の下で社会生活をしていくことを目指し，医療のみならず，健康や福祉の視点からも支援を提供することが重要である．図1[1]は成

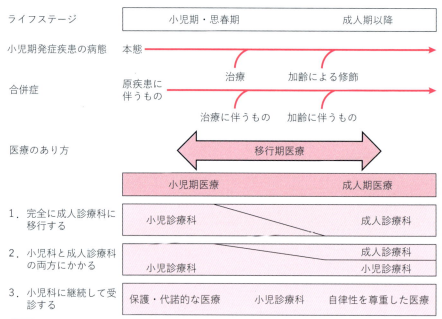

図1　移行期医療の概念図
〔日本小児科学会移行期の患者に関するワーキンググループ：小児期発症疾患を有する患者の移行期医療に関する提言．日小児会誌 2014；118：98-106〕

人移行支援の概念図だが，支援の推進には自己決定権の尊重などの基本姿勢，自立支援や養育者支援などの移行準備，診療体制の整備が必要とされる[2]．

幼児期や小学校低学年から診療を継続してきた小児科医は，子ども・家族にとっては成長を見守り認め続けてくれる肯定的な存在ではあることも多いだろうが，一方でその継続性が年齢相応の自立において妨げになっているかもしれない．いつまでも親の相談が中心・親が子どもの代弁者となり過ぎている，そもそも子どもが学校優先で来院しない，高校以降も親が処方に来院し続ける，といったことは少なくない．個人的には無理に自立を促すよりも少し子ども扱いしてでも子どもにとって肯定的な存在で居続けることのほうが大切と考えてはいるが，ここでは筆者が成人科への転科の際に実際に行っていること，大切にしていることを述べる．

❶ 移行準備は普段の診療から積みあがる

移行期医療を子どもと家族にとって有益なものとするためには思春期からのスタートでは遅く，幼児期からの，もしくは初診時からの，年齢・発達水準に沿った自立支援が重要である[3]．そこには子どもの自己決定権を尊重し続ける必要があるが，初診時年齢が低いほど理解力や自己決定能力を医師が up date していないかもしれない．

💡ポイント

①子どもの話をきく，子どものどんな質問にも対応する，子どもに対して話しかける，など子ども主体の診療であることを示す．
②子どもなりに受診している意味を考えていると理解する．
③検査や治療法については年齢や発達にあわせた平易なことばや比喩で説明する．拒否があれば摂食症など生命危機につながる場合以外はいったん保留し，子どもの意思表明を尊重する（他害などの危険が高ければ早めに再診を入れる）．
④そのうえで，子どもを支援している親への労いも十分に行う．

❷ 移行時期，転科先は疾患や状態による

具体的なクリニックや病院は今までの連携先や先輩医師からの情報をもとに勧めていることが多い．精神科の病院であれば「日本精神科病院協会」のウェブサイトも参考にしている．

a. 知的発達症（IDD）のある神経発達症の場合

知的発達症（IDD）を有し，医療を要する場合は比較的低年齢からつながっていることも多い．個人的には経過をよく知る小児科医が障害年金に関する書類を作成する責任を感じているため，作成後に精神科につなげている．

b. 知的発達症（IDD）のない神経発達症の場合

薬物療法や手帳の更新などの医療を要する場合は，高校入学後，遅くとも高校卒業時に精神科に移行している．

c. 心身症の場合

摂食症では，高校生年齢までは診療継続することも多い．やせが強い場合は，小児科同様の身体管理可能な成人科は多くなく移行に難渋するためでもある．しかし入院を要する程度のやせの場合は，小児科病棟での管理は本人のためにも病院経営的にも合致

しないため，身体管理可能な精神科と心療内科を必死に探す．やむを得ない場合は小児科病棟に入院し，その後は成人科に移行する．嘔吐などの代償行動，明らかな精神症状を併存する場合は経過が長期となることが多いため高校に進学するタイミングで移行を考える．診療機関リストは摂食障害情報ポータルサイトを参考にする（https://edcenter.ncnp.go.jp/edportal_pro/）．起立性調節障害（OD）や過敏性腸症候群（IBS）は心療内科を中心として，循環器内科，神経内科，消化器内科などの身体科が転科先となる．

3 移行の実際

a. 説明

移行計画を本人，家族に説明する．移行は医療機関の都合ではなく，本人にとって最善の医療を受けるために図2[2)]のような成人期医療システムに切り替える必要性を伝

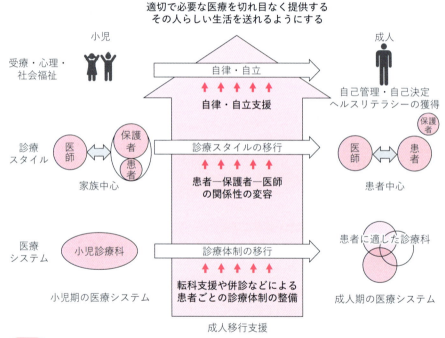

図2 成人移行支援の概念図

トランジション（移行）は「小児期発症の慢性疾患を持つ患者が小児を対象としたヘルスケアから成人を対象とするヘルスケアへ切れ目なく移る計画的，継続的，包括的な患者中心のプロセス」を意味し，3本の横矢印で示した①自律・自立，②診療スタイルの移行，③診療体制の移行が柱となる．成人移行支援はトランジションのための支援で，適切で必要な医療を切れ目なく提供することやその人らしい生活を送れることを目的とし，自律・自立支援，転科支援や併診などによる診療体制の整備が含まれる．自律・自立支援には，自己管理・自己決定・ヘルスリテラシー獲得のための支援や，就学・就労支援が含まれる．
〔日本小児科学会移行支援に関する提言作成ワーキンググループ：小児期発症慢性疾患を有する患者の成人移行支援を推進するための提言．日小児会誌 2023；127：61-78/ 日小児会誌 2023；127：1478〕

える．成人医療では医師−患者の関係が医師−家族の関係より重要視されることなど小児期医療との違いを説明し，本人のみならず家族にも自立への意識に働きかける．患者にもよるが，筆者は転科 1 年前を目安に伝えている．

b. 診断名と受診目的の理解

成人期医療システムが本人主体となるタイミングで，改めて受診目的や診断名についての理解を本人と確認する．カルテに診断名を記載していても継続診療しているなかで本人がどのような理解で受診しているか医師側の認識が曖昧になっていることも少なくない．カルテに「母に IC 済」「本人に IC 済」など記載はしていても，特に神経発達症は症状が年齢や環境によって変化する．たとえば 5 年前は注意欠如多動症（ADHD）主体でも現在の支援の必要性は自閉スペクトラム症（ASD）主体になっている，などである．診断のタイミングは医師の考え方にもよるだろうが，少なくとも成人科移行の必要性があれば，その時点の診断名と受診目的については本人と共有する．

c. 同意

本人や家族は今までの信頼関係があるほど転科への不安を抱えている．十分に説明し，本人の自己決定を尊重する

d. 診療情報提供書

今までの医療サマリーとともに本人に診断名と受診目的についてどう伝えたか，どう理解していると認識しているかを記載している．また自立支援医療制度，精神障害者保健福祉手帳，特別児童扶養手当，障害年金など記載している診断書があれば必ず添付している．

e. 転科後のフォロー

転科と同時に終結の希望があれば終結とするが，転科後一度は再診を入れていることも多い．不安が強ければ，しばらく併診を行っているがそれも「永遠」ではないこと，薬物療法などの主体性は転科先として，当センターは面接のみとするなどの枠組みを決めている．

文献

1) 日本小児科学会移行期の患者に関するワーキンググループ：小児期発症疾患を有する患者の移行期医療に関する提言．日小児会誌 2014；118：98-106
2) 日本小児科学会移行支援に関する提言作成ワーキンググループ：小児期発症慢性疾患を有する患者の成人移行支援を推進するための提言．日小児会誌 2023；127：61-78
3) 田中恭子：トランジションにおける現状と課題−総論として−．児童青年精医と近接領域 2018; 59: 551-561

（大谷良子）

D 連携・福祉

3 支援のための制度や診断書

子どものこころ診療における患者支援の1つに「書類作成」があり，子どもやその家族を支援するために記載する書類は多い．ライフステージに沿って特に知っておくべき制度や作成頻度の高い書類について解説する．基本的には市区町村の担当部署（福祉課，子ども支援課，発達支援センター）が相談窓口となり，申請・交付場所は書類によって様々である．制度や用語は2024年5月時点のものに基づいている．

1 乳幼児期

a. 小児慢性特定疾病の医療意見書[1]
【目的】子どもの慢性疾患のうち，小児がんなど特定の疾患に関しては患者家庭の負担軽減につながるように医療費助成と自立支援事業を行うもの．
【対象】18歳未満（必要時20歳未満）の児童，対象疾患は16疾患群788疾病．
【概要】小児慢性特定疾病の指定医申請をした医師が小児慢性特定疾病情報センターから対象疾患の医療意見書をダウンロードして記載するもので1年ごとに更新が必要である．自己負担上限額は所得によって変わる．入院・外来，入院中の食事療養費も給付対象となる．20歳以上は「指定難病」制度になるが給付条件のハードルはあがる．
【申請】都道府県，指定都市および中核市．

b. 療育手帳[2]
【目的】知的障害児・者の健康増進が目的とされ，障害者総合支援法に基づく障害福祉サービスや，各自治体や民間事業者が提供するサービスを受けることができる．
【対象】18歳未満は児童相談所，18歳以上では知的障害者更生相談所において知的障害があると判定された者．
【概要】障害者手帳の1つであり，ほかに身体障害者手帳，精神障害者保健福祉手帳がある．療育手帳は自治体によって呼称が違い，等級は最重度，重度，中度，軽度で分類される．最重度，重度は医療費・薬剤費・治療用装具の一部負担を都道府県や市区町村で助成する．
最終的には児童相談所での判定となるため基本的に診療機関で書類を記載することはまれだが，都はかかりつけ医による診断書の記載が可能である．
【交付】都道府県知事，指定都市市長，児童相談所設置の中核市市長．

c. 通所受給者証交付のための診断書
【目的】福祉サービスを受けるために市町村から発行される受給者証．

【概要】障害者手帳がなくても児童発達支援センターや発達支援事業所（児童発達支援事業所，放課後等デイサービス）で療育を受けるために使用し，月額上限負担額と利用日数は利用者による．診断名がまだはっきりとついていなくても「療育が必要な状態」と記載すればよいが，「診断名には〇〇と書きますよ」と養育者にしっかり確認しておくほうがよい．診断書は病院のひな形を使用する．
【申請】市区町村の担当窓口．

d. 私立幼稚園等特別支援教育費補助金のための診断書
【目的】私立幼稚園等の生活において特別な支援を必要とするなどの特性を抱える幼児が在園している場合，市町区村や都道府県から補助金を得るための診断書．
【概要】家族が持参した自治体のひな形，もしくは医療機関の診断書で記載する．ひな形の場合は診断名と現在の療育の内容など記載する箇所がある．ときどき依頼されることがある．
【申請】私立幼稚園等が都道府県に申請．

❷ 学童期・思春期

a. 就学相談時の医師診察記録
【概要】就学前の各教育センター就学相談担当に提出する主治医による医学的観点の「意見」で自治体によっては秋から冬にかけてよく依頼される．文書代は養育者負担のため提出は任意である．

b. 特別児童扶養手当[3]
【目的】精神または身体に障害を有する児童について手当を支給することで福祉増進を図るもの．
【概要】20歳未満の当該児童を在宅で養育する父母等に支給される．子どものこころ領域では「知的・精神障害用」の書類を記載する．支給月額は1級53,700円，2級35,760円，所得制限あり．知的発達症を認めない神経発達症児や精神障害児も対象になる．著しい多動，自傷・他害，不登校等，両親の就労に影響する程度の支援が必要な場合に記載する．療育手帳が中度以上であれば，児童相談所が認定することが多い．
【申請】市区町村の窓口，更新は2年に1度のことが多い．

c. 障害児福祉手当・特別障害者手当[3]
【目的】重度障害児に対して，その障害のため必要となる精神的，物質的な特別の負担の軽減，特別障害児の福祉の向上を図るもの．
【概要】20歳未満の在宅重度障害児本人に支給される．支給月額は15,220円で所得制限あり．重度の障害児に記載するためあまり通らないことはない．
20歳以上の在宅重度障害者になると特別障害者手当となり支給月額は27,980円．
【申請】市町村の窓口．

d. 自立支援医療（精神通院医療）[4]
【目的】心身の障害を除去・軽減するための医療について医療費の自己負担額を軽減する公費負担医療制度．
【概要】精神通院医療は精神疾患を有する患者の継続した通院・精神医療が対象となる．子ども医療費助成制度の終了にあわせて向精神薬治療など継続した高額な

医療を必要とする場合に申請することが多い．その際は「重度かつ継続」と認定すると所得に応じて 2,500 〜 20,000 円の自己負担月額が設定される（これに満たない場合は 1 割負担）．発券された受給者証は 1 年有効で診断書記載は 2 年に 1 度必要となる．

【申請】実施主体は都道府県，申請は市区町村．

e. 精神障害者保健福祉手帳[2]

【目的】障害者手帳の 1 つであり，精神障害者の自立と社会参加の促進を図るため一定程度の精神障害の状態にあることを認定する手帳．

【概要】等級は 1 〜 3 級に分類されており，地域によって異なるが医療費助成は 1 級のみの場合が多い．該当精神障害の初診から 6 か月経過しないと記載できず 2 年ごとに更新となる．神経発達症では主症状が高度でその他の精神神経症状を抱える場合が対象となる．サービスのなかで重要と考えるのは介護給付と就労移行支援含めた訓練等給付．自立支援医療制度と同時申請が可能であり養育者がその旨を役所で申請する（同時申請が可能）．

【申請】市町村．

f. 学校や受験における合理的配慮のための診断書

【概要】2021 年に「障害者差別解消法」が改正され，2024 年 4 月から行政機関（国公立校）のみならず事業者（私立校）においても合理的配慮が義務化された．合理的配慮とは，「障害児本人にとって適当・必要，かつ学校側の負担が重すぎない範囲で配慮すること」であり，受験においては別室受験，試験時間の延長，問題用紙の拡大，個別面接への変更，問題文の読み上げなどがある．各学校によって配慮できる範囲は異なるため本人や養育者に各学校，大学入試センターの HP を確認してもらう．

3 青年・成人期

a. 障害支援区分意見書[5]

【目的】障害者総合支援法に基づき障害者一人ひとりに公平なサービス利用を実現するために障害の程度によって区分を定めるための意見書．

【概要】障害者総合支援法によるサービスを受けるために必要であり 18 歳以上の障害者が対象となる．18 歳以上で短期入所，施設入所，グループホーム，デイサービス，同行援護など様々なサービスを受けられるが，区分によって内容は異なる．市町村に申請すると，役所から直接意見書がくるかもしくは養育者がもってくる．区分はコンピュータで一次判定後，市町村の審査会で二次判定し決定され 3 年ごとに更新となる．

b. 障害年金診断書[6]

【目的】「障害年金」とは病気やケガによって生活や仕事などが制限されるようになった場合に，現役世代も含めて受け取ることができる年金であり，障害年金診断書は子どものこころ領域では主治医が記載する書類のなかで最も時間がかかるものの 1 つである．

【概要】子どものこころ診療の医師が記載するのは障害年金診断書の「精神の障害用」である．障害認定の初診後 1 年 6 か月からの記載が可能だが，知的発達症は初診から 1 年 6 か月経過していなくても，もともと療育手帳をもっていれば記載

表1　障害等級の目安

判定平均＼程度	5	4	3	2	1
3.5 以上	1級	1級または2級			
3.0 以上 3.5 未満	1級または2級	2級	2級		
2.5 以上 3.0 未満		2級	2級または非該当		
2.0 以上 2.5 未満		2級	2級または非該当	非該当	
1.5 以上 2.0 未満			非該当	非該当	
1.5 未満				非該当	非該当

〔国民年金・厚生年金保険：精神の障害に係る等級判定ガイドライン．平成28年9月 https://www.mhlw.go.jp/file/04-Houdouhappyou-12512000-Nenkinkyoku-Jigyoukanrika/0000130045.pdf〔2024年1月3日閲覧〕より一部改変〕

可能となった．「自閉スペクトラム症」「知的発達症」での記載が主だが，「抑うつ症群」「双極症」なども対象となる．20歳からの支給を考えている場合は，20歳の誕生日を挟んだ3か月前後の現症日における診断書の記載が必要である．年金における「日常生活能力の判定」は，①適切な食事摂取，②身辺の清潔保持，③金銭管理と買い物，④通院と服薬，⑤他人との意思伝達および対人関係，⑥身辺の安全保持および危機対応，⑦社会性の7項目について，できる（1点），自発的にできるが時に助言や指導が必要（2点），自発的かつ適正に行うことはできないが助言や指導があればできる（3点），できない（4点）の4件法で評価する．また「日常生活能力の程度」は，日常生活能力を総合的に5段階で評価する．日常生活能力の判定と程度によって1級，2級の等級が判定される．**表1**は等級判定の目安となる[7]．

c. 就労に関する意見書

【概要】精神障害をもつ方が障害者雇用で求職した場合にハローワークが医療機関から情報収集するものであり，障害者手帳があってもなくても求められることがある．ハローワークとしては，「診断名」と「症状が安定し，就労可能な状況にあるか否か」を知りたいため，そこに注意して記載する．

◎おわりに

子どものこころ診療において質問，依頼されることが多い制度と書類を中心に記載した．特に神経発達症には「治癒」はない．特性を理解されながらその力を伸ばし，いきいきと生活する，本人なりの社会参加をする，ことが目標となる．彼らの自立に向けた支援において医師が制度を知ったうえで書類を記載することの意味合いは大きい．

文献：

1) 小児慢性特定疾病情報センター　https://www.shouman.jp/〔2024年7月31日閲覧〕
2) 厚生労働省：障害者手帳　https://www.mhlw.go.jp/stf/seisakunitsuite/bunya/hukushi_kaigo/shougaishahukushi/techou.html〔2024年7月31日閲覧〕
3) 厚生労働省：特別児童扶養手当・特別障害者手当等　https://www.mhlw.go.jp/stf/seisakunitsuite/

bunya/hukushi_kaigo/shougaishahukushi/jidou/index.html［2024 年 7 月 31 日閲覧］
4）厚生労働省：自立支援制度の概要　https://www.mhlw.go.jp/stf/seisakunitsuite/bunya/hukushi_kaigo/shougaishahukushi/jiritsu/gaiyo.html［2024 年 7 月 31 日閲覧］
5）厚生労働省：障害支援区分　https://www.mhlw.go.jp/stf/seisakunitsuite/bunya/hukushi_kaigo/shougaishahukushi/kubun/index.html［2024 年 7 月 31 日閲覧］
6）日本年金機構：障害のある方　https://www.nenkin.go.jp/service/riyoushabetsu/disability/index.html［2024 年 7 月 31 日閲覧］
7）国民年金・厚生年金保険：精神の障害に係る等級判定ガイドライン．平成 28 年 9 月　https://www.mhlw.go.jp/file/04-Houdouhappyou-12512000-Nenkinkyoku-Jigyoukanrika/0000130045.pdf［2024 年 7 月 31 日閲覧］

（大谷良子）

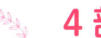

4部

子どものこころ
診療センターで行っている
治療プログラム

Introduction
多職種協働で診療する意義

　医療における多職種協働の目的は，複数の専門性をかけあわせることで，患者に対し質の高い適切な治療・ケアを提供することであり，当センターも専門職からなる医療チームを作っている(図1)．

　しかし，センター設立時からこのような組織があったというわけではない．20年以上も前の話になるが，筆者がまだ小児科で不登校や摂食症などの子どもを手探りで診療し始めた頃，最も助けられたのは心理士の先生であった．田副真美先生は当初から，筆者の外来と並行して心理面接を担当され，心理学的なかかわり(声のかけかた，ねぎらいの気持ち，共感の大切さ，支持的心理療法，心理検査の意味等)を教えてくれた．患者に問題があると，外来の現場ですぐに対応を語り合った．外来はまさに子どものこころを守る前線基地であった．そのおかげで，自然に小児心療内科的な捉え方，見立て方などを取り入れられるようになった．さらに，患者の抱える問題は多岐にわたり小児リハビリテーション部門(ST, OT, PT)，神経発達症対象の音楽療法，マルトリートメントのケースも増え，メディカルソーシャルワーカー(medical social worker：MSW)も仲間に入っていただいた．

　センター設立後，大谷良子先生はじめ専任医師が増え，多くの摂食症などの入院治療を行うことができるようになった．その基盤をなすのは，子どもに寄り添いつつも安全第一にケアをしてくれる看護師の存在である．また摂食症では可能な限り食べやすい食事を提供，正しい栄養指導が必要であり栄養士の方々に助けられている．

　このように，前述の職種を含む包括的医療体制を構築できるまでに成長した．医療チームは，患者と家族を取り囲む輪のような存在であり，医師がトップダウンで運営するのではなく，どの職種も自分の専門性に誇りをもち意見を述べ共通認識をもち，互いをリスペクトするなかで機能すると考える．毎週行われるカンファレンスでは，患者に関するプレゼンテーションは担当医のみならず，担当心理士，看護師，リハビリなどがそれぞれの専門性の立場で意見を述べる．それらの意見をもとに検査や治療方針が進められる．さらに，院内チーム医療の範囲を超え，他の医療機関や福祉(児童相談所など)との連携も行っている．この多職種連携(interprofessional work：IPW)も，相互尊重，互恵関係による協働実践のなかで営まれる．

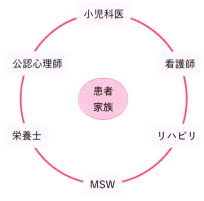

図1 多職種連携で子どもと家族を支援する

　4部で紹介する，摂食症や睡眠障害の治療プログラムは，研究目的で作成されたものではない．臨床現場で，各専門職間の議論の結果をもとに患者のために徐々に組み立てられたものである．だからこそ，皆さんに自信をもって紹介できるのである．

（作田亮一）

4部　子どものこころ診療センターで行っている治療プログラム

1 摂食症の入院治療

対象 神経性やせ症（AN）／回避・制限性食物摂取症（ARFID）

　近年，摂食症治療は外来治療が中心となっている．イギリスの国立医療技術評価機構（NICE）ガイドラインでは，神経性やせ症（AN）のほとんどは外来治療すべきである，としたうえで，入院治療においては注意深い身体的モニタリングと再栄養が可能，かつ，家族が治療に参加しやすくスムーズに退院移行可能なあまり遠方ではない施設，を推奨している[1]．

　実際には入院治療を要する程度の重症のやせや極端な経口摂取困難を呈する小児摂食症はまれではなく，2017～2022年の6年間に当センターを初診した小児摂食症291名のうち入院治療を行ったのは140名（48.1％）と約5割を占めた．また140名の内訳ではAN 104名（74.2％），回避・制限性食物摂取症（ARFID）35名（25％），神経性過食症（BN）1名，と入院治療を要した7割以上がANだった．

1 入院治療の基本姿勢

　小児領域の入院治療は小児科医が担うことが多いが，治療抵抗を示すこともある摂食症は医師のみならず看護師からも敬遠されやすい．本項では当センターで実施している小児摂食症の入院治療の概要を解説する．主にANを想定しており，ARFIDはANの入院治療構造に修正や工夫を加えた形で行っている．特徴としては，2枚の行動表を用いて子どもに見通しとある程度の枠組みをもたせることと多職種協働と考えている．図1に治療チームと役割を図示した．また，以下は入院治療でスタッフに必要と考えている5つの基本姿勢である．

> **5つの基本姿勢**
> ①共感：子どもの不安を理解し，がんばりを労い続ける．
> ②反応：表情，顔色，バイタルサイン，過活動などよい変化をみつけてフィードバックする．しかし，入院初期は「よくなっていること」を拒む子どももいるためケースによっては過度な反応は控えめに行う．
> ③距離：子どもたちとの適切な距離感は重要である．特に治療にかかわる方針など医師，看護師，子ども，親で認識が異なることもあり「いった，いわない」ということが生じることもある．不明な部分は「わからないので主治医にきいてみます」と判断を保留する．
> ④理解：体重増加を妨げる行動，食事への恐怖，問題行動（食事破棄・過活動）はAN症状と理解して対応する．

⑤共有：摂食症診療はうまく治療が進まない，批判の対象になる，など治療者のこころも揺さぶられることがある．自分自身の不満をみつめて，仲間と相談できる場所は必要かもしれない．

小児摂食症診療に関しては小児心身医学会摂食障害ワーキンググループが2023年に作成した「小児摂食障害診療ガイドライン(改訂第3版)」に入院治療のさらなる詳細な記載があるので参照されたい[2]．

2 入院治療の適応
3部 B-10；168p を参照されたい．

3 入院治療の説明と同意
摂食症によって多臓器障害や生命危機の可能性があることを説明し入院を勧める．入院治療はあくまでも危機的状況からのレスキューであり，入院治療の目的は「身体が医学的に安定することと必要な栄養量が取れるようになること」となる．当センターは小児病棟での管理となるため本人の同意が必須だが治療への抵抗を示す子どもも多い．その際は本人の入院治療への不安に共感しつつ，医師が揺れることなく「病気の症状によって命の危険がありとても心配な状況である」と丁寧に繰り返し説明する．当センターでは入院目的，治療の流れ，入院治療の限界(自傷・他害，離棟など患者の安全が保証できない場合)を記載した説明同意書を用いて説明している．

細かくなくとも，退院目標体重の目安，一般的な入院期間(約2～3か月)，入院時はネット利用を禁止していること，面会については病院の規則に準じるが治療の妨げになるようであれば制限することもあること，については入院時に説明していることが多い．

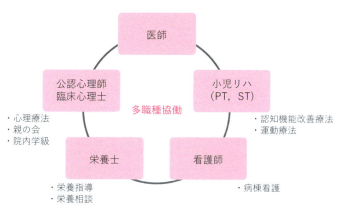

図1 入院治療における多職種協働

4 退院目標

　当センターでは標準体重比 80 % の体重回復を目標としている．急激に経口摂取困難に至った ARFID ではやせを伴っていないこともあり，その際は体重を基準とせずに年齢相応の栄養量摂取と体重回復の傾向を確認して退院とすることもある．また摂食症の病型にかかわらず，低栄養に伴う成長障害を認めた場合は標準体重比で目標体重を決定すると過小評価となることがある．成長曲線上の歪みを認める場合は摂食症発症前の成長も考慮して expected body weight を設定する方法もある[3]．

> **退院目標**
> ① 目標体重もしくは目標栄養量が達成している
> ② バイタルサインなど身体面で医学的安定化が得られている
> ③ 退院後も継続した再栄養が可能な状況である

としている．

5 入院治療の流れ

　表 1 に当センターの入院治療の流れをまとめたので再栄養や検査，モニタリングについて参照されたい．

　入院初日は重症度の評価[2]（身体計測，バイタルサイン，心電図，血液検査）を行い，安静度含め入院指示を出す．摂食症として特徴的なものは **STEP1** の飲水量測定と 7 点血糖測定である．血糖測定は無症候性低血糖の把握，食後血糖観察により食事破棄などの可能性の把握に役立つ．入院時面接を行い，今後の治療の見通しを本人，家族に伝える．本人は慣れない入院生活や再栄養に対する不安も非常に高いため，入院中にできる活動もあわせて伝えることは大切である．入院初期は安静を保つ必要があるが，読書，音楽鑑賞，塗り絵，パズル，クロスワードやスクラッチアートなど本人にとって興味のある活動を確認して提案している．お金や刃物の持ち込みは禁止している．

　入院を通して体重測定頻度は 2 回 / 週であり，体重測定のルールを明示し，図 2 のように視覚化して子どもに渡している．

　病棟管理上持ち込み食品は原則禁止している．また，完食の妨げになる食材は栄養科にお願いして禁止することもあるが禁止食材の数は数個程度に限定している．入院初期は揚げ物やマヨネーズなど抵抗が強いことがあるが，治療が進むにつれて禁止項目を外す努力を行っている．食事時間は下膳の時間を決めており，現行は配膳時間から 2 時間程度だが退院後の生活を考えると 1 時間程度が現実的かもしれない．

a. STEP1

　入院から身体的安定化までの時期であり，リフィーディング症候群に注意を要する．**行動表①**（図 3）を用いて治療導入を行う．**行動表①**で強化するものは「栄養量」であり，目標は「点滴の中止」である．入院当日に視覚的に見通しをもたせることや体重ではなく栄養量を強化していく行動表は子どもの不安の軽減や治療の動機づけに有用である．行動表を用いて入院の流れを説明し，食べられなければ経管栄養を行うことを説明する．提供した栄養量が 2 ～ 3 日程度で完食できなければ経管栄養に移行している．経管栄養は罰則ではなく AN に侵された本人を守るために必要であることを説明する．また食事と併用することもある．温かな説明は必要だが，経管栄養があたかも重大な治

表1 入院治療の流れ

入院時期	STEP1：入院から身体的安定化まで（リフィーディング症候群のリスクがなくなるまで）	STEP2：退院まで（末梢輸液終了後〜退院までのことが多い）
期間	約2週間	約2〜6か月（平均約3か月）
行動表	行動表①（図3）	行動表②（図4）
末梢輸液	輸液は国際的には推奨されていないが当センターでは実施していることが多い．その際も急速輸液は避け1日1L程度が目安．栄養漸増に伴い速やかに漸減中止を図る（表2参照）	なし
再栄養	600〜800 kcal/日程度から開始，1,200〜1,400 kcal/日まで週に1〜2度の間隔で200 kcalずつ増量 P低下がある場合は輸液でのP補充に加えて，P製剤，ビタミンの内服を行う（表2参照）	0.5〜1 kg/週の増加を目標に年齢相応の栄養〜3,000 kcal/日程度まで増量 食事回数は3食＋間食（午前，午後）までは許容 食事時間は2時間までで下膳
体重測定	週に2回の頻度で計測（図2），身体的安定化以降は体重増加も目安に栄養量を増量する	
検査	リフィーディング症候群のリスクが高い時期は連日から週に2〜3回電解質評価 栄養評価目的：血液・尿検査，心電図，心臓超音波，骨密度，基礎代謝 器質的疾患除外目的：頭部MRI，必要時腹部超音波	2週間〜1か月に1度程度で栄養評価
モニタリング	心電図モニター，就寝時SpO₂モニター バイタルサイン3検，尿量測定，飲水量測定，7点血糖	左記を順次終了
子ども，親との面談	検査時，治療内容変更時に面談	週に1度は治療の振り返りなど面談を実施
心理療法	身体的安定化までは介入しないことが多い	支持的精神療法，疾病教育（疾患の外在化含む），遊戯療法など
行動制限	行動表①に準じる 身体的に不安定な時期のため安静度は比較的厳密に行う	行動表②に準じる 長い入院期間を乗り切るため個々にとって治療動機になる強化子を考える

療のように捉えないように比較的「淡々と」治療を進めていく．行動表は枠組みを明示することに有用だが，それ以上に，彼らが日々できるようになったことを治療者が子どもと共有して子どもを称賛していくかかわりに用いることが重要であることは忘れてはいけない．

　再栄養療法は以前と比較して，「早く，多く」増量する傾向がある．標準体重比60％以上の120名（12〜24歳）の入院患者に対して，高カロリー群（2,000 kcal/日で開始し，毎日200 kcal追加）と低カロリー群（1,400 kcal/日で開始，隔日200 kcal追

体重測定のお約束

体重測定は入院治療において最も大切な検査のためいつも同じ条件で測定しましょう．

1. 日曜日，水曜日の夜22時に看護師さんにお茶・お水などを預けましょう．
2. 体重測定の前にトイレに行きましょう．
3. 体重測定は下着のみで行います．
4. 体重測定終了後から飲水は可能です．

獨協医科大学埼玉医療センター　子どものこころ診療センター

図2 体重測定の約束

○○さんの行動表①（例）

栄養量	達成日	行ける場所	会える人	お風呂	できること	（必要時点滴）
800 kcal	/	ベッド上安静 トイレはポータブルトイレを使用しましょう	家族のみです	洗髪1/週	勉強は1日1時間は可能です ゲームは1日30分可能です	40 mL/時
1,000 kcal	/	ベッド上安静 トイレに行く際は看護師さんが付き添います		洗髪2/週		30 mL/時
1,200 kcal	/	ベッド上安静 トイレ歩行が可能です		洗髪3/週	勉強は1日1時間は可能です ゲームは1日1時間可能です	20 mL/時
1,400 kcal		病棟内10分歩行可能です		洗髪3/週，シャワー浴1/週		点滴抜去

☆お食事は完食が目標です．食べられないようであればチューブ栄養で補いましょう
☆安静も治療の一環です．ベッド上では読書や音楽鑑賞などゆっくりと過ごしましょう
☆お食事は2，3日に一度増やしていく予定です

図3 行動表①

加）を比較したランダム化比較試験（RCT）では，高カロリー群のほうがバイタルサインや体重が早期に安定し，入院期間も短縮され，リフィーディング症候群はみられず，さらに1年後も寛解率と再入院に群間差は認めなかった[4]．一方で，イギリスのRoyal College of Psychiatristsのmedical emergencies in eating disorders（MEED）[5]では，リフィーディング症候群のリスクが高い標準体重比70％未満の患者は10〜20 kcal/kg/日から再栄養を開始するようにという推奨もある．ここ数年の実臨床感覚では，初期栄養量約800 kcal/日は変わらなくとも，栄養量漸増の間隔は短くなっている．当セ

表2 輸液の実際

水分量	輸液量は1,000〜1,500 mL/日(40〜60 mL/時 程度)が目安 急性のショック状態でない限り急速輸液は避ける
電解質	再栄養開始後に安定して栄養摂取できるまでは連日血液検査を実施(特にP, K, Mg) 低下があれば補充する．初期からリン酸 10〜15 mmol/L を追加してもよい
糖	初期から高濃度にならないようにする 5％ブドウ糖濃度を目安とし，血糖の推移などをみて調整する PやKが低下しているときにはカロリーを上げないようにする
ビタミン	ビタミン B_1 を添加する(2 mg/kg/日または100〜200 mg/日)
具体例	＊3号液(KN3号など)500 mL＋リン酸二カリウム 20 mL＋50％ブドウ糖液 20 mL 　1日1本(500 mL)にはビタメジン®静注用1V(チアミン塩化物塩酸塩として100 mg)を混注する ＊P低下がある場合はさらに予防的にP製剤(ホスリボン® 20〜40 mg/kg/日を目安に経過次第で増減，アリナミン®F糖衣錠 2 mg/kg/日を目安)を含むビタミン剤の内服を行う

〔北島　翼，他：神経性やせ症．小児内科 2021；53：612-617〕

ンターでは，1週間に1度200 kcal追加だった再栄養漸増は1週間に2〜3度になり，最終的な経口摂取量も多くなった．症例によっては3,000 kcal/日を摂取することもまれではない．**STEP1** では 1,400 kcal/日程度まで漸増し，約2週間を目安に終了する(**表2**)[6]．

行動表の使い方としては，枠組みを明示する以外にも，入院中にできるようになったことを子どもと治療者が一緒に共有して称賛していくことがより重要である．

b. STEP2

末梢輸液終了後から退院までであり，心理士や言語聴覚士(ST)の介入，院内学級の参加など多職種，他者とのかかわりが増える時期となる．

STEP1 が終了したら**行動表②(図4)**の開始である．**行動表②**で強化するものは「体重」であり，目標は「退院」である．しかし退院目標設定が体重なのか栄養量なのかによっても表の内容は変わるため子どもによって表を修正するとよい．**行動表②**では保清，病棟内や院内の散歩，院内学級への参加，スマートフォンの使用などが強化子となっているが，長い入院治療を乗り切るために強化子は治療者と子どもでオーダーメイドに考えてもよい．ただし病棟に複数の入院患者がいる場合は，子ども同士で治療内容の比較がされることがよくあるためある程度統一された強化子が望ましい．

この時期は子どもの恐怖の対象である体重と栄養を漸増していかなければならない．そのため不安による落ち込みや易刺激性などの情緒的混乱を主治医や看護師に向けることも少なくない．また，食事破棄，体重のごまかし，過活動の増悪などのAN症状に伴う行動の問題もある．主治医，看護師などの治療者も揺さぶられることもあろうが，この時期こそ前述した5つの基本姿勢を大切にする．

再栄養は週に0.5〜1 kgの体重増加を目安に，年齢相応の必要栄養量から症例によっては3,000 kcal/日まで漸増する．入院患者はANの病型が多いため本項はANを中心に記載したが，比較的低年齢の多いARFIDでは**STEP2** の**行動表②**がうまく機能しな

体重	達成日	食事または注入カロリー	会える人	お風呂	予定	できること
kg〜	/	体重をみながら量を決めます 少なくとも2,400 kcal以上は必要です	家族のみ	洗髪3/週 シャワー浴1/週	血糖測定1日2回へ(朝食前・寝る前)	勉強は午前1時間半,午後1時間半可能です
kg〜	/			洗髪3/週 シャワー浴2/週	心理の先生の時間を始めます 心電図モニター,血糖測定終了	
kg〜	/			洗髪3/週 シャワー浴3/週	院内学級に参加 週1回	
kg〜	/			洗髪,シャワー,入浴のいずれかが毎日可能です		病棟内散歩10分/日できます
kg〜	/				院内学級に参加 週2回	病棟内散歩30分/日できます
kg〜	/					病棟内,病棟外散歩それぞれ30分/日できます
kg〜	/				スマートフォン・タブレットを使用して家族との面会が1日30分可能	スマートフォン1時間使用可
kg〜	/					スマートフォン2時間使用可
kg〜	/					スマートフォン3時間使用可
kg〜	/	☆退院☆				

○○　さんの退院に向けた行動表

☆お食事は少しずつ増やします．また完食ができないことが続けば注入で栄養を行います
☆お散歩はゆっくり歩きましょう，またお散歩は家族の人と一緒に行きましょう
☆安静も治療です．読書や音楽鑑賞など体力を要さない作業を行い1日を過ごしましょう
☆携帯電話・スマートフォンの使用は21時(消灯時間)までにはやめるようにしましょう
☆体重が1週間に0.5 kg増えないまたは血液検査結果の改善がない場合はお食事か注入の量を増やしましょう

図4 行動表②

いこともあり，その際は図5のようなトークン表で達成を積み上げることもある．

退院直前には，血液・尿検査や基礎代謝などの再評価を行う．退院時の面接では，入院治療の完遂を喜びながらも退院が治療のゴールではなく，退院後の外来診療こそが回復に重要であることは伝えておくほうがよいかもしれない．

6 学校連携

退院後は1週間程度の自宅療養後，学校への復帰を段階的に行う．登校の制限，授業参加，体育や部活動の参加など細やかに活動度を設定する場合は学校生活管理指導表を用いて学校と連携することもある．校内の保健指導に当たる養護教諭は日常的に子どもたちの健康状態を把握することができ，摂食症の早期発見・予防におけるゲートキーパーとなるだけではなく社会復帰の協力者となり得る．会食不安が高い場合の給食の別室対応，お弁当の持ち込みなど食にまつわることだけではなく，摂食症の子どもたちにとって学校をより過ごしやすくするために，できるだけ退院後は学校と医療の連携がされることが望ましい．

摂食症における学校連携に関しては「摂食障害に関する学校と医療のより良い連携のための対応指針」が作られており，小学校，中学校，高等学校，大学それぞれの現場での使用を想定した構成となっている．摂食障害情報ポータルサイトからダウンロード

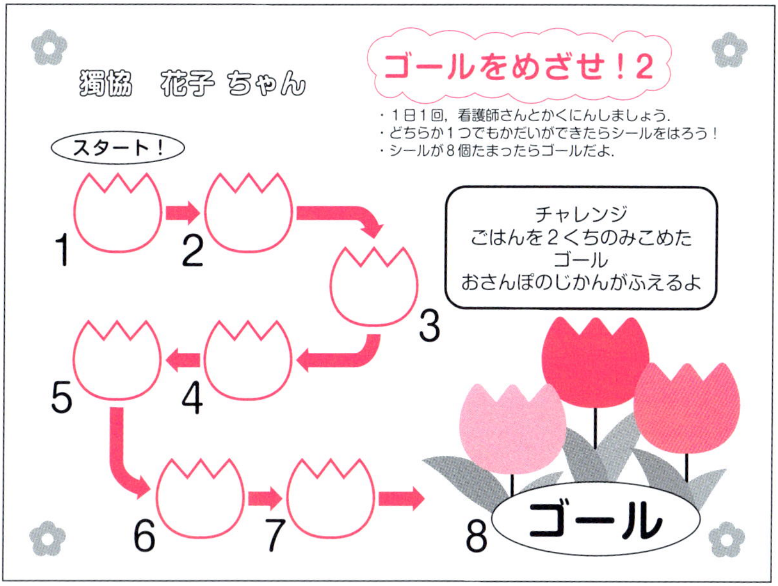

図5 年少児に用いるトークン表

可能である[7].

7 薬物療法

　薬物療法は身体管理と心理療法の補助的な位置づけであり，現在の日本では摂食症の診断名に適応を承認された薬剤はない．入院治療においては，低栄養と情緒面のつながりを説明しながら再栄養を行うことが大前提である．しかし，実際には摂食症に併存する精神症状（不安，易刺激性，強迫など）や身体症状（便秘，腹痛，悪心，浮腫など）に漢方含めた薬物療法を行うことはまれではない[8].
　以下は当センターで使用することが比較的多い向精神薬の処方例である．
　適応外使用の場合は必ず親と本人に説明し，口頭同意を取得する必要がある．

> 💡**処方例**
> ①易刺激性，強迫的な過活動に対して：リスペリドン1日0.25〜1 mg，1〜2分服
> ②感覚過敏を伴う不安，自閉スペクトラム症（ASD）特性のある子：アリピプラゾール1日1〜3 mg，1〜2分服
> ③（栄養状態がある程度よくなっても）抑うつ的：セルトラリン1日1回12.5〜50 mg
> ④睡眠障害を認める場合：メラトニン1日1回1〜4 mg，レンボレキサント1日1回2.5〜5 mg

8 多職種の役割と協働

当センターでは，小児科医，看護師，心理士，リハビリテーションスタッフ，栄養士，ソーシャルワーカーが参加するカンファレンスを週に1度行い，症例の情報共有や治療方針について協議している．カンファレンスは情報共有以上に顔がみえるコミュニケーションの場であることが重要である．

a. 看護師

入院治療における看護師の役割は非常に重要である．時に厳しい対応が求められる医師と違い看護師はやさしく支える役割を求められる．子どもが言語化できない気持ちを代弁しながら小さなことでも子どもの変化を認め，共感的・受容的に寄り添っていくことが必要となる．看護師の協力がなければ摂食症の入院治療は不可能であると断言できる．安全な病棟運営のため統一したルールを重要としながらも子どもに沿った個別の対応を行ってくれる小児病棟の看護師には感謝しかない．摂食症について理解を得るため小児病棟に入職した看護師には当センターの入院治療について講義している．

b. 心理士

心理士は子どもや親に対する心理教育，治療への動機づけ，症状の対処法，心理検査や知能検査の実施など，様々なかかわりを通じて摂食症からの回復を支援する役割が求められる．当センターでは身体的に安定した **STEP2** から心理士との時間を設けている（🕐 3部 B-11；174p，4部 2；254p）．また心理士運営の集団心理療法としての院内学級への参加も行っている（🕐 4部 6；269p）．

c. リハビリテーション

当センターでは AN を対象に **STEP2** の途中から ST による認知機能改善療法を取り入れている（🕐 4部 9；278p）．また症例によっては臥床期間が長く廃用をきたしていることがあり，期間を決めて理学療法士（PT）を介入することもある．

d. 栄養士

摂食症治療において栄養指導は重要な意義がある．単に栄養・食事に関する正しい知識の助言にとどまらず子どもの食事から摂取栄養量や食品選択の傾向を把握したうえで具体的な食事摂取量や食品の提案や調理の工夫について指導を行う．退院前に親子で栄養指導に参加している．

◎おわりに

当センターの摂食症の入院治療の概要を記載した．摂食症診療は内科的全身管理とこころのケアを同時に集約して行う全人的医療の典型的なモデルであり，さらにチーム医療も重要となる．やりがいもあるが「人間力」が鍛錬される大変さもあるかもしれない．それでもほとんどの子どもたちは笑顔で退院し，多くの子どもたちは回復の途をたどり数年で外来を卒業していく．

文献

1) NICE: Eating disorders: recognition and treatment, full guideline https://www.nice.org.uk/guidance/ng69 [2024年7月31日閲覧]
2) 日本小児心身医学会摂食障害ワーキンググループ：小児摂食障害診療ガイドライン（改訂第3版）．子の心とからだ 2023；32：396-450
3) Steinberg DM, et al.: Evaluating differences in setting expected body weight for children and adolescents in eating disorder treatment. Int J Eat Disord 2023; 56: 595-603

4) Golden NH, et al.: Higher-calorie refeeding in anorexia nervosa: 1-year outcomes from a randomized controlled trial. Pediatrics 2021; 147: 22020037135
5) Royal College of Psychiatrists: Medical Emergencies in Eating Disorders: Guidance on Recognition and Management Updated October 2023　https://www.rcpsych.ac.uk/docs/default-source/improving-care/better-mh-policy/college-reports/college-report-cr233-medical-emergencies-in-eating-disorders-(meed)-guidance.pdf［2024年7月31日閲覧］
6) 北島　翼，他：神経性やせ症．小児内科 2021；53：612-617
7) 摂食障害全国支援センター：摂食障害情報ポータルサイト　https://www.edcenter.ncnp.go.jp/edportal_pro/［2024年7月31日閲覧］
8) 大谷良子：摂食障害．小児内科 2023；55（増刊号）：853-856

（大谷良子）

研修医ノート No.2

これからも続く物語

　「子どものこころに関する専門的な研修の経験から学んだこと」について書いてください，といわれてから，始めの3か月くらいは頭の片隅に飾り，ここ1か月は数日に1回思い出して考えているが，なかなかまとまらない．その要因は，"こういうものは上手にまとめなくてはいけない"，というこだわりがあるからかもしれない．

　診療の際も，同様の悩みをよく抱える．目の前の患者さんの困りごとや診断，治療を上手にまとめたいとこだわってしまう．この研修を始めた当初は，知らないこと，わからないことが多すぎて，「まとめられない」と今よりさらに悩んでいた．しかし，研修を続けるなかで，同僚に相談したり，患者さんや家族とかかわるなかで，医師一人でまとめる必要はないこと，多くの人と一緒に悩んだ時間があったうえでよい方向に進むこともあるということを知った．

　「研修の経験から学んだこと」に戻ると，大人になってからでも成長できること，こだわりでさえも少しずつ変えることができることを学ぶことができたと思う．これからも自らの成長を信じて前に進み，気の合う同僚や多くの仲間と一緒に考えられる環境で仕事を続けられればと思う．最後にこれまで私の成長にかかわってくださった多くの方，いつも支えてくれる家族に，この場を借りて感謝の気持ちを伝えたい．

（森下菖子）

2 神経性やせ症への家族をベースとする治療（FBT）

対象 神経性やせ症（AN）

1 FBT とは

　児童思春期の神経性やせ症（AN）に対するマニュアル化された治療の1つに家族をベースとする治療（FBT）がある[1]．子どもの体重回復を担うため，親（もしくは養育者）が積極的に治療へ参加できるようになることが，極めて大切な治療方法である．摂食症により食行動について適切な判断ができない子どもを，親や家族のもっている力を活かしながら救っていけるよう，セラピストはコーチのような立場で親をエンパワーしていく．

a. FBT の流れ

　FBT は3つの段階に分かれる．第Ⅰ段階は週1回，第Ⅱ段階では2，3週ごと，第Ⅲ段階では月単位でのセッションの実施が基本となる．マニュアルに沿って実施されるが，筆者が FBT を実践するなかで，マニュアルどおりに進めることが難しい場面があることも事実である．治療がうまく進まないときに，治療者がマニュアルから外れている箇所を認識していることで，どこを修正していくべきかを振り返ることができることは，治療者にとっての支えとなる．親が子どもの病気に根負けしてしまい，食事を与えられず体重増加が得られないなど治療が停滞しても，治療者は治療がマニュアル化され，構造が明確になっていることで，寄り道することなく体重回復と身体的健康や病気によって妨げられていたその子なりの思春期の発達過程への復帰へと進めることができる．加えて，比較試験で効果が検証されていることから，治療者や家族，子どもへの治療における道しるべの1つとなり得る．

b. 日本での工夫

　FBT は欧米で開発されたのちにエビデンスを集積し，日本国内でも実施されるようになってきている．日本の文化にあわせるために日本独特の家族の役割を踏まえた工夫を行う必要はあり，Iguchi らは家族内の父親および母親の役割は家庭それぞれではあるが，父親には母親や子どもの精神的な支えとなったり，食事や食事をめぐった母親と子どもの間の対立時に緩衝材になったりするなど，より間接的な形で子どもの回復にかかわることが FBT を導入する際には求められたと述べている[2]．このように家族それぞれの文化を理解し，うまく家族内にセラピストが入り込み協力をして治療に取り組むことが重要である．また，祖父母や叔父叔母といった，協力が可能な親戚などを巻き込み治療に取り組むことも可能で，ひとり親家族であっても FBT は工夫して実施可能である．

❷ 当センターにおけるFBT

　国内では必ずしもチーム体制ではなくFBT導入を始めている施設が多いが，当センターでは原版のFBTにできるだけ近い形でのチーム体制のFBT実施を目指している．FBTセラピストは主に心理士が担っており，本人・家族とセラピストが治療の中心となり子どもがANから回復できるように取り組む．主治医は医学的な視点で身体的な安全性をモニタリングし，具体的な摂取栄養量などについて指示的なことは述べないようにする．基本的には"食事が一番の薬"というスタンスで，不安や情緒的な落ち込みに対しての薬物療法はどうしても必要なときのみに使用する．また，体重回復のための具体的な食事の工夫について，管理栄養士に家族が相談できる機会を設けている．

　FBTは通常の診察よりもセッションの頻度やかかわる人数は多く，家族ANに屈せずに体重を上げるという強固なメッセージを伝え続けるなど，強度の高い治療介入であるため，本人・家族も非常にタフな時間を過ごすことになる．もともと支持的な対応を中心に行っていた治療者にとっては，時に非常に辛く，忍耐強さが必要に感じることもあるかもしれない．よって，FBTを実施する際には治療者が1人でケースを抱え過ぎることなく，チームのなかで治療者を含めたメンバーが互いにエンパワーし合うことも，治療において重要であると筆者は考えている．FBTを実施することに慣れてくると，子どもや家族の摂食症との辛い闘いの時間をひたすらに耐えるよりも，「できることが明確になり，辛い状況でももちこたえやすくなった」と感じるようになるセラピストも多い．

　思春期の親子は，病気がなくともそれぞれ自身の気持ちを伝え合うことは容易ではない．そこにANが家族を襲うと，親は子どもとのかかわりに困惑したり心配をしたりしていても，本人に伝えることが難しくなりやすい．そうして，より親子関係に悪循環が生じる．そこで，治療者がANに屈しない姿をみせ続け，家族間の通訳者となり，風通しをよくすることで，状況に変化を与えることにつながる．すぐに症状が軽減できずとも，家族が一丸となって病気に立ち向かうという経験は，家族にとって貴重な経験となり得る．FBTはANの回復，特に体重の回復に重きをおいている治療法ではあるが，当センターでは，家族のもつ力を引き出し，家族の関係性に変化を与える可能性をもった治療であると信じて介入を行っている．

文献

1) ジェームズ・ロック，他(著)，永田利彦(監訳)：神経性やせ症治療マニュアル．第2版，金剛出版，2023
2) Iguchi T, et al.: Introduction of family-based treatment to Japan with adaptations to optimize the cultural acceptability and advance current traditional treatments of adolescent anorexia nervosa. Int J Eat Disord 2021; 54: 117-119

（吉田有希）

3 元気☆生活プログラム

対象 不登校／睡眠障害

1 対象疾患

　広義の不登校（⏱3部 C-6；210p）は，子どもたちが示す社会不適応の状態を表したことばであり，その要因や背景は様々である．過敏性腸症候群（IBS）や起立性調節障害（OD），不安症，ゲーム行動症（GD）など医学的な問題を抱える例は多く，なかでも入眠障害や概日リズム睡眠・覚醒障害（CRSWD）などの睡眠障害は 60％と医学的な問題のなかでも最も高頻度に認められたと報告されている[1]．不登校の長期的な転帰は，不登校の子どもの 70〜80％は社会的に良好な適応を示すようになるが，20〜30％ほどは社会適応が難しく，10％ほどが青年期以降の引きこもりとなると報告されており，社会的な喫緊の課題である[2]．

　このような背景から，子どものこころの診療に携わる医療者にとって，不登校は実臨床で遭遇することが多い状態にもかかわらず，その診療が得意であると公言する医療者は多くはない．その理由はいくつかあるが，不登校の子どもたちが抱える問題は 1 つではなく複数あり，その問題同士が複雑に影響し合っていることは理由として大きいのではないかと思う．その絡み合った問題を解きほぐすために，外来診療と比較して人的・時間的に集中した診療が可能な入院加療は 1 つの手段となるだろう．

　ここまで述べてきたように，本項で紹介する「元気☆生活プログラム（元気 P）」は不登校に加えて様々な生物心理社会的な問題を抱える子どもたちを対象としており，いい方を変えれば，特定の疾患を対象とする disease-oriented treatment ではなく patient-oriented treatment である．一方で不登校を認めずに学校やその他の場所に通うことができており，社会的に適応可能な場合は，入院加療によって社会参加の機会損失のデメリットがあるため通常は適応とならない．

2 治療プログラムの概説

　元気 P は，2013 年から当センターで行っている不登校の子どもを対象とした短期入院プログラムである．いくつかの特定の問題に対応するためにテーラーメイドで行われる治療オプション（後述）が複数存在するが，プログラムそのものは不登校に高頻度に認められる睡眠障害の改善と生活習慣の是正にフォーカスしている．治療のゴール（退院の目安）は疾患の改善や寛解ではなく，3〜4 週間の「期間」として定める．「期間」として定めることにより，入院加療の見通しをもちやすい，入院加療に過度に依存しないなどの効果が期待できる．

　また元気 P による加療が望ましいにもかかわらず，プログラム以外の要素によって

治療の入り口が狭まらないように，スマートフォンやゲームの使用や面会の制限，痛みを伴う検査などは最低限としている．

われわれはこれまでに，睡眠障害に着目し，睡眠衛生指導，行動療法，院内学級の参加，リハビリテーションなどを組み合わせた短期入院療法(元気P)を開発・実践してきた．

❸ 治療・介入の内容
a. 基本的な治療構成要素
1）睡眠衛生指導

睡眠衛生指導は，良好な睡眠を得るための助言や指導を行うことである．これには，睡眠環境の改善，睡眠に影響を及ぼす生活習慣の修正などが含まれる．特に，就寝前のスマートフォンやゲーム機の使用は，ブルーライトによるメラトニンの分泌抑制，刺激による緊張とストレス等により睡眠に多大に影響することを丁寧に説明し，使用方法について一緒に考える．睡眠衛生指導の詳細は成書を参考されたい．

2）睡眠日誌（生活記録表；図1，付録；285p）

睡眠日誌は，睡眠パターンをみえる化し家族や治療者がかかわり方を工夫するためのツールとなる．入眠潜時や覚醒後に起床するまでの潜時がわかるように色を塗り分けることも有用である．さらに睡眠日誌には，それ自体に睡眠を改善する作用がある．

> 💡**睡眠改善作用**
> ①睡眠の改善や悪化を自覚し治療の動機づけを高める．
> ②運動や午睡など睡眠に影響する要因の気づきとなる．

3）トークンエコノミー法による行動療法（図2）

表を使用して行う．初めに「起床時間」や「ゲームを終える時間」などのターゲットとする行動を相談しながら左の列に記入する．もちろん成功体験が重要であるので，スモールステップで設定する，達成しやすいターゲットもリストに加える，などの工夫は大切である．次にご褒美の内容と必要なシール（トークン）の枚数を決める．これらが決まったら，毎日一緒に振り返り，できていることに注目して望ましい行動を強化するようにポジティブに働きかける．

> 💡**導入のポイント**
> ①睡眠衛生指導を先に行う．
> ②毎日フィードバックを行う．
> ③ターゲットとする行動を適宜見直す．
> ④ご褒美は実現可能なものを設定しできる限り早く実行する．

4）院内学級（⌛4部6；269p）

本プログラムの院内学級は，文部科学省が管轄する教育保証を目的としたものとは異なる．心理士が運営し，自習とレクリエーションの二部で構成され，集団心理療法の意味合いももつ．概日リズムは外部の光によって調整を受けることはよく知られているが，食事や対人交流などの社会的手がかりによっても調整されることが知られており，

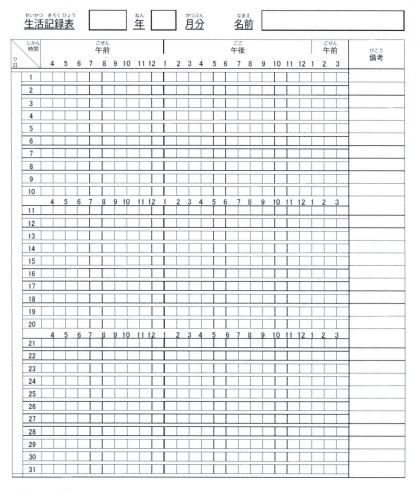
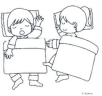

図1 生活記録表（睡眠日誌）

☆外来がんばる表☆　　月

日付	1	2	3	4	5	6	7	8	9	10	11	12	13	14	15	16
朝○時までに起床できた																
夜○時までに就寝できた																
昼寝をしなかった																
シールの合計数																

日付	17	18	19	20	21	22	23	24	25	26	27	28	29	30	31	
朝○時までに起床できた																
夜○時までに就寝できた																
昼寝をしなかった																
シールの合計数																

シールの枚数	ごほうび1	達成日	シールの枚数	ごほうび2	達成日
枚			枚		

図2 外来がんばる表

対人交流の場を提供する意味合いもある．

5）三者面談

医師，本人，養育者による三者面談を週に1回実施する．経過や検査結果の説明に加えて，入院当初から退院後に目を向けて，退院後の生活環境を調整する．たとえば，退院後に登校が難しいと考えられる場合には，適応指導教室やフリースクールの利用を検討・準備することなどがこれに当たる．CRSWDの入院加療に関する過去の研究では，入院加療によって9割以上が改善するが退院後に約4割が再発し，再発には社会活動の動機づけの低さと社会的手がかりの少なさが関連していたことが報告されている[3]．早期から退院後の生活に向けて準備することは再発の予防につながる可能性があるだろう．

6）リハビリテーション

本プログラムでは，理学療法士（PT）による運動療法，言語聴覚士（ST）によるメタ認知トレーニングが行われる．運動療法のセッションは約40分で，運動の強度は子どもの能力と希望にあわせて調整される．運動療法は睡眠の質と概日リズムの調整に関与し，さらにストレスコーピングを向上させて入眠を改善することが期待できる．メタ認知トレーニングに関しては4部9；278pを参照されたい．

b. テーラーメイドで追加される治療オプション

1）薬物療法

本人の状況に応じて入院中に薬物療法の調整は適宜行われる．例として，ODに対するミドドリン，不安症に対するセロトニン再取り込み阻害薬（SSRI），注意欠如多動症

(ADHD)に伴う日中の過眠に対するメチルフェニデートなどがある．詳細は各項を参照されたい（⏱3部A-7；122p，3部B-12；177p，3部C-3；196p）．入院中に薬物療法を行うメリットとして，副作用の観察と対応が可能なことと服薬指導ができることがある．特に ADHD に関連した内服忘れや自閉スペクトラム症（ASD）に関連した服薬拒否などのためにアドヒアランスが不良のケースでは，病棟薬剤師と協働し，お薬ケースなどを利用して服薬指導を行うことで，アドヒアランスの改善が期待できる．

2）高照度光照射療法（BLT）

　高照度の光を照射しメラトニン分泌を制御することによって睡眠覚醒リズムを調節する治療法．CRSWD に対する高照度光照射療法（bright light therapy：BLT）の効果は成人ではエビデンスが確立しているが，子どもでは妥当性の高い研究は少ない[4]．われわれは 40 名の CRSWD の子どもに対して，元気 P に BLT を併用する群としない群にランダムに割り付け BLT の効果を評価した．その中間報告として併用群は退院後の起床時間の後退（再燃）を予防し，さらに睡眠の質が改善したことを示した[5]．現在は，睡眠の問題を認める子どもの元気 P では，治療オプションとして BLT を追加している．

3）GD に対する心理療法

　不登校と関連する問題としてゲームに関連する問題は多い．過去にわれわれが行った調査では，2018 年 1 月〜2020 年 12 月に元気 P で入院加療した 51 名中，18 人（35.3％）にゲーム行動の問題を認めた．GD の治療として最も報告が多く，過去のシステマティックレビューで推奨されているのは認知行動療法（CBT）であり，元気 P では必要に応じて CBT を追加している（⏱4部4；261p）．

文献

1) 鈴木菜生，他：不登校と発達障害：不登校児の背景と転帰に関する検討．脳と発達 2017；49：255-259
2) 厚生労働科学研究費補助金こころの健康科学研究事業：ひきこもりの評価・支援に関するガイドライン．「思春期のひきこもりをもたらす精神科疾患の実態把握と精神医学的治療・援助システムの構築に関する研究（研究代表者：齊藤万比古）．2010　https://www.mhlw.go.jp/content/12000000/000807675.pdf［2024 年 7 月 31 日閲覧］
3) Takeshima M, et al.: Inpatient phase-advance therapy for delayed sleep-wake phase disorder: a retrospective study. Nat Sci Sleep 2018; 10: 327-333
4) Faulkner SM, et al.: Light therapies to improve sleep in intrinsic circadian rhythm sleep disorders and neuro-psychiatric illness: A systematic review and meta-analysis. Sleep Med Rev 2019; 46: 108-123
5) 井上　建，他：不登校を併存した概日リズム睡眠-覚醒障害に対する高照度光療法の効果：ランダム化比較試験．脳と発達 2022；54：135-137

（井上　建）

4 ゲーム行動症に対する介入と治療プログラム

対象　ゲーム行動症(GD)

1 ゲーム行動の問題に対する治療・介入はどのタイミングで開始されるべきか

　日常診療においてゲームの問題が受診の主訴であることは少ない．特に小児科ではゲームの問題を主とするのではなく，頭痛や睡眠障害等の症状で受診したついでに相談されるケースがほとんどではないだろうか．

　それではゲームの問題について相談されたとき，治療・介入はどのタイミングで開始されるべきなのだろうか．疾病教育や環境調整も治療・介入の一部であるのだから診断された後に行われるのだろうか．この答えは一様ではないだろうが，筆者は「危険なゲーム行動」と考えられた時点で開始されるべきだと考えている．診断に至る以前であっても，ゲーム行動の問題を改善するため，またゲーム行動症(GD)への進展を予防するために早期に行うことに反対の意見は少ないだろう．危険なゲーム行動とは，GDの定義は満たさないが健康への危険な結果を著しく増大させるゲーム行動の状態である（3部 C-5；206p）．これは ICD-11 で定義されており，GD と危険なゲーム行動の関係は「量的差異」を評価するディメンション診断（3部 A-2；106p）と理解して差し支えないだろう（図1）．

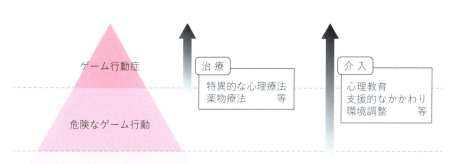

図1　GD のディメンション診断と治療/介入の開始の関係

2 治療と介入

　精神医学の領域において治療と介入は同義で使用されることも多いが，厳密な意味や使用状況は異なる．治療とは，主に病状の改善を目的とした医療行為であり，精神医学においては，薬物療法，心理療法，またはその他の治療的アプローチ（たとえば電気けいれん療法など）などである．一方で介入はより広範な概念で，症状の改善を目的とした治療に加えて，社会的，行動的，予防的なアプローチなどがあり，教育プログラム，コミュニティベースの支援，ペアレント・トレーニングなどが含まれる．

　ゲーム行動の問題に行われる介入としては，心理教育や家族支援，環境調整などがあり，その内容は 3部C-5；206pを参照されたい．そしてこれらの介入は前述のとおりGDだけではなく危険なゲーム行動の段階から行われるべきであり，薬物療法や認知行動療法（CBT）などのより専門的な治療はGDと診断されるレベルを基準と考えると理解しやすいだろう（図1）．

　ではGDの診断はどのように行われるのか．もちろん診断はICD-11のGDの定義，もしくはDSM-5-TRにおけるインターネットゲーム行動症の基準案などの診断基準に照らし合わせて行われるべきであるが，実臨床における診断のポイントは「臨床的に意味のある機能障害」，すなわち睡眠や食事などの生活習慣や学校などの社会活動に支障が生じているかどうかである．Higuchiらによる，診断の有無による臨床的特徴の差異の検討で有意な違いを認めた項目は起床困難，昼夜逆転，成績低下，50％以上の欠席，不規則な食事であった，という報告はこの考えを裏づける[1]．

3 当センターで行っている治療プログラム

　CBTは，その他の治療よりも多くのエビデンスが存在し，GDの症状や併存するうつ病を改善する可能性が示されているが，研究デザインなどの研究上の限界からその利点についてはまだ不明確だとされてきた[2]．しかし近年は，2019年にWölflingらによって報告された143名を対象としたランダム化比較試験（RCT）に代表されるように，堅牢な研究デザインの報告がhigh impact journalに報告されるようになっており，CBTのエビデンスが確立し広く一般に利用される未来はそう遠くないのかもしれない．

　「GDに対するCBT」とひとまとまりに区別される治療ではあるが，治療プログラムの内容や方法は実に様々である．治療プログラムは，一般的には8〜20回程度のセッション（1回60〜90分程度）で構成されており，その内容は表1のように心理教育やコーピングレスポンスなどの治療コンポーネントを含む[3,4]．1対1の対面で提供されることが多いが，Wölflingらの報告にもあるようにグループセッションが用いられることもある．

　われわれの施設では，GDに対するCBTとして久里浜医療センターで開発されたゲーム障害に対する包括的治療プログラム（CAP-G）を行っている．CAP-Gは1セッション約60分，全8セッションからなり，専用のテキストを用いて医師もしくは心理士によって行われる．「元気☆生活プログラム（元気P）」（4部3；256p）の治療オプションとして入院加療に追加して行う場合は，1週間当たり2セッションの頻度で集中的に実施している．集中的な実施に加えて，元気Pの治療構成要素であるトークンエコノミー法のターゲットとして，「ゲームを終える時間」や「ゲームをやらない日」などを設定しCAP-Gとあわせて治療することで良好な治療成績を得ている．

表1 GDに対するCBTのコンポーネントとその内容

治療コンポーネント	内　容
心理教育	ゲームの特徴やその影響，GD，治療のゴール設定などについて知り学ぶ
機能分析	ゲーム行動につながる先行刺激や結果について，気づき・分析・調整する方法
コーピングレスポンス	先行刺激に対して，ゲーム行動をとらずにほかの望ましい反応／行動について学ぶ
認知の再構成	ゲームに関連した歪んだ／非機能的認知を再構成する
家族への介入	ゲームの理解，家族のコミュニケーションなど養育者へのトレーニング
曝露反応妨害法	ゲーム行動につながりやすい刺激／環境を曝露しゲーム行動をコントロールするトレーニング
治療後に向けたセッション	新たな余暇の過ごし方や，対人関係スキル等について考え学ぶ

〔Young KS, et al.: Merging Theoretical Models and Therapy Approaches in the Context of Internet Gaming Disorder: A Personal Perspective. Front Psychol 201; 8: 1853 / Torres-Rodríguez A, et al.: Treatment efficacy of a specialized psychotherapy program for Internet Gaming Disorder. J Behav Addict 2018; 7: 939-952 を参照して筆者が作成〕

文献

1) Higuchi S, et al.: Kitayuguchi T. Application of the eleventh revision of the International Classification of Diseases gaming disorder criteria to treatment-seeking patients: Comparison with the fifth edition of the Diagnostic and Statistical Manual of Mental Disorders Internet gaming disorder criteria. J Behav Addict2021; 10: 149-158
2) King DL, et al.: Treatment of Internet gaming disorder: An international systematic review and CONSORT evaluation. Clin Psychol Rev 2017; 54: 123-133
3) Young KS, et al.: Merging Theoretical Models and Therapy Approaches in the Context of Internet Gaming Disorder: A Personal Perspective. Front Psychol 201; 8: 1853
4) Torres-Rodríguez A, et al.: Treatment efficacy of a specialized psychotherapy program for Internet Gaming Disorder. J Behav Addict 2018; 7: 939-952
5) 三原聡子：ゲーム障害に対する認知行動療法プログラム（CAP-G）および治療キャンプ（SDiC）の効果. 精神誌 2023；125：S627

（井上　建）

5 チック症の心理療法
―リモート＆グループ CBIT―

対象　チック症／トゥレット症

1 対象疾患の概要

　リモート＆グループで実施するチックのための包括的行動的介入（CBIT）の対象疾患はチック症である．チックは，繰り返される突発的で比較的素早い運動や音声と定義される．チック症は，チックを繰り返す神経疾患であり一般的に小児期に発症する．

2 チック症の診断と評価

　DSM-5-TR では，チック症は神経発達症群に含まれる．チックの症状は多彩であり，かつ心理社会的要因によって症状は容易に変化するため評価は難しい．
　臨床研究における評価は，イェール全般的チック重症度尺度（YGTSS）と呼ばれる半構造化面接がよく用いられる．YGTSS は，チックの種類，頻度，強さ，複雑性，生活への影響度，社会生活への影響について，詳細に評価できる点で有用であるが，評価に要する時間が長いため，臨床場面で毎回実施することは難しい．そのため筆者は，臨床場面では，患者が経験している苦痛やわずらわしさの主観的強さを 0〜10 点でスコアをつける SUDS（主観的不快単位スケール）を使用している．チック症の診療で用いる場合は，1 週間の音声チックと運動チックの SUDS について患者にたずね，さらに主観的ではないが，養育者からみたスコアも同時に記録し，症状の程度や治療効果を評価している．

3 対象疾患の症状

　顔や手足などの動きのチックは「運動チック」，口や鼻から音が出るチックは「音声チック」と呼ばれる．別の分類として単純／複雑の分類がある．まばたきや首振り，鼻鳴らしなどのように急速で短時間のチックは「単純チック」，触る，叩く，腕を回す，叫ぶ，ことばが出るように持続が長くて意味があるようにみえるチックは「複雑チック」に分類される．
　典型的には，3〜8 歳の頃にまばたきや首振りなど顔周辺の単純運動チックで始まり，その後自然経過で多くは改善する．チックが出現して 1 年以内のものは「暫定的チック（症）」と呼ばれ，小児期の横断的有病率は 19〜24％ と報告されている[1]．運動チックまたは音声チックのどちらかが 1 年以上続くものを「慢性チック（症）」と呼び，「トゥレット症」は，1 年以上経過し，かつ音声チックと運動チックの両方を認めるものと定義される．トゥレット症の有病率は 0.4〜3.0％ と報告されており[1]，その症状はチックの程度が強く，複雑チックが多い．また注意欠如多動症（ADHD）や自閉ス

ペクトラム症(ASD),強迫症(OCD)などの精神神経疾患の併存が多い.

チック症患者は,チックに先行して,ムズムズする,こわばる,重たくすっきりしない,チックを出したい,などの感覚を覚えチックを出すことによってこれらの感覚が一時的に緩和されるという.この感覚は前駆衝動と呼ばれ,8～19歳までのトゥレット症患者の37%,青年および成人の90%以上が何かしらの前駆衝動を経験していると報告されている[1].後述するハビットリバーサルトレーニング(HRT)では,この前駆衝動に注目して介入が行われる.

4 対象疾患の治療(総論)

患者とその家族に対する支援的なかかわりや環境調整,チック症の心理教育は,それぞれ単独による治療効果についてのエビデンスは得られていないが,各国のガイドラインで初めに行うべきものとして位置づけられている.さらに友人や教員のチック症の理解が深まることで,患者の心理社会的要因が改善することにより,症状やQOLの改善が期待されるため,友人や教員に対する心理教育も推奨される.

これらの対応で症状はある程度改善することが多く,またチック症の大部分は軽症から中等症であるため,多くのチック症は必ずしも治療を必要としない.一方でチックが重症の場合や社会活動や対人関係などに対する影響が大きい場合は治療が必要となる.

a. 薬物療法

チック症に対する治療として薬物療法と心理療法がある.薬物療法は,慢性チック症やトゥレット症に対してしばしば行われるが,2024年現在,国内ではチック症に対して保険適用のある薬剤はない.すべて適応外使用であり,丁寧で必要十分なインフォームドコンセントを行う必要がある.一方アメリカでは,トゥレット症に対してハロペリドール,ピモジドおよびアリピプラゾールの3剤が認可されており,わが国のチック症に対する薬物療法のエキスパートコンセンサスでも,第一選択としてアリピプラゾール,第二選択としてリスペリドンが示されている[2].

b. 心理療法

欧米では,チック症に対して心理療法が積極的に行われている.CBITは2008年にWoodsらによってマニュアルが発刊されたチック症専用の心理療法パッケージであり[3],アメリカ,ヨーロッパ,カナダなど複数の国と地域の治療ガイドラインで第一選択の治療として位置づけられている.CBITが利用できない場合は,HRT,曝露反応妨害法も複数のシステマティックレビューで有効性が示される心理療法である.

5 治療プログラムの概説

前項で述べたとおり,CBITはその有効性と少ない有害事象から,数多くの治療ガイドラインで第一選択の治療として位置づけられている.2021年に報告されたメタ解析では,チック症に対する心理療法の有効性について17のランダム化比較試験(RCT)が比較検討され(1,042名),CBITが最も高い有効性を示した[4].2024年に国内で発刊された「小児チック症診療ガイドライン」においても,CBITは強く推奨する治療と示されている[5].

このようにCBITが推奨される一方で,経験のある治療者の不足,治療コストの問題,治療のためのアクセスの問題,などのために,治療を必要とする患者に十分行き届

かないことが問題として指摘されている．われわれはこれらの問題を解決するために，オリジナルでは1対1の対面で行われるCBITを，オンラインによるリモートかつ集団によって実施する，「リモート＆グループCBIT」を開発した[6]．さらに2022年4月～2023年11月まで評価者盲RCTを実施し良好な結果を得た（投稿中）．

6 治療・介入の内容

a. ハビットリバーサルトレーニング(HRT)

CBITのなかでもコアとなる治療コンテンツがHRTである．HRTは，気づきのトレーニング，拮抗反応訓練，ソーシャルサポートの3つの要素で構成される．

1）気づきのトレーニング

自らが出すチックそのものに気づく，前述した前駆衝動に気づく，の2つの気づきを身につけることを目的として，治療介助者（養育者等）と一緒に気づいたことを合図して伝えるなどの手法を繰り返すことによって身につける．チックの診療をしていると，患者自身は自らのチックに気づいていない，特に困ってもいない，という場面にはよく出会うが，気づきのトレーニングを通じて，自らのチックと前駆衝動に気がつくことが，HRTの第一段階である．

2）拮抗反応訓練

最適の拮抗反応を治療者と一緒に探して実践するトレーニングである．標的とするチックと両立することができない動作，たとえば「肩を上げて腕を後ろに引き付ける」という複雑チックを標的とする場合は，「腕を組む」という動作が拮抗反応にあたり，できる限り自然でリラックスした品のある動作を用いる．

3）ソーシャルサポート

患者がチックや前駆衝動に気づき，正しい拮抗反応を実施できるように促すスキルを治療介助者（養育者等）が身につけるトレーニングである．患者の改善のために，治療介助者がスキルを身につけるという点においては，いわゆるペアレント・トレーニングに近い．

b. オリジナルのCBIT[3]

オリジナルのCBITのコンテンツと概要を図1-Aに示す．CBITは前述のHRTを介入の軸とした治療パッケージであり，計8～10回のセッションで構成される．最初の2セッションは1回90分（あわせて180分）で，チック症に関する心理教育，行動機能査定（FAI）とHRTの基本について学ぶ．

FAIは，応用行動分析の観点からチックの「先行刺激」と「結果」の要素を詳細に分析し，チックが何に関連して起こり，どのような結果をもたらすのかを理解し，その対策を検討することである．たとえば，A君の「んっ」という発声に続いて激しく首を振る複雑チックは，「先行刺激」として授業中の発表があり，「結果」としてA君の発表が中止される，クラスの友人からヒソヒソといわれることがわかった．この対策としては，発表は過度なストレスとならず，中止されずに完遂できるように，簡単で短いものを指名する，友人にチックに関する心理教育を行い指摘させない，などが考えられ，これの査定と対策がFAIである．

セッション3～8は，それぞれのチックが改善することを目的に，セッションにつき1つのチックを取り扱う．1回のセッションは60分で，セッション1と2で学んだHRTとFAIを応用する．さらにリラクセーショントレーニングもここで行われる．

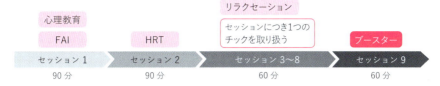

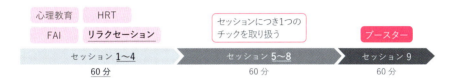

図1 CBITのコンテンツの概要とセッションの流れ
すべてのセッションはZoomを使用して実施した
オリジナルから変更したものは太字・下線で表記

セッション内で話し合い，訓練したHRTとFAIの内容はホームワークとして次回のセッションまで訓練される．ここまでの1～8回目までのセッションは毎週行われる．最後に行われるブースターセッションは，2～4週間間隔を空けて実施されるフォローアップセッションであり，ここまで学んだコンテンツの見直しや強化，今後の課題の対処について学ぶことを目的とする．

c. リモート&グループCBIT[6]

リモート&グループCBITのコンセプトは，治療を必要とするより多くの患者にCBITを届けることであり，使用するアプリや機器は，高価なものや特別なものを用いず，ノートパソコンやタブレット，Zoom，Google Drive，Googleスプレッドシートなどの身近なものを使用した．

オリジナルのCBITと比較したコンテンツと概要を図1-Bに示す．リモート&グループCBITとオリジナルとの相違点として，セッションはすべて1回当たり60分に統一，リラクセーショントレーニングはセッション1に移動，最初の2セッション（あわせて180分）で行った基礎的なセッションを最初の4セッション（あわせて240分）に拡大，の3つがあげられる．結果として，1つ1つのチックに取り組む後半のセッションの回数が少なくなったが，RCTでは介入群は待機群と比較して有意にYGTSSの改善を認めた．回数が少ないにもかかわらず良好な効果が得られた理由として，グループメンバー間での相互支援と経験の共有，治療動機の向上など，集団による介入のメリットが考えられた．オンラインによるリモートかつ集団で行う心理療法は，効率的に多くの患者に心理療法を届けることに加えて，ピアによるポジティブな効果を期待することができ，さらなる発展の可能性が感じられる．

文献

1) Ueda K, et al.: A Comprehensive Review of Tic Disorders in Children. J Clin Med 2021; 10: 2479
2) Hamamoto Y, et al.: Expert consensus on pharmacotherapy for tic disorders in Japan. Brain Dev 2019; 41: 501-506
3) Woods DW, et al.: Managing Tourette Syndrome - A Behavioral Intervention for Children and Adults: Therapist Guide. Oxford University Press, New York, 2008
4) Liang JH, et al.: Role of psychotherapy strategy for the management of patients with Tourette syndrome - A Bayesian network meta-analysis. J Psychiatr Res 2021; 143: 451-461
5) 日本小児神経学会(監)：小児チック症診療ガイドライン，診断と治療社，2024
6) Inoue T, et al.: Open-case series of a remote administration and group setting comprehensive behavioral intervention for tics (RG-CBIT): A pilot trial. Front Psychiatry 2022; 13: 890866

（井上　建）

COLUMN No.7　臨床研究を楽しもう

　みなさんは『Dr. STONE』をご存じだろうか？
　アニメ化を果たしているし，国立科学博物館とコラボもしていたのでご存じの方も多いかもしれない．知らない方のために『Dr. STONE』を一言で説明するとすれば，「冒険×科学」がテーマの少年漫画といえばイメージをつかんでもらえるかもしれない．少年ジャンプの王道が「友情×努力×勝利」なのだから，邪道も邪道である．同じく少年ジャンプで連載された『バクマン。』のシュージンがこのテーマを知ったら，その邪道っぷりに唸ったことだろう．
　さて，前置きが長くなってしまったが，『Dr. STONE』では「科学は紡がれ未来に継ぐもの」というメッセージが随所に散りばめられている．主人公の父である百夜が，科学の発展のために触媒となる希少金属のプラチナを長年かけて採集し，後世に残すエピソードが好例だろう．
　臨床研究の成果を後世に残す科学論文では，2世紀以上にわたり脚注引用の形式が受け継がれている．この脚注引用こそ「継ぐこと」に他ならない．先行研究を知って学び，研究立案に活かし，データを集め，科学論文として後世に遺す．想像してほしい，「紡がれ未来に継ぐもの」として自らの足跡が残ることを．興奮しない方はいないだろう．みなさんにも『Dr. STONE』と本書を熟読していただき，臨床研究を楽しんでいただければと思う．

（井上　建）

4部 子どものこころ診療センターで行っている治療プログラム

6 院内学級
—病院のなかのたまり場—

対象 起立性調節障害(OD)／概日リズム睡眠・覚醒障害群(CRSWD)／不登校

1 院内学級とは
a. 構造
　当センターでは，院内学級を心理士が運営する集団のレクリエーションプログラムとして行っている．通常の院内学級は学校教育法第81条で「疾病により療養中の児童及び生徒に対して，特別支援学級を設け，又は教員を派遣して，教育を行う」という規定に基づき設置・運営される．そのなかで教育・保育・家庭・医療・ソーシャルスキル・カウンセリングなど様々な要素があるが[1]，当センターにおいては「不安やストレスを受容あるいは解消」と「社会適応を援助する枠組み作り」というニーズから始まり，20年以上にわたって運営している．

　構造は5～10名ほどの小集団で，週3日，午前中の2時間で行う．前半1時間は自習時間にあてられ，机を1つの島にして取り囲む形で各自が座り，好きなこと（勉強，塗り絵，折り紙，読書，手芸など）をして過ごす．後半1時間は集団の時間として，用意した遊び道具のなかから全員の挙手制で選ばれ，皆で遊ぶ．遊び道具にはトランプやUNOなどのカードゲームやボードゲームが含まれる．飲食，電子機器の使用，自傷・他害は禁止である．

　スタッフである心理士はファシリテーターとして，ルールの確認や流れの調節を行いながら，参与観察をしてサポートしていく．言語表現，集中力，意欲，協調性，意思決定力などをアセスメントするが，なるべく子ども自身や子ども間での解決を目指すようにかかわる．シンプルな構造であるため参加内容よりも参加行為と集団の場にとどまることが目的とされる．

b. 参加者の背景
　多くの参加者は中学生であり，発達段階でいうと前青年期・青年期前期にあたる．家族から離れて同性同年代の仲間がよりどころとなり，自立という発達課題に向き合い始める時期である[2]．不登校児は発達課題に向き合う機会が損なわれやすく，入院患者は一時的にその機会を失うことになる．外来と入院参加者について，症例とともに紹介する．

2 外来の参加者について
　外来参加者は，起立性調節障害(OD)，概日リズム睡眠・覚醒障害群(CRSWD)や注意欠如多動症(ADHD)，自閉スペクトラム症(ASD)などの神経発達症を背景とした不登校の子どもである．学校への抵抗感が強く，適応指導教室や放課後等デイサービスなど

269

地域の機関にもつながれず，家庭以外の居場所がないケースがある．そのなかでも病院には抵抗なく足を運ぶことができ，唯一の社会的な接点として機能していることがある．そういった背景から，一定間隔での外出機会として，あるいは同年代と接する機会を目的として参加に至る．継続的な参加のなかで，人とかかわる気持ちの変化や精神的成長とともに，学校・地域機関との連携について模索する．数か月で復学や次の居場所に移ることもあれば，1～2年ほどを要するケースもある．

a. 症例呈示①：「気持ちを共有しあえる他児と出会い，自信を取り戻したAさん」

■症例：Aさん（14歳・中学3年生・男子）
■診断：OD
■主訴：起床困難，不登校
■経過：中学1年生の夏から起床時の気持ち悪さを訴えるようになり，欠席が増え，友人関係も希薄になっていた．学校での役割も任されなくなり，周囲から信用されていないと感じたAさんは，学校復帰に後ろ向きになり，挑戦する気持ちも減少した．
　　　中学2年生の冬に，生活リズムの乱れを改善するために入院して，院内学級にも参加した．退院後は生活リズムと症状が改善していったが，学校や学校を想起させる機関への参加は難しかった．
　　　中学3年生の春，居場所探しに迷っていたAさんは，入院中に参加した院内学級で同じ悩みをもつ人との出会いを思い出し，外来での参加を希望した．参加し始めると，気持ちを共有し合えることが嬉しいと語った．慣れていくと，新しい参加者に積極的に話しかけ，輪に入りやすいようにする思いやりをみせ，スタッフからも頼られる存在となった．そして夏には高校進学を目標とし，学校の自習室にも足を運ぶ決意を示している．

b. 症例呈示②：「居場所をみつけ，自己理解が進んだBさん」

■症例：Bさん（13歳・中学2年生・女子）
■診断：ASD，ADHD
■主訴：気分の落ち込み，不登校
■経過：幼少期から，注意を受けるとすべてを否定されたと感じやすく，集団生活の適応が難しかった．
　　　小学5年生の冬に体調不良や気分の落ち込みがみられ，不登校となり地域機関を勧められた．しかし「普通の子は通わない」という認識で人とかかわらない状態が続いた．主治医より，対人コミュニケーションを経験する場として院内学級参加を提案すると「やってみる」といった．
　　　初めての参加時は緊張していたが，終了後には同じ境遇の子がいることへの嬉しさや，自分を受け入れてくれる安心感を語った．一方で自身の意見を押し通そうとする，思ったことを口に出し注意される場面もあった．ゲームの最中に他児から注意されると不満な様子をみせることもあったが，少しずつ受け入れて素直にきくようになっていった．半年間ほど参加すると，他児の意見をくみ取って代弁し，進行の手助けをするようになった．
　　　中学3年生になった頃，Bさんはフリースクールへの挑戦を選んだ．きっかけをきくと参加者の1人が安心して地域機関に通っていることを知ってから自分の居場所を考えるようになったという．院内学級に参加して，居場所を

みつける大切さを学び，自ら環境に働きかける成長をみせたと考えられる．

❸ 入院の参加者について

　主に再栄養療法で入院する摂食症の子ども，睡眠・生活リズムを調節するプログラム（「元気☆生活プログラム」）の子ども等を対象としている．外来の参加者と同じく，集団参加を経験する役割をもつ．

　摂食症の子どもは，傷つく怖れを感じやすく同年代とのかかわりは受動的になりやすい．低栄養状態から回復していくと，多くがかかわりたい気持ちが出てくる．院内学級ではその変化を支え，ピアサポートによる成長を支えることによって，集団という経験を通して退院後の現実場面について考え向き合うことにもなる．よって，入院の院内学級は病院と現実社会の橋渡しをする中間的な空間としての役割をもつといえる[3]．

a. 症例呈示③：「周囲との交流で自分らしさを取り戻したCさん」

- ■**症例**：Cさん（12歳・中学1年生・女子）
- ■**診断**：神経性やせ症（AN）
- ■**主訴**：食物摂取困難，対人交流の苦手さ
- ■**経過**：制限型で再栄養と体重増加を目的に入院した．当初は落ち込みから涙を流す姿が多くみられたが，体重増加とともに落ち着きおだやかに過ごせる時間が増えた．しかし，同じ病室の子とのかかわりはほとんどなく，勉強や折り紙などをして1人で過ごしていた．ほどなくして，退院のステップとして院内学級に参加した．

　　初回は，緊張した面持ちでうつむき，スタッフからの声がけにもこわばった表情をみせていた．自習の時間は勉強に取り組み始めたものの，周囲や時計を頻繁にみて集中しきれない様子であった．しかし，集団の時間では，ゲームでペアになった子から話しかけられると安心したような笑顔がみられ，ペアにリードしてもらいながら取り組むことができた．その後数回の参加では，他児からの働きかけや判断を待つ様子がみられたが，回数を重ねるにつれ自発的に話しかけ輪に入ろうと試みるようになった．感情表出も豊かになっていき，ゲーム場面では複雑な戦略を立てて駆け引きを楽しむ姿もみられるようになった．

　　院内学級の参加をきっかけに，病室でも他児とおしゃべりを楽しむなど周囲とかかわる機会が増え，気持ちを共有する友人もできたようだった．その後，体重は回復して退院となり，中学校に復帰することができた．

◎おわりに

　子どもには自立や社会参加に向けた場が求められる．治療や活動を通じて，自己肯定感やコミュニケーション能力の向上，他者とのかかわり方の学習など，院内学級が提供する機会は大きな意味をもっている．変化・成長できる機会を提供するということも1つの援助だと思われる．

文献

1) 谷口明子：病院内学級における教育実践の特徴－質的研究法による実践の特徴カテゴリーの抽出－．教心理研 2005；53：427-438
2) ハリー・S・サリヴァン(著)，中井久夫 他(訳)：精神医学は対人関係論である．みすず書房，1990
3) 青木省三：思春期の心の臨床 新訂増補版 面接の基本とすすめ方．金剛出版，2011

（岩波純平，村山美優，渕上真裕美）

研修医ノート No.3　夢

　この道に進みたいと思ったのは，思春期に自分なりに大変な出来事があり約10年悩み，振り返ると，しんどかったなあ，誰かに相談できていたらよかったのかなあ，よし自分がそういう誰かになるぞという理由からだった．執筆時，子どもの発達やこころの診療を始めて1年というところだが，その誰かになる第一歩がやっと踏み出せたかなと思う．今後も知識・経験ともに身に付け，まずは子どものこころ専門医取得を目指し，精進していく所存である．と，ここまで書いたところで，そもそもなぜ相談できなかったのかとふと考えた．親も友人も「大丈夫？」「どうしたの？」と聞いてくれていたのだから，もしかしたら，できなかったのではなく相談したくなかったのかもしれない．当時辛いときは，よく祖父母宅に逃げ込んでいた．祖父母は大体昼間は不在なので勝手に家に入ってゴロゴロしていたが，祖父母は帰ってきても私が来たことを喜んでくれるだけで，それ以上は何も聞いてこなかった．当時の私にとってはそれが一番ありがたかった．そこが私の居場所になったのだと思う．ということで夢を修正したい．子どもたちが困ったとき，ふとそこにいる誰かであったり，または居場所の一部であったり，そういうものになれますように．

（大森希望）

7 わかばプログラム
—子どもと一緒にのびのびプログラム—

対象 乳幼児の精神運動発達遅滞／知的発達症(IDD)／摂食症

　わかばプログラムとは，当センター初のリハビリテーション入院プログラムである．このプログラムでは小児科医，看護師，公認心理師(心理士)，理学療法士(PT)，作業療法士(OT)，言語聴覚士(ST)，管理栄養士が多職種協働し短期集中型の早期療育を行っている．

1 治療プログラムの概説
a. 目的
　わかばプログラムの目的はホームリハビリテーションの確立である．本プログラムでは「発達は日々の生活のなかで育まれる」という理念に基づき，家族が子どもの発達水準にあわせたかかわり方を理解すること，家庭で行える療育を習得すること，を目指している．さらに，家族が療育者になることで疲弊しないように「楽しく，安心して，家庭で，続けられる療育」を心がけている．

b. 対象
　発達遅滞を認める0〜3歳未満を中心とした乳幼児，および，入院中毎日病院に通い子どものリハビリに同行可能な家族を対象とする．

2 治療・介入の内容
a. 期間
　期間は2週間(15日間)である．家族は毎日9時半〜17時まで病院に滞在しプログラムに参加する．

b. 入院の流れ
1) アセスメント外来(入院前)
　外来主治医は適応と考えられた子どもに対して外来リハビリを処方する．リハビリ3職種(PT，OT，ST)が初回面接を行い，子どもの発達や家族の様子などを聴取し，入院プログラムの目的を家族と相談する．最終的に入院適応と入院目標を多職種で協議して決定する．

2) 入院日〜入院5日目
　入院5日目まではリハスタッフによる評価と子どもと家族が病院生活に慣れる期間としている．日曜日は基本的にはリハビリは行わず，家族との自主トレーニングおよび休息日としている．

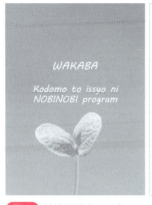 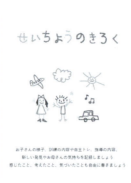 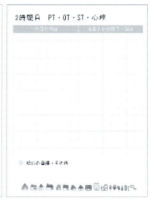

図1 WAKABA ノート

3）入院6日目〜入院14日目
　PT，OT，STの訓練が毎日行われる．心理士は週1回，家族と発達相談を行う．摂食訓練を行う場合は管理栄養士が栄養指導を実施する．退院後も振り返りができるように入院中から「WAKABAノート」（リハノート）（図1）を作成し，家族と情報共有する．

3 症例呈示（実際の複数のケースを基にした模擬症例）
- **症例**：Aさん（1歳8か月，男子）
- **診断**：自閉スペクトラム症（ASD），摂食症
- **主訴**：体重増加不良
- **家族のニーズ**：口から食べられるようになってほしい
- **病歴**：1歳6か月児健診で体重増加不良を指摘され，当センターの小児科外来を受診．体重は−2.5 SD，直接母乳以外に経口摂取できるものは決まったヨーグルトのみだった．粗大運動，言語発達は年齢相応だが感覚過敏，摂食の問題を認め，母はわかばプログラムを希望した．
- **外来**：母子の様子では，Aさんは警戒心が強く共同注視に乏しいものの徐々にセラピストがみせる絵本やおもちゃで遊ぶことができた．一方で母からAさんへの働きかけはほとんどなかった．発達に目立った遅れや偏りは認めない一方で経験不足が目立った．生活環境の聴取では，頻回授乳のため外で遊ぶ機会がほぼないこと，父は多忙のため普段は母子2人で過ごしていることが語られた．母は摂食以外の心配は少なく，今までの各相談機関の対応に不満を抱えていた．そのため入院プログラムで食べられるようになることを強く期待していた．
- **入院**：［目標設定］経口摂取可否の評価と経管栄養導入も念頭においた経口摂取の進め方を家族に指導すること，と設定して家族にも共有した．
　　　　　［実際］STは嚥下機能の問題よりも発達特性およびアタッチメント形成に課題があると考え，摂食に関連する感覚特性や反応を評価しながら食事環境や食事場面でのかかわり方を家族に指導した．OTは感覚特性にあわせた遊び方を母

子相互関係のなかで広げていけるようにかかわった．PTはからだを動かして遊ぶという経験が少ない母子に対して，楽しくからだを動かし活動性を高めることで食欲を上げていくことを目標とした．心理士は不安の高い母の心理的サポートを行い，入院中の母の不満や不安を多職種と共有した．

本症例では母に対して入院目標への理解を深めるアプローチが特に重要だった．母はAさんが口から食べられるための方法の習得を希望していたが，大切なのはAさんが食べないことの背景を多職種でアセスメントし，今後家庭でどのようにかかわっていけばよいかを一緒に考えていくことであることを繰り返し伝えた．

■経過：本症例はその後経管栄養が導入され，入院中の様子から子どものASD特性とアタッチメント形成の課題が明らかになった．退院後も小児科医の診察，OT・ST，心理士による発達相談は継続し，地域の療育を介入した．

4 わかばプログラムの意義

本プログラムの強みは多職種で多面的かつ統合的な療育を提供できることである．発達遅滞児に対して週3～5回の集中的リハビリテーションを行うことは，週1～2回の従来型リハビリテーションよりも粗大運動機能をより向上させることが示されているが[1]，わかばプログラムは子どもの発達促進効果のみならず，対人的相互反応の向上や家族の育児不安軽減も得られる可能性があると考えている．

文献：

1) Lee KH, et al.: Efficacy of Intensive Neurodevelopmental Treatment for Children With Developmental Delay, With or Without Cerebral Palsy. Ann Rehabil Med 2017; 41: 90-96

（尾上ふみ）

4部 子どものこころ診療センターで行っている治療プログラム

8 神経発達症の子どもへのグループ音楽療法

対象　知的発達症(IDD)／脳性麻痺／Down 症候群

1 音楽療法とは

　音楽療法は，音楽を用いて対象者の課題や困難に対応し，対象者の幸せに寄与できるように取り組む方法の1つである．

　対象は赤ちゃんから高齢者まで大変幅広い．たとえば，子どもでは神経発達症，知的発達症(IDD)，脳性麻痺，Down 症候群など，成人では認知症，うつ病，統合失調症，Parkinson 病などがあげられる．このほかにも実に多くの対象に実施されている．

2 神経発達症の子どもへの音楽療法

　日本における神経発達症の子どもへの音楽療法は，医療機関での実践はまだ多くないが，療育施設，特別支援学校／学級，放課後等デイサービス，発達支援センター等で広く実施されている．

　言語の理解や表出が乏しい子どもでも，音楽を通してコミュニケーションを図ることができる．着席していることが難しく一方的なかかわりにとどまる子どもでも，音楽や楽器を用いることで行動のコントロールや他者との相互的なやり取りを促進することができる．子どもにとって現段階では「苦手」なことも，音楽や楽器によって雰囲気や動機づけを高めたり，音や楽器の性質・構造を利用した「思わずやってしまう」活動によって，子どもが自ら取り組んで成長していくシステムを提供できる．これが音楽療法の大きな強みである．

3 当センターの音楽療法

　2007年に子どもの発達やコミュニケーション・スキルの促進を目的として開始した．神経発達症，IDD，染色体に関する疾患のある子どもなどが中心で，年齢はおおよそ2～18歳である．対象の子どもにあわせて個人～10名程度で実施している．頻度や期間は対象の子どもの目的等によって異なる．

a. 音楽療法のスタッフ

　日本音楽療法学会の認定資格をもつ音楽療法士3～5名が担当する．公認心理師，医師等が同席することも多い．必要に応じてその都度，多職種と連絡を取り連携して実施する．

b. よく使用する楽器

　図1によく使用する楽器の1例を示す．

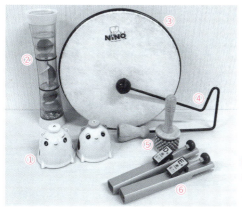

図1 よく使用する楽器の1例
①デスクベル，②レインスティック，③ハンドドラム，④ビブラスラップ，⑤カバサ，⑥トーンチャイム

c. 活動の流れ

音楽活動を30～50分，養育者へのフィードバックを10分程度行う．楽器活動，おままごとやパズルを使った活動，歌唱，親子で行う活動，音楽を用いたゲームのような活動など，目的にあわせて多様なプログラムを組み合わせて実施する（曲は既成曲を用いることもあれば，音楽療法士が作曲することもある）．

d. 活動の1例

音楽療法士は使用曲の音にあうデスクベル（図1-①）を2つ持ち，音楽にあわせて歌いながら移動する（音楽とそれに伴う音楽療法士の移動速度は，子どもによって調整し活動のなかでも変化をつける）．子ども1名と養育者1名（あるいは子ども同士）が手をつなぎ，デスクベルを追いかける．音楽にあわせて音楽療法士が止まりデスクベルを差し出したら，子どもたちも止まり，2人でタイミングをあわせて鳴らす（上部にあるボタンを手の平などで押すと音が鳴る）．この活動では，注視・追視，追いかける，止まる，スタートする，力をコントロールする，速度を調整する，他者と歩調をあわせる，他者とタイミングをあわせる，などの行動を，楽しみながら促進することができる．

e. 皆がJubilant（ジュバラント）な人生であることを願って

当センターで音楽療法を開始するにあたり立ち上げた研究会の名称は「Jubilant（ジュバラント）」である．「Jubilant」という英単語は，「幸せに満ち溢れた」などの意味をもつ．対象の子どもや家族，子どもにかかわる様々な人たちが幸せに満ち溢れた人生であるように，音楽療法がその一助になれたら，という思いのもと取り組んでいる．本当に子どもや家族の幸せに寄与できているのか，広い視野で，長期的な視点を忘れず，しなやかな熱意にユーモアを携えて，真摯に歩みを続けていきたい．

参考文献

- 作田亮一（監修），二俣　泉，他（著）：音楽で育てよう 子どものコミュニケーション・スキル．春秋社，2011
- 宮本啓子，他（編著）：音楽療法を知る－その理論と技法－．杏林書院，2014

（鈴木涼子）

9 言語療法で行うメタ認知トレーニング

対象 摂食症，不登校，限局性学習症

当センターでは「自分の考えを考えること」をターゲットとして，言語聴覚士(ST)がメタ認知トレーニングを実施している．

1 メタ認知とは

メタ認知とは自らの認知を客観的に捉えることである[1]．自分の考えに気づき(モニタリング)，自分の考えを修正したりコントロールしたりすることをメタ認知的活動という[2]．たとえば，「悪いことばかり気にしているから，良いところを探すようにしよう」と考えることはメタ認知的活動の1つである．メタ認知的活動を支えているのが，メタ認知的知識である[3]．メタ認知的知識とは，自分の考え方のくせに関する知識で，先の例でいえば「私はネガティブに考えやすいくせがある」と知っていることを指す．

2 メタ認知トレーニング

メタ認知を働かせるためには自分の考えを言語化する必要がある．しかし，「自分の考え方を教えて」といっても，簡単にことばにできる子どもは多くない．そもそもメタ認知は前頭葉の発達に伴って成熟していく機能で，10歳以上でなければ難しいといわれている[2]．そこで，トレーニングのなかでプリント課題やゲームなどを通して自分のやり方(行動)を言語化し，そこから自分の考え方(メタ認知)に気づけるように，STから働きかける．課題に制限はないが，容易に取り組むことができ，子どもが楽しめる教材がお勧めである．参考までに当センターで使用している教材を**表1**[4,5]に示す．

3 当センターで行っているメタ認知トレーニングプログラム

言語療法で行っているメタ認知トレーニングでは，認知機能のトレーニング前評価としてDN-CAS認知評価システム，Rey複雑図形検査，ウィスコンシンカード分類検査を実施している．DN-CASでは高次脳機能全般，Rey複雑図形検査でcentral coherence(細部と全体のどちらに注目するタイプか)や視覚的短期記憶について，ウィスコンシンカード分類検査ではset-shifting機能(注意の切り替え)を把握することができ，できるだけ子どもが苦手な課題ばかりになって嫌にならないように工夫している．課題の実施後，STは「どのように考えてやったか」「どのように考えるとうまくいくか」「ほかの方法を考えてみよう」「ほかのやり方でやってみよう」などと自分の考え方につながるような問いかけをしながら，"自分の考え方のくせ"をみつけていく支援を行っていく．最初は言語化することが難しいが，STは子どものやり方を観察し，そのときの

表1 当センターで使用している教材

元気☆生活プログラム	カラフルプログラム
・コグトレみる・きく・想像するための認知強化トレーニング[4] ・見るだけで勝手に記憶力がよくなるドリル[5]	・Think Fun® のゲーム 　Hoppers®，Rush Hour®，Chess® ・マッチ棒パズル®（アイアップ社） ・もじぴったん™（メガハウス社）

視線の動き方や手の動かし方や表情なども含めて，子どもの思考を推測しフィードバックを行っていく．このプロセスを繰り返していくことで，徐々に子ども自らが自分の考え方に気がつきメタ認知を促進することが可能となる．

a. 元気☆生活プログラム

当センターで行っている短期入院プログラム（4部3；256p）で，プログラムの一環として ST による認知トレーニングを約 6〜8 回実施している．対象は不登校のため学習機会が少ないことも多い．そこでメタ認知トレーニングでは，注意課題と記憶課題を中心としたプリントを使用し，より学習に近い課題の選択を行っている．

b. カラフルプログラム

神経性やせ症（AN）に対する認知トレーニングプログラムである．AN の子どもは，より細部に着目し柔軟性に乏しい認知特性があることが知られている[6]．このような認知特性の変化を目的とした治療方法に Dahlgren らが開発した認知機能改善療法（CRT）[7]がある．CRT は「考えることを考える」ための課題がいくつも提示されており，当センターではそのマニュアルをもとに「カラフルプログラム」と称しメタ認知的気づきを促すトレーニングを行っている．主にゲームと紙と鉛筆を使った課題を行っている．上手にできることではなく，自分の考え方に注目することが目的であることを強調して実施している．

c. その他

外来でも学習困難感のある子どもに対しても同様な認知トレーニングを行うことがある．メタ認知トレーニングは，疾患や治療形態にとらわれることなく，課題内容も疾患特性や年齢にあわせて柔軟に変えて実施できるため，汎用性が高く日常生活にも取り入れやすいトレーニングである．

文献

1) 三宮真智子：誤解の心理学；コミュニケーションのメタ認知．ナカニシヤ出版，2017；141
2) 今井正司：適応的なメタ認知を育む支援．LD, ADHD & ASD 2022; 10: 52-53
3) Flavell JH: Metacognition and Cognitive Monitoring A New Area of Cognitive-Developmental Inquiry. American Psychologist 1979; 34: 907-908
4) 宮口幸治：コグトレ　みる・きく・想像するための認知機能強化トレーニング．三輪書店，2015
5) 池田義博：見るだけで勝手に記憶力がよくなるドリル．サンマーク出版，2019
6) 三村　悠：摂食障害と神経心理学的所見．神心理 2019；35：208
7) Dahlgren CL, et al.: The Cognitive Remediation Therapy（CRT）Resource Pack for Children and Adolescents with Feeding and Eating Disorders. 2nd en, Oslo University Hospital, Oslo, Norway; 2015

〈尾上ふみ〉

10 トラウマへの心理治療

対象 心的外傷後ストレス症(PTSD)

　トラウマとはどのような体験を指すだろうか．それは個人の主観的な体験であるが，広義には"心に傷を残す体験"であり，長期的に心身に不調をきたすものと捉えられる．震災や事故など非日常的な体験から，虐待など日常的に繰り返される体験まで広く存在するが，なかでも体験の内容と体験後に現れた症状が一定の基準に当てはまる場合，心的外傷後ストレス症(PTSD)や複雑性 PTSD として診断される．当センターの外来では，虐待やマルトリートメント，性被害，いじめなどのエピソードを契機として様々な症状が現れ受診につながるケースに多く出会う．本項では，それらのケースへの理解と治療の概要について述べる．

1 トラウマがもたらすこと

　DSM-5-TR では，PTSD の主要症状として 4 つがあげられている．トラウマ体験時の記憶や感情・身体反応がぶり返す「侵入症状」，トラウマに関連するものを思い出したり考えたりすることを避ける「回避」，過度に否定的な信念や陰性感情が続く「認知・気分の陰性変化」，過度な警戒心や易刺激性が続く「過覚醒」である．抗うことができない絶対的な無力感を感じる体験は子どものこころに大きなダメージを与え，様々な調節障害を引き起こす．

2 アセスメントと治療選択

a. トラウマの評価

　介入に先立って，現在の症状や重症度について評価することは重要である．国際的に広く汎用されている質問紙としては，DSM-5 版 UCLA 心的外傷後ストレス障害インデックス[1]がある．養育者用・児童青年期用および 6 歳以下の子ども用が出版されており，トラウマ歴や PTSD 症状について把握することができる．トラウマの影響を経時的に評価する場合には，改訂出来事インパクト尺度(IES-R)[2]などを用いる．

b. 治療の選択肢

　子どものトラウマのエビデンスを有する治療法として，トラウマ・フォーカスト認知行動療法(TF-CBT)[3]がある．これは，トラウマに関する心理教育を始め，段階的な曝露とともにトラウマ体験の語りとそれにまつわる認知の再構成を通して体験を捉え直し，人生に統合していくアプローチである．

　そのほかの心理治療としては，遊びを用いるプレイセラピーや支持的精神療法があり，より侵襲性の低い治療として選択されることもある．症状が強く心理療法の導入が

困難な場合には，薬物療法を併用し生活や行動が落ち着くよう調整していくことが必要な場合もあるだろう．

❸ 回復に向けて
a. TF-CBT介入のステップ
　TF-CBTでは，心理教育，リラクセーション，感情表現と調節，認知コーピング，トラウマナラティブと再処理，実生活内のリマインダーの統制，親子合同セッション，将来の安全と発達の強化という各プロトコルに沿って治療を進めていく．

　心理教育は，治療の第一ステップであるだけでなく，重要な要素となる．トラウマやその影響について知ることを指し，必要に応じて何度でも実施する．現在の反応が，異常な体験をした後に生じる正常な反応であることを理解できるだけでも落ち着きを取り戻せることは多いように思う．リラクセーションは呼吸法やマインドフルネス，あるいは本人の好きなものまで幅広く考えることができる．それらは，不快な感覚や感情などに飲み込まれず自分自身をコントロールできるという安全の基盤となっていく．治療の中盤では，自分の感情や認知に気づいて日常生活場面で適切に調整できるようになることを学ぶ．トラウマナラティブでは，トラウマ体験を物語や絵本などの形にしながら，前半で学んだスキルを用いてトラウマにまつわる強い感情や非機能的認知を処理する．その後，実生活内における不安や回避がある場合，それらを階層化し段階的に克服する．最終的には，将来に向けての希望や安全感を高められるようサポートしていく．

b. 環境調整と養育者への支援
　トラウマ治療を進めるうえで，子どもが安全に生活できる環境を整えていくことは必要不可欠である．これは，TF-CBTのようなトラウマに特化した治療でなくとも行うことができる．子どもにとって危険や脅威となるものを取り除くことはもちろんであるが，日々の生活を予測可能で見通しがもてるものにすることで，安心感は増すだろう．また，養育者が子どもの症状に振り回されず一貫性のある対応を心がけることも，再トラウマ化を防ぎ，回復に向かうことを後押しする．そのため支援者は，心理教育やペアレンティングを通して，養育者が子どもの感情や行動を正しく理解し必要な対応ができるよう支えていくことが求められる．

◎おわりに
　トラウマについて正しく理解し適切な治療を行うことは，子どもの長期的な発達に与えるリスクを最小限にしていくうえで重要である．また，治療を通して子どもたちが自らの体験の先に新しい希望を見出し，自分の人生を力強く歩いていくことができるよう願っている．

📖 文献
1) 亀岡智美, 他(著編)：子どものトラウマとPTSDの治療. 誠信書房, 2021
2) Asukai N, et al.: Reliability and validity of the Japanese-language version of the impact of event scale-revised (IES-R-J): four studies of different traumatic events. J Nerv Ment Dis 2002; 190: 175-182
3) ジュディス・A・コーエン, 他(著), 白川美也子, 他(監訳)：子どものトラウマと悲嘆の治療　トラウマフォーカスト認知行動療法マニュアル. 金剛出版, 2014

〈小木曽　梓，水島　栄〉

4部 子どものこころ診療センターで行っている治療プログラム

11 子どもの認知行動療法

対象 不安／抑うつ／強迫症(OCD)／摂食症／心的外傷後ストレス症(PTSD)

1 認知行動療法について

　認知行動療法(CBT)は心理療法の1つであり，子どもとセラピストが協働で，問題に対する新しい考え方や行動を学び，実践するアプローチである．子どもが学んだことを活かして自身の専門家になり，日常の問題に対処できるようになることが目標である．セラピストは理論に基づいて症状や問題のメカニズムについて仮説を立て〔ケースフォーミュレーション(⚙3部B-5；148p)〕，介入を行う[1]．

　当センターでは，子どもの不安・抑うつなどの症状，強迫症(OCD)・摂食症・心的外傷後ストレス障害(PTSD)などの疾患，家族間の対人関係などについての面接依頼が心理士にあったとき，症例に応じてCBTを選択している．文脈や機能に焦点を当てた臨床行動分析，トラウマに焦点を当てたトラウマ・フォーカスト認知行動療法(TF-CBT)，摂食症に対する認知行動療法(CBT-E)など様々なCBTアプローチがあるが，技法としてのセルフモニタリング，心理教育，シェイピング，エクスポージャー，行動活性化，問題解決法，認知再構成法，マインドフルネスなどは成人と同様に用いられることが多い．一方で子どもの治療として求められる視点があり，本項ではそれらを紹介する．

2 家庭，学校，環境との相互作用で社会的文脈をより考慮すること

　子ども自身が困って来談することより，子どもの心理的な辛さにより学校や家庭などの生活に問題が生じ，支援が開始されることが多い．子どもの意志でCBTを始めることは少なく，そもそも困難を認識していない，援助を受けることに葛藤やスティグマを抱えていることがある．早計な導入でCBTそのものがプレッシャーにならないような姿勢が求められ，子どもにとっての目標に向けた治療同盟が不可欠である．セラピストは，温かく受け入れる雰囲気を作りながら，積極的に傾聴し，楽観的でありつつ希望を与え，子どもの内に秘められた動機と自信を引き出す姿勢で取り組む．

　また，子どもの問題は，家族や学校といった環境と相互に影響し合うなかで悪循環が形成されており，その維持要因の把握と対応が必須である．どのような場面で，どのような問題が生じ，結果としてどうなったか，養育者や教員などから情報を収集し整理する．それらを行動療法の理論である機能分析を用いると，環境の刺激─行動の反応連鎖として捉え，環境／本人要因を切り分けてアプローチ方法を検討しやすくなる．そのなかで最もアプローチしやすい維持要因に対して働きかける適切な介入方法を検討する[2]．

❸ 子どもの能力に応じて働きかけを工夫すること

効果的な CBT を行うため，発達段階，言語能力，表現力，集中力にあわせた調節を行う．子どもは言語理解や自己表現において成長途中であるため，なるべくシンプルでわかりやすいことばやエピソードを用いる．近年では子ども向け CBT ワークブックが多く発刊されており参考になる．たとえば，「Unified Protocol for transdiagnostic treatment for emotional disorders in Children and Adolescents」[3]は不安と抑うつといった感情障害を対象とした統一プロトコルで，子どもの問題を幅広く取り扱えるよう設計されている．セッションごとに内容と目的が定められており，一緒にワークブックを読みながら，子どもの体験にあわせた説明を交えて，「この本にはこう書いてあるけど，当てはまるところはある？」と聞きながら進められる．

また，創造性あるアプローチでモチベーションを高めることも有効である[4]．たとえば，子どもの流行である漫画，イラスト，メタファー，遊び，ゲーム，音楽，アニメなどである．「鬼滅の刃」が流行ったときには，「○○の呼吸」と名づけてその子ならではのリラクセーションスキルとして取り入れたことがある．好きなキャラクターがいれば，その人ならこの出来事をどう考え，感じるだろうか，どんなサポートしてくれるだろうかと子どもに考えてもらったこともある．

❹ 親をサポーターあるいは協働のセラピストとして招き入れること

CBT を始める際，「考え方が変われば学校に行ける」「問題行動を子ども自身が変えればよい」など，子どもが周囲の期待を背負っているときがある．また，子どもは不安を 1 人で抱えるのが難しく，安心を求めて親を巻き込んだ行動をみせることがあり，問題をめぐる親子関係がテーマとなるときもある．それぞれが今おかれている状況，気持ち，考え，目標を話し合って課題解決への障壁を少なくすることが大切で，どの困り感をターゲットとすべきかアセスメントすることが必要である．

CBT セラピストは親の積極的な関与と支援する役割を求める．学んだことを生活に当てはめ，初めて CBT が力を発揮するためである．様々な心配や困難に悩みを，避けるのではなく親子が一緒に解決していく体制を作り，悪循環から抜け出すためのきっかけを家族につかんでもらえるよう支援し続けていきたい．

文献

1) ジャクリーン・B・パーソンズ(著)，坂野雄二，他(監訳)：認知行動療法ケース・フォーミュレーション．金剛出版，2021
2) 下山晴彦：子どもに対する認知行動療法．精神療法 2020；7(増刊)：176-182
3) ジル・エレンリッチ-メイ(著)，藤里紘子，(監訳)：10 代のための感情を味方につけるプログラム ワークブック．福村出版，2021
4) スターリング・ムーリー，他(著)，鈴木伸一(監訳)：認知行動療法における治療関係．北大路書房，2020

（岩波純平，黒岩千枝）

12 グループによるペアレント・トレーニング

対象 神経発達症／不登校など

　当センターでは，ペアレント・トレーニング（3部 A-10；131p）で記載した「基本的なプラットホーム」をもとに，コア・エレメントを軸にした外来患者を対象としたグループによるペアレント・トレーニングを実施している．

1 介入方法と対象者

　月に1度，半年間を1クールとし，6セッションを行う．実施時間は，60～90分とし，3～5人のグループである．対象疾患は限定せず，子どもとかかわるなかでストレスや不安，焦りを感じ，また子どもの行動に対してかかわり方を知りたい，よりよい接し方を知りたいという養育者を対象にしている．

2 介入内容

　コア・エレメントを軸に各セッションを実施している．参加者にとって時間をかけて学ぶべき事柄については，十分な時間を確保している．表1に各セッション内容を示した．

表1 各セッション内容

セッション1	心理教育（子どもの特性理解）+行動に注目，3つのタイプ分け
セッション2	子どもの行動を理解する（ABC分析）part1
セッション3	子どもの行動を理解する（ABC分析）part2
セッション4	子どものよいところ探し+環境調整
セッション5	親子スペシャルタイム+不適切な行動への対応+環境調整
セッション6	子どもが達成しやすい指示の出し方+まとめ

◎おわりに

　当センターにおけるペアレント・トレーニングについて紹介した．少人数のグループで行うペアレント・トレーニングは子育てに不安や焦りを抱える参加者にとって，かかわり方についての知識を得られることに加えて，同志と出会い悩みを共有しこころを支える居場所になっていると考えている．

（黒岩千枝）

付録

本書内で取りあげている記録表，日誌など，「獨協医科大学埼玉医療センター子どものこころ診療センター」で使用している下記資料を公開しています．
QR コードより閲覧可能です．

①摂食障害の行動表

②元気☆生活プログラムの表

③生活記録表

④起立性調節障害日誌

⑤初診時問診票

⑥ゲームと動画について考えてみよう

⑦ ARFID のためのステップ表

⑧食行動日誌

⑨低 FODMAP

⑩偏食こころがけ

略語一覧

略語	欧文	和文
ACTH	adrenocorticotropic hormone	副腎皮質刺激ホルモン
ADHD	attention-deficit / hyperactivity disorder	注意欠如多動症
ADHD-RS	ADHD-Rating Scale	ADHD 評価スケール
ADI-R	Autism Diagnostic Interview-Revised	自閉症診断面接尺度改定版
ADOS-2	Autism Diagnostic Observation Schedule-Second Edition	自閉症診断観察尺度第 2 版
AN	anorexia nervosa	神経性やせ症
ANBP	anorexia nervosa binge-purge	神経性やせ症むちゃ食い・排出型
ANR	anorexia nervosa restricting type	神経性やせ症摂食制限型
AQ	autism-spectrum quotient	自閉症スペクトラム指数
ARFID	avoidant/restrictive food intake disorder	回避・制限性食物摂取症
ASD	autism spectrum disorder	自閉スペクトラム症
AWMI	auditory working memory index	聴覚ワーキングメモリー指標
BED	binge-eating disorder	むちゃ食い症
BLT	bright light therapy	高照度光照射療法
BN	bulimia nervosa	神経性過食症
CA	chronological age	生活年齢
CAP-G	Comprehensive Treatment Program for Gaming Disorder	ゲーム障害に対する包括的治療プログラム
CARE	Child-Adult Relationship Enhancement	子どもと大人の絆を深めるプログラム
CARS2	Childhood Autistic Rating Scale Second Edition	小児自閉症評定尺度第 2 版
CBIT	comprehensive behavioral intervention for tics	チックのための包括的行動的介入
CBT	cognitive behavior therapy	認知行動療法
CBT-E	enhanced cognitive behavior therapy	摂食症に対する認知行動療法
CDC	Centers for Disease Control and Prevention	疾病対策予防センター
Ch-EAT26	Children's version Eating Attitude Test with 26 items	子ども版 EAT26
CLASP	Check List of obscure disAbilitieS in Preschoolers	―
CMAS	Children Manifest Anxiety Scale	児童用不安尺度

略語	欧文	和文
CPI	cognitive proficiency index	認知熟達度指標
CRH	corticotropin releasing hormone	副腎皮質刺激ホルモン放出ホルモン
CRSWD	circadian rhythm sleep-wake disorders	概日リズム睡眠・覚醒障害群
CRT	cognitive remediation therapy	認知機能改善療法
CSHQ-J	The Japanese version of the Children's Sleep Habits Questionnaire	子どもの睡眠習慣質問票日本語版
CY-BOCS	Children's Yale-Brown Obsessive-Compulsive Scale	小児用 Yale-Brown 強迫尺度
DCD	developmental coordination disorder	発達性協調運動症
DENVER-II	Denver Developmental Screening Test-II	デンバー発達判定法
DIQ	deviation intelligence quotient	偏差知能指数
DN-CAS	Das-Naglieri Cognitive Assessment System	―
DQ	developmental quotient	発達指数
DSM-5-TR	Diagnostic and Statistical Manual of Mental Disorders Fifth Edition Text Revision	精神疾患の診断・統計マニュアル 第5版
DSRS-C	Depression Self-rating Scale for Children	バールソン児童用抑うつ性尺度
DV	domestic violence	ドメスティック・バイオレンス
DVSS	Dysfunctional Voiding Sympton Score	―
FAI	functional assessments and interventions	行動機能査定
FBT	family based treatment	家族をベースとする治療
FND	functional neurological disorders	機能性神経障害
FNSD	functional neurological symptom disorders	機能性神経症状症
FRI	fluid reasoning index	流動性推理指標
FSIQ	full scale intelligence quotient	合成得点
GAI	general ability index	一般知的能力指標
GAS-7	Game Addiction Scale	ゲーム依存尺度
GD	gaming disorder	ゲーム行動症
GIGA	Global and Innovation Gateway for All	―
HPA	hypothamic-pituitry-adrenal axis	視床下部-下垂体-副腎皮質
HRT	habit reversal training	ハビットリバーサルトレーニング
IBD	inflammatory bowel disease	炎症性腸疾患
IBS	irritable bowel syndrome	過敏性腸症候群

略語	欧文	和文
IBS-QOL-J	The Japanese version of the Irritable Bowel Syndrome Quality of Life	—
IBSSI-J	The Japanese version of the Irritable Bowel Syndrome Severity Index	—
ICD-11	International Classification of Diseases-11	国際疾病分類第 11 版
ICSD	International Classification of Sleep Disorders	睡眠障害国際分類
ICT	information and communication technology	情報通信技術
ID	intellectual disability	知的能力障害
IDD	intellectual developmental disorder	知的発達症
IES-R	Impact of Event Scale-Revised	改訂出来事インパクト尺度
IGDS9-SF	Internet Gaming Disorder Scale–Short-Form	—
IGDT-10	Ten-Item Internet Gaming Disorder Test	—
INOH	instantaneous orthostatic hypotension	起立直後性低血圧
IQ	intelligence quotient	知能指数
ISAS	Inventory of Statements About Self-Injury	—
JESS	Japanese version of Epworth Sleepiness Scale	日本語版エプワース眠気尺度
JMAP	Japanese version of Miller Assessment for Preschoolers	日本版ミラー幼児発達スクリーニング検査
KIDS	Kinder Infant Development Scale	乳幼児発達スケール
M-CHAT	Modified Checklist for Autism in Toddlers	乳幼児期自閉症チェックリスト修正版
MA	mental age	精神年齢
MSLT	Multiple Sleep Latency Test	睡眠潜時反復検査
MSPA	Multi-dimentional Scale for PDD and ADHD	発達障害の要支援度評価尺度
nCPAP	nasal continuous positive airway pressure	経鼻持続陽圧呼吸療法
NICE	National Institute for Health and Care Excellence	イギリス国立医療技術評価機構
NSAIDs	nonsteroidal anti-inflammatory drugs	非ステロイド性抗炎症薬
NT	narcolepsy	ナルコレプシー
NVI	nonverbal index	非言語性能力指標
OCD	obesessive-compulsive disorder	強迫症

略語	欧文	和文
OD	orthostatic dysregulation	起立性調節障害
OI	orthostatic intolerance	起立不耐症
OSA	obstructive sleep apnea	閉塞性睡眠時無呼吸
OSAH	obstructive sleep apnea hypopnea	閉塞性睡眠時無呼吸低呼吸
OT	occupationa therapist	作業療法士
PANDAS	pediatric autoimmune neuropsychiatric disorders associated with streptococcal infection	溶連菌感染に伴う小児自己免疫性神経精神疾患
PANS	paediatric acute-onset neuropsychiatric syndrome	小児急性発症神経精神症候群
PARS-TR	Parent-interview ASD Rating Scale-Text Revision	親面接式自閉スペクトラム症評定尺度テキスト改訂版
PCIT	Parent Child Interaction Therapy	親子相互交流療法
PedMIDAS	Pediatric Migraine Disability Assessment	小児片頭痛障害評価
PNES	psychogenic nonepileptic seizures	心因性非てんかん発作
POMS	Profile of Mood States	—
POTS	postural orthostatic tachycardia syndrome	体位性頻脈症候群
PSG	polysomnography	終夜睡眠ポリグラフィ
PSI	processing speed index	処理速度指標
PT	physical therapist	理学療法士
PTSD	posttraumatic stress disorder	心的外傷後ストレス症
QRI	quantitative reasoning index	量的推理指標
QTA30	Questionnaire for triage and assessment with 30 items	子どもの健康度調査
R-ED	restrictive-type eating disorders	制限型摂食症
RCT	randomized controlled trial	ランダム化比較試験
RLS	restless legs syndrome	レストレスレッグス症候群
RTP	rapid turnover protein	—
S-M	Social Maturity Scale	社会生活能力検査
SAM	sympathetic-adrenal-medullary axis	視床下部−交換神経−副腎髄質
SCAS	Spence Children's Anxiety Scale	スペンス児童用不安尺度
SDQ	Strength and Difficulties Questionnaire	子どもの強さと困難さアンケート
SLD	specific learning disorder	限局性学習症
SMA	superior mesenteric artery syndrome	上腸間膜動脈
SNRI	serotonin norepinephrine reuptake inhibitors	セロトニン・ノルアドレナリン再取り込み阻害薬

略語	欧文	和文
SRAS-R	School Refusal Assessment Scale-Revised	不登校アセスメント尺度改訂版
SRB	school refusal behavior	登校拒否行動
SRS-2	Social Responsiveness Scale Second Edition	対人応答性尺度
SSRI	selective serotonin reuptake inhibitor	選択的セロトニン再取り込み阻害薬
SST	social skill training	社会技能訓練
ST	speech-language therapist	言語聴覚士
STAI	State-Trait Anxiety Inventory	状態・特性不安検査
SUDS	subjective units of distress scale	主観的不快単位スケール
TF-CBT	Trauma Focused Cognitive Behavioral Therapy	トラウマ・フォーカスト認知行動療法
VAS	visual analogue scale	視覚的アナログスケール
VCI	verbal comprehension index	言語理解指標
VSI	visual spatial index	視空間指標
VVS	vasovagal syncope	血管迷走神経性失神
WHO	World Health Organization	世界保健機関
WISC-Ⅴ	Wechsler Intelligence Scale for Children-Fifth Edition	ウェクスラー児童用知能検査
WMI	working memory index	ワーキングメモリー指標
YGTSS	Yale global tic severity scale	イェール全般的チック重症度尺度

参考図書

　これから子どものこころ診療を本格的に学ぼう，子どものこころ専門医を取得しようとしている方に勧めたい書籍を提示した．日常の診療や研修に生かしていただきたい．

1．診療マニュアル・ガイドライン
①精神疾患全般の診断
- 米国精神医学会(原著)，髙橋三郎，他(監訳)：DSM-5-TR™ 精神疾患の診断・統計マニュアル．医学書院，2023
- ICD-11: International Classification of Diseases 11th Revision. https://icd.who.int/browse/2024-01/mms/en

②神経発達症の診断
- 稲垣真澄，他(編)：特異的発達障害　診断・治療のための実践ガイドライン．診断と治療社，2010
- 前川喜平，他(編)：乳幼児健診における境界児　どう診てどう対応するか．診断と治療社，2011
- 岡　明(編)：子どもの発達と心の問題Q&A：健診から思春期までの評価と指導の実際．総合医学社，2012
- 市河茂樹(編)：外来で診る子どもの発達障害．羊土社，2021
- 齊藤万比古，他(編)：注意欠如・多動症-ADHD-の診断・治療ガイドライン．第5版，じほう，2022
- 日本小児神経学会(監修)：小児チック症診療ガイドライン．診断と治療社，2024

③心身症の診断
- 日本摂食障害学会(監修)：摂食障害治療ガイドライン．医学書院，2012
- 日本小児心身医学会(編)：小児心身医学会ガイドライン集．改訂第2版，南江堂，2015
- 日本小児心身医学会(編)：初学者のための小児心身医学テキスト．南江堂，2018
- 米国睡眠医学会(編)．日本睡眠学会診断分類委員会(監訳)：睡眠障害国際分類．第3版，ライフ・サイエンス，2018
- 日本頭痛学会・国際頭痛分類委員会(編・訳)：国際頭痛分類．第3版，医学書院，2018
- 日本消化器病学会(編)：機能性消化管疾患診療ガイドライン2020-過敏性腸症候群(IBS)(改訂第2版)．南江堂，2020
- 松下正明(監修)，久住一郎(編)：講座　精神疾患の臨床4　身体的苦痛症群・解離症群・心身症・食行動症または摂食症群．中山書店，2021
- 日本消化管学会(編)：便通異常症診療ガイドライン2023-慢性便秘症．南江堂，2023
- 日本小児心身医学会摂食障害ワーキンググループ(編)：小児摂食障害診療ガイドライン(改訂3版)．子の心とからだ　2023；32：396-450

2. 神経発達症（診察に役立つマニュアルと啓蒙書）

- 平井信義：「心の基地」はおかあさん．新紀元社，2003
- 小西行郎（監修）：子どもの心の発達がわかる本．講談社，2007
- 小枝達也（監修），秋山千枝子，他（編）：「育てにくさ」に寄り添う支援マニュアル．診断と治療社，2009
- 作田亮一（監修），二俣　泉，他（著）：音楽で育てよう　子どものコミュニケーション・スキル．春秋社，2011
- 洲鎌盛一：乳幼児の発達障害診療マニュアル．医学書院，2013
- 岡本夏木：幼児期－子どもは世界をどうつかむか．第16版，岩波新書，2016
- 齊藤万比古，他（編）：ライフサイクルに沿った発達障害支援ガイドブック．診断と治療社，2017
- 山本淳一，他（監修），岡島順子，他（著）：親子で成長！　気になる子どものSST実践ガイド．金剛出版，2021
- 石﨑朝世，他（編著）：発達障害いきいきサポート－子どもから大人まで，支援のために知ってほしいこと－．冨山房インターナショナル，2022

3. 心身症（思春期のメンタルヘルス，トラウマ，性教育など）

- ジョン・G・ワトキンス（著），日本心療内科学会治療的自己評価基準作成委員会（訳）：治療的自己．アドスリー，2013
- 阪下和美：正常ですで終わらせない！　子どものヘルス・スーパービジョン．東京医学社，2017
- ドナ・J・ナカガワ（著），清水由貴子（訳）：小児期トラウマがもたらす病　ACEの実態と対策．パンローリング，2018
- ロバート・ウィンストン（著），名越康文（日本語版監修）：思春期の心とからだ図鑑．三省堂，2019
- 山口真美：こころと身体の心理学．岩波ジュニア新書，2020
- ジェニファー・ヘイズ＝グルード，他（著），菅原ますみ，他（監訳）：小児期の逆境的体験と保護的体験．明石書店，2022
- フクチ　マミ，他（著）：おうち性教育はじめます　思春期と家族編．KADOKAWA，2022
- フランシス・ジェンセン，他（著），野中香方子（訳）：10代の脳　反抗期と思春期の子どもにどう対処するか．文春文庫，2023

4. 摂食症（治療マニュアルと親子で読める啓蒙書）

- ジャネット・トレジャー（著），傳田健三，他（訳）：拒食症サバイバルガイド：家族，援助者，そしてあなた自身のために．金剛出版，2000
- 西園マーハ文：摂食障害のセルフヘルプ援助－患者の力を生かすアプローチ．医学書院，2010
- ブライアン・ラスク，他（著），作田亮一（監修），上田勢子（訳）：わかって私のハンディキャップ3　摂食しょうがい　食べるのがこわい．大月書店，2016
- マリア・ガンシー（著），井口敏之，他（監修・監訳）：家族の力で拒食を乗り越える－神経性やせ症家族療法ガイド－．星和書店，2019

- 雨こんこん(作), 池田蔵人(絵), 鈴木眞理(監修)：摂食障害オバケの"ササヤキ". 少年写真新聞社, 2020
- おちゃずけ(著), 作田亮一(監修)：10代のためのもしかして摂食障害？と思ったときに読む本. 合同出版, 2021
- 中里道子, 他(監訳)：モーズレイモデルによる家族のための摂食障害こころのケア. 原著2版, 南山堂, 2022
- 鈴木眞理(監修)：摂食障害がわかる本. 講談社, 2023
- 作田亮一(監修)：「摂食障害」からわが子を救う本：正しい理解と回復への方法. 大和出版, 2023
- リッカルド・ダッレ・グラーヴェ, 他(著), 吉内一浩(監訳)：思春期の摂食障害のための認知行動療法CBT-Eマニュアル. 金子出版, 2023
- ジェームズ・ロック, 他(著), 永田利彦(監訳)：家族をベースとする治療　神経性やせ症治療マニュアル. 第2版, 金剛出版, 2023

索引

1. 配列は原則として，和文索引では五十音順，欧文索引ではアルファベット順によった．
2. **太字**は 1 部，2 部の症例の対象疾患のページを指す．

和文

● あ ●

アクション・サイン・プロジェクト …………………………………… 188
アタッチメント障害 ………………… 27
アトモキセチン …………………… 124
アリピプラゾール ………………… 124
アロスタシス理論 ………………… 134
アロスタティック負荷 …………… 137
アンビバレンツ …………………… 188

● い ●

移行期医療 ………………………… 232
維持因子 …………………………… 149
異食症 ……………………………… 154
一次性併存症 ……………………… 114
遺糞症 ……………………………… **44**
院内学級 …………………………… 269

● う・え ●

ウェクスラー児童用知能検査 …… 110
うつ病 ………………………… **74**, 191
栄養療法 …………………………… 171

● お ●

応用行動分析 ……………………… 130
親子相互交流療法 ………………… 220
親子分離 …………………………… 153
親面接式自閉スペクトラム症評定尺度テキスト改訂版 ………… 39, 85, 112

音楽療法 …………………………… 276
 ── 士 …………………………… 276

● か ●

外在化 ……………………………… 160
概日リズム睡眠・覚醒障害群 …… **86**, **88**, **90**, 202, 256, 269
ガイデッドセルフヘルプ ……… 95, 162
回避・制限性食物摂取症 …… **36**, **60**, 154, 164, 244
学力低下 …………………………… 120
家族療法 …………………………… 142
家族をベースとする治療 …… 174, 254
学校連携 …………………… 230, 250
過敏性腸症候群 ………… **62**, **78**, 181
過眠 ………………………………… 201
過量服薬 …………………………… 223
看護師 ……………………………… 252
癲癇 ………………………………… 26
神田橋処方 ………………………… 123
甘麦大棗湯 ………………………… 123
鑑別疾患 …………………………… 118
漢方薬 …………………………… 123, 185

● き ●

希死念慮 …………………………… 74
吃音 ………………………………… **28**
 ── 検査法 …………………… 29
機能性消化管疾患 ………………… 47
 ── 診療ガイドライン ……… 183

機能性神経症状症 …………………… 226
機能性腹痛疾患 ………………………… **30**
虐待 …………………………………… 214
強迫観念 ……………………………… 197
強迫行為 ……………………………… 197
強迫症 ………………… 73, **80**, **82**, 117, 196
起立性調節障害 …………… **88**, 177, 269

•く・け
グアンファシン ……………………… 124
桂枝加芍薬湯 ………………………… 123
芸術療法 ……………………………… 176
ケースフォーミュレーション ……… 149
ゲーム依存 …………………………… 70
ゲーム行動症 ……… **70**, **90**, 119, 206, 261
── に対する心理療法 ………… 260
ゲーム障害に対する包括的治療プログラ
　ム ………………………………… 262
元気☆生活プログラム（元気 P）…… 256,
　279
限局性学習症 ………… **52**, 103, 106, 120
言語症 ………………………………… **24**
言語聴覚士 …………………… 127, 278
言語理解 ……………………………… 24

•こ
コアエレメント ……………………… 131
抗 ADHD 薬 …………………………… 51
甲状腺疾患 …………………………… 118
高照度光照射療法 …………………… 260
向身体性反復行動症 ………… **64**, **72**
後続刺激 ……………………………… 130
行動療法 ……………………………… 257
呼吸関連睡眠障害群 ………………… 202
子どもと大人の絆を深めるプログラム
　………………………………… 220
子どもの健康度調査 ………………… 146

子どもの心身症 ……………………… 135
子どもの強さと困難さアンケート … 27,
　147
子どものメンタルヘルスサーベイランス
　……………………………………… 187
子ども版 EAT26 ……………………… 146

•さ
再栄養療法 …………………………… 247
柴胡加竜骨牡蛎湯 …………………… 123
作業療法士 …………………………… 126
詐病 …………………………………… 226
サブタイプ〈起立性調節障害〉……… 178
算数障害 ……………………………… 103
酸棗仁湯 ……………………………… 123

•し
自我同一性の獲得 …………………… 189
自殺 …………………………………… 222
── 念慮 ………………………… 193
支持的精神療法 ……………………… 175
自傷 ………………………………… **74**, 222
視床下部-下垂体-副腎皮質軸 ……… 138
持続因子 …………………………… 136, 139
児童期発症流暢症 …………………… **28**
自閉スペクトラム症 …… 8, 23, **24**, **26**, **36**,
　38, **82**, **86**, **92**, 102, 107, 108, 120, 121
四物湯 ………………………………… 123
社交恐怖 ……………………………… 59
社交不安症 …………………… 59, **78**, 117
習癖 …………………………………… 65
障害支援区分意見書 ………………… 238
障害児福祉手当 ……………………… 237
障害年金診断書 ……………………… 238
小児 AN エゴグラム ………………… 146
小児慢性特定疾病 …………………… 236
食行動 ………………………………… 165

295

書字障害 ……………………………… 103
自律訓練法 …………………………… 141
自立支援医療 ………………………… 237
心因性非てんかん発作 ………………… **92**
心因性頻尿 …………………………… **42**
新起立試験 …………………………… 177
神経性過食症 ………… **94**, 154, 157, 161
神経性やせ症 ……… 15, 61, 154, 157, 244,
　　　　254, 279
神経性やせ症摂食制限型 …………… **76**
神経性やせ症むちゃ食い・排出型 … **94**
神経発達症 ………… **4**, 100, 106, 276
心身症 ………………………………… 148
心身相関 ……………………… 135, 139
心的外傷後ストレス症 …… 215, 218, 280
新版K式発達検査2020 ……………… 111
心理検査 ……………………………… 144
心理士 ………………………… 252, 269
心理社会的要因 ……………………… 136
心理療法 ……………………………… 140

・す・
睡眠時驚愕症 ………………………… 202
睡眠時随伴症 ………………………… **40**
　　── 群 ……………………………… 202
睡眠時遊行症型 ………………… **40**, 202
睡眠障害 ……………………… 119, 201
　　──，乳児の ……………………… **22**
睡眠の問題 …………………………… 23
ストレス ……………………………… 134
ストレッサー ………………………… 134
スペンス児童用不安尺度 ……… 85, 146

・せ・そ・
生活記録表 …………………………… 258
制限型摂食症 ………………………… 168
成人移行支援 ………………………… 232

精神障害者保健福祉手帳 …………… 238
精神通院医療 ………………………… 237
成長障害 ……………………………… 164
生理食塩水静注療法 ………………… 180
摂食症 ……………………… **14**, 154, 244
　　── 治療 ………………………… 244
先行刺激 ……………………………… 130
選択的セロトニン再取り込み阻害薬
　　………………………………… 81, 125
ソーシャルスキルトレーニング …… 129

・た・
大柴胡湯 ……………………………… 123
代謝疾患 ……………………………… 119
代償行動 ……………………………… 161
他害 …………………………………… 26
多職種協働 ………………… 242, 244, 273
脱抑制型対人交流症 …………… **56**, 218
多動 …………………………………… 119
田中ビネー知能検査Ⅴ ……………… 110
短期集中型の早期療育 ……………… 273

・ち・
チック ………………………………… 264
　　── 症 ……………………………… **48**
　　── のための包括的行動的介入 … 264
知的能力障害 ………………………… 101
知的発達症 ………… **24**, 101, 107, 120
注意欠如多動症 …… 8, **34**, **50**, **56**, **70**, **72**,
　　84, **86**, 102, 106, 108, 119, 120, 121
昼間尿失禁 …………………………… 42, **44**
聴覚過敏 ……………………………… 38
治療的自己 …………………………… 143

・つ・て・
通所受給者証 ………………………… 236
ディスレクシア ……………………… 103

てんかん……………………………**92**, 118
転換性障害………………………………226
てんかん発作……………………………93

・と・
登校拒否行動……………………………210
トゥレット症…………………………**48**
読字障害…………………………**52**, 103
特別児童扶養手当………………………237
特別障害者手当…………………………237
トラウマ…………………………………280
トラウマ・フォーカスト認知行動療法
　…………………………………220, 280

・な・に・
内的タイミング障害………………………29
二次性併存症……………………………114
日本版ミラー幼児発達スクリーニング検査
　……………………………………………33
入院治療〈摂食症〉……………………245
入院適応〈神経性やせ症〉……………157
乳児の睡眠障害…………………………**22**
入眠障害…………………………………256
乳幼児期自閉症チェックリスト修正版
　…………………………………………112
認知機能改善療法………………………279
認知行動療法……81, 109, 141, 175, 198, 209, 282

・の・
脳炎・脳症………………………………118
脳波異常…………………………………118
ノンレム睡眠時関連睡眠時随伴症………41

・は・
バールソン児童用抑うつ性尺度…85, 146
背景因子…………………………………149

バウムテスト……………………………147
曝露反応妨害……………………………198
　── 法……………………………………81
箱庭療法…………………………………142
発達支援…………………………………126
発達障害の要支援度評価尺度…………112
発達性協調運動症…………**32**, **54**, 104
抜毛症……………………………………**72**
ハビットリバーサルトレーニング…266
場面緘黙…………………………………**58**
パラソムニア……………………………**40**
半夏厚朴湯………………………………123
反抗挑発症………………………………117
反応性アタッチメント症…116, 215, 218
反復性腹痛…………………………**30**, 46

・ひ・
非自殺的な自傷行為……………………222
皮膚むしり症……………………**64**, 73
非薬物療法………………………………179
標準体重比…………………………77, 157

・ふ・
不安階層表………………………………199
不安症……………………………**72**, 119, 196
不可知論…………………………………160
不注意……………………………………119
不登校……**10**, 11, **74**, **86**, **90**, 210, 228, 256
　── 診療ガイドライン……………212
不眠………………………………………201
フルボキサミン…………………………124
分離不安症………………………**46**, 47

・へ・
ペアレント・トレーニング……27, 116, 131, 284
閉塞性睡眠時無呼吸………………………40

297

変換症 …………………………… **92**, 226
偏食 ……………………………………… **36**
片頭痛 ……………………………………… **66**
便秘症 ……………………………………… 45

・ほ・
保護因子 ………………… 136, 139, 149
母子分離不安 ………………………… 116
ポリヴェーガル理論 ………………… 138

・ま・む・
マルトリートメント …… 35, 56, 118, 218
むずむず脚症候群 …………………… 119
むちゃ食い ……………………………… 161

・め・も・
メタ認知トレーニング ……………… 278
メチルフェニデート ………………… 124
メラトニン ……………………………… 124
メンタルヘルス ………………… 186, 212
問診〈神経性やせ症〉………………… 158
問診〈心身症〉………………………… 152
問題行動 ………………………………… 121

・や・
夜驚症 ……………………………………… 41
薬物乱用 ………………………………… **84**
薬物療法 …… 122, 180, 183, 199, 203, 251
やせの重症度 ………………………… 157
夜尿症 ……………………………………… 68

・ゆ・よ・
遊戯療法 ………………………………… 142
友人関係の問題 ……………………… 120
溶連菌感染に伴う小児自己免疫性神経精
　神疾患 ………………………………… 35
抑うつ ……………………………………… 74

―― 気分 ……………………………… 192
―― 症 ………………………………… **84**
―― 症群 ……………………………… 117
抑肝散 …………………………………… 123
―― 加陳皮半夏 …………………… 123
夜泣き …………………………………… **22**

・ら・り・れ・
ライフステージ ………………… 20, 115
理学療法士 ……………………………… 126
リスデキサンフェタミン …………… 124
リスペリドン …………………………… 124
リフィーディング症候群 ……… 172, 246
リモート＆グループ CBIT ………… 267
療育 ……………………………… 109, 126
―― 手帳 …………………………… 236
両価性 …………………………………… 188
リラクセーション法 ………………… 141
レストレスレッグス症候群 ………… 202

・わ・
わかばプログラム …………………… 273

欧文

・A・
ADHD（attention-deficit / hyperactivity
　disorder）…… 8, **34**, **50**, **56**, **70**, **72**, **84**,
　86, 102, 106, 108, 119, 120, 121
ADHD 評価スケール …… 35, 51, 85, 112
ADHD-RS（ADHD-Rating Scale）…… 35,
　51, 85, 112
AN（anorexia nervosa）… 15, 61, 154, 157,
　244, 254, 279
ANBP（anorexia nervosa binge-purge）
　………………………………………… **94**

ANR（anorexia nervosa restricting type）
.... **76**
ARFID（avoidant/restrictive food intake
disorder）.......... **36**, **60**, 154, 164, 244
ASD（autism spectrum disorder）... 8, 23,
24, **26**, **36**, **38**, **82**, **86**, **92**, 102, 107,
108, 120, 121

・ B ・

Barre 徴候 227
BN（bulimia nervosa）... **94**, 154, 157, 161
BPS（Bio-Psycho-Socia）モデル 149
Bright Futures 188
Bristol 便形状尺度 181

・ C ・

CAP-G（Comprehensive Treatment
Program for Gaming Disorder）...... 262
CARE（Child-Adult Relationship
Enhancement）............................ 220
CBIT（comprehensive behavioral
intervention for tics）.................... 264
CBT（cognitive behavior therapy）...... 81,
109, 141, 175, 198, 209, 282
Ch-EAT26（Children's version Eating
Attitude Test with 26 items）......... 146
CLASP（Check List of obscure
disAbilitieS in Preschoolers）.......... 35
compulsion 197
Conners3 112
conversion disorder 226
CRSWD（circadian rhythm sleep-wake
disorders）.... **86**, **88**, **90**, 202, 256, 269
CRT（cognitive remediation therapy）
.... 279

・ D ・

DCD（developmental coordination
disorder）...................... **32**, **54**, 104
── 支援マニュアル 36
DSM-5-TR（Diagnostic and Statistical
Manual of Mental Disorders Fifth
Edition Text Revision）.......... 101, 154
DSRS-S（Depression Self-rating Scale
for Children）........................ 85, 146
DVSS（Dysfunctional Voiding Symptom
Score）日本語改訂版 68

・ F ・

FBT（family based treatment）... 174, 254
FNSD（functional neurological symptom
disorders）................................. 226
FODMAP 183

・ G・H ・

GD（gaming disorder）... **70**, **90**, 119, 206,
261
HPA（hypothamic-pituitry-adrenal axis）
軸 138
HRT（habit reversal training）........... 266

・ I・J ・

IBS（irritable bowel syndrome）.... **62**, **78**,
181
ID（intellectual disability）............... 101
IDD（intellectual developmental
disorder）............... **24**, 101, 107, 120
JMAP（Japanese version of Miller
Assessment for Preschoolers）........ 34

・ L・M・N ・

Landau-Kleffner 症候群 25

M-CHAT(Modified Checklist for Autism in Toddlers) ……………………… 112
MSPA(Multi-dimentional Scale for PDD and ADHD) ……………………… 112
NICE(National Institute for Health and Care Excellence)ガイドライン …… 244
nonsuicidal self-injury ………………… 222

• O •

obsession ……………………………… 197
OCD(obesessive-compulsive disorder) ……………………… 73, **80**, **82**, 117, 196
OD(orthostatic dysregulation) … **88**, 177, 269
OSA(obstructive sleep apnea) ………… 40
OT(occupationa therapist) …………… 126

• P •

PANDAS(pediatric autoimmune neuropsychiatric disorders associated with streptococcal infection) ……… 35
PARS-TR(Parent-interview ASD Rating Scale-Text Revision) ……… 39, 85, 112
PCIT(Parent Child Interaction Therapy) ……………………………… 220
peroetuating ……………………… 136, 139
pica ……………………………………… 154
PNES(psychogenic nonepileptic seizures) ……………………………… **92**
protective ………………………… 136, 139
PT(physical therapist) ………………… 126
PTSD(posttraumatic stress disorder ……………………………… 215, 218, 280

• Q・R •

QTA30(Questionnaire for triage and assessment with 30 items) ………… 146
R-ED(restrictive-type eating disorders) ……………………………………… 168
RLS(restless legs syndrome) ………… 202
Rome IV 基準 …………………… 63, 181

• S •

SCAS(Spence Children's Anxiety Scale) ………………………………… 85, 146
SDQ(Strength and Difficulties Questionnaire) ………………… 27, 147
SLD(specific learning disorder) …… **52**, 103, 106, 120
SRB(school refusal behavior) ………… 210
SSRI(selective serotonin reuptake inhibitor) …………………………… 81
SST(social skill training) …………… 129
ST(speech-language therapist) …… 127, 278

• T •

TALK の原則 ……………… 85, 223, 224
TF-CBT(Trauma Focused Cognitive Behavioral Therapy) ……………… 280
Tunnel vision ………………………… 227

• W •

WISC(Wechsler Intelligence Scale for Children) ……………………………… 110

- JCOPY 〈出版者著作権管理機構 委託出版物〉
  本書の無断複写は著作権法上での例外を除き禁じられています．複写される場合は，そのつど事前に，出版者著作権管理機構（電話 03-5244-5088，FAX03-5244-5089，e-mail：info@jcopy.or.jp）の許諾を得てください．
- 本書を無断で複製（複写・スキャン・デジタルデータ化を含みます）する行為は，著作権法上での限られた例外（「私的使用のための複製」など）を除き禁じられています．大学・病院・企業などにおいて内部的に業務上使用する目的で上記行為を行うことも，私的使用には該当せず違法です．また，私的使用のためであっても，代行業者等の第三者に依頼して上記行為を行うことは違法です．

獨協医科大学埼玉医療センター子どものこころ診療センター編

小児科外来で診る子どものこころプライマリ診療ガイドブック ISBN978-4-7878-2665-7

2024年9月24日 初版第1刷発行

監　　修	作田亮一
編　　集	大谷良子，井上 建
発　行　者	藤実正太
発　行　所	株式会社 診断と治療社
	〒100-0014　東京都千代田区永田町2-14-2　山王グランドビル4階
	TEL：03-3580-2750（編集）　03-3580-2770（営業）
	FAX：03-3580-2776
	E-mail：hen@shindan.co.jp（編集）
	eigyobu@shindan.co.jp（営業）
	URL：https://www.shindan.co.jp/
表紙デザイン	松永えりか（フェニックス）
印刷・製本	広研印刷 株式会社

© 株式会社　診断と治療社, 2024. Printed in Japan.　　　　　　　　　　［検印省略］
乱丁・落丁の場合はお取り替えいたします．